U0307731

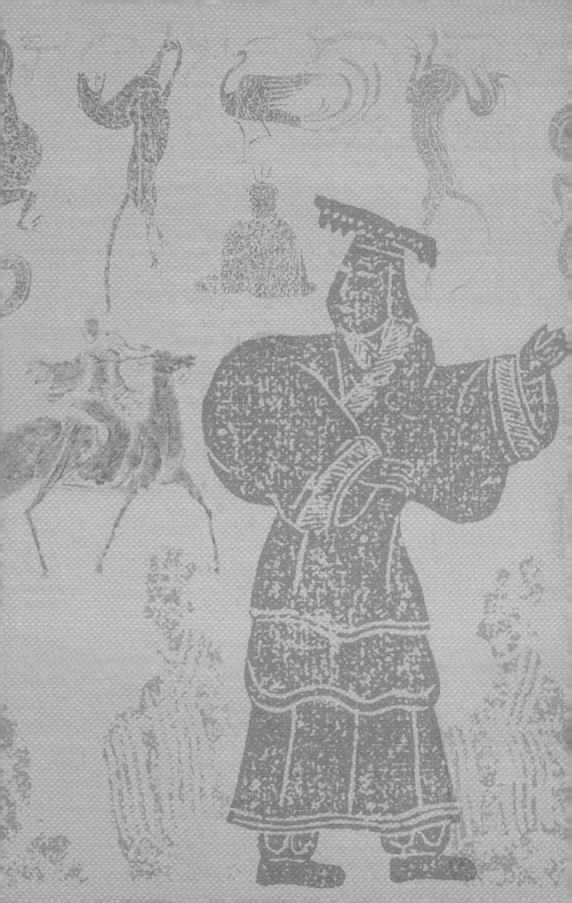

中国古医籍整理丛书

识 病 捷 法

明·缪存济 撰

杨 萌 尹东奇 校注

中国中医药出版社

·北 京·

图书在版编目（CIP）数据

识病捷法/(明)缪存济撰；杨萌，尹东奇校注. —北京：中国中医药出版社，2018.8

（中国古医籍整理丛书）

ISBN 978-7-5132-4878-5

Ⅰ.①识… Ⅱ.①缪… ②杨… ③尹… Ⅲ.①中国医药学—中国—明代 Ⅳ.①R2

中国版本图书馆 CIP 数据核字（2018）第 070973 号

中国中医药出版社出版

北京市朝阳区北三环东路 28 号易亨大厦 16 层
邮政编码　100013
传真　010-64405750
廊坊市三友印务装订有限公司印刷
各地新华书店经销

开本 710×1000　1/16　印张 33　字数 223 千字
2018 年 8 月第 1 版　2018 年 8 月第 1 次印刷
书　号　ISBN 978-7-5132-4878-5

定价　149.00 元
网址　www.cptcm.com

社 长 热 线　010-64405720
购 书 热 线　010-89535836
维 权 打 假　010-64405753

微信服务号　zgzyycbs
微商城网址　https://kdt.im/LIdUGr
官 方 微 博　http://e.weibo.com/cptcm
天猫旗舰店网址　https://zgzyycbs.tmall.com

如有印装质量问题请与本社出版部联系(010-64405510)
版权专有　侵权必究

国家中医药管理局
中医药古籍保护与利用能力建设项目
组织工作委员会

主 任 委 员 王国强

副 主 任 委 员 王志勇　李大宁

执 行 主 任 委 员 曹洪欣　苏钢强　王国辰　欧阳兵

执行副主任委员 李　昱　武　东　李秀明　张成博

委　　　　员

各省市项目组分管领导和主要专家

（山东省）武继彪　欧阳兵　张成博　贾青顺

（江苏省）吴勉华　周仲瑛　段金廒　胡　烈

（上海市）张怀琼　季　光　严世芸　段逸山

（福建省）阮诗玮　陈立典　李灿东　纪立金

（浙江省）徐伟伟　范永升　柴可群　盛增秀

（陕西省）黄立勋　呼　燕　魏少阳　苏荣彪

（河南省）夏祖昌　刘文第　韩新峰　许敬生

（辽宁省）杨关林　康廷国　石　岩　李德新

（四川省）杨殿兴　梁繁荣　余曙光　张　毅

各项目组负责人

王振国（山东省）　　王旭东（江苏省）　　张如青（上海市）

李灿东（福建省）　　陈勇毅（浙江省）　　焦振廉（陕西省）

蔡永敏（河南省）　　鞠宝兆（辽宁省）　　和中浚（四川省）

项目专家组

顾　问　马继兴　张灿玾　李经纬
组　长　余瀛鳌
成　员　李致忠　钱超尘　段逸山　严世芸　鲁兆麟
　　　　郑金生　林端宜　欧阳兵　高文柱　柳长华
　　　　王振国　王旭东　崔　蒙　严季澜　黄龙祥
　　　　陈勇毅　张志清

项目办公室（组织工作委员会办公室）

主　任　王振国　王思成
副主任　王振宇　刘群峰　陈榕虎　杨振宁　朱毓梅
　　　　刘更生　华中健
成　员　陈丽娜　邱　岳　王　庆　王　鹏　王春燕
　　　　郭瑞华　宋咏梅　周　扬　范　磊　张永泰
　　　　罗海鹰　王　爽　王　捷　贺晓路　熊智波
秘　书　张丰聪

前 言

中医药古籍是传承中华优秀文化的重要载体，也是中医学传承数千年的知识宝库，凝聚着中华民族特有的精神价值、思维方法、生命理论和医疗经验，不仅对于传承中医学术具有重要的历史价值，更是现代中医药科技创新和学术进步的源头和根基。保护和利用好中医药古籍，是弘扬中国优秀传统文化、传承中医学术的必由之路，事关中医药事业发展全局。

1949 年以来，在政府的大力支持和推动下，开展了系统的中医药古籍整理研究。1958 年，国务院科学规划委员会古籍整理出版规划小组在北京成立，负责指导全国的古籍整理出版工作。1982 年，国务院古籍整理出版规划小组召开全国古籍整理出版规划会议，制定了《古籍整理出版规划（1982—1990）》，卫生部先后下达了两批 200 余种中医古籍整理任务，掀起了中医古籍整理研究的新高潮，对中医文化与学术的弘扬、传承和发展，发挥了极其重要的作用，产生了不可估量的深远影响。

2007 年《国务院办公厅关于进一步加强古籍保护工作的意见》明确提出进一步加强古籍整理、出版和研究利用，以及

"保护为主、抢救第一、合理利用、加强管理"的方针。2009年《国务院关于扶持和促进中医药事业发展的若干意见》指出，要"开展中医药古籍普查登记，建立综合信息数据库和珍贵古籍名录，加强整理、出版、研究和利用"。《中医药创新发展规划纲要（2006—2020)》强调继承与创新并重，推动中医药传承与创新发展。

2003~2010年，国家财政多次立项支持中国中医科学院开展针对性中医药古籍抢救保护工作，在中国中医科学院图书馆设立全国唯一的行业古籍保护中心，影印抢救濒危珍本、孤本中医古籍1640余种；整理发布《中国中医古籍总目》；遴选351种孤本收入《中医古籍孤本大全》影印出版；开展了海外中医古籍目录调研和孤本回归工作，收集了11个国家和2个地区137个图书馆的240余种书目，基本摸清流失海外的中医古籍现状，确定国内失传的中医药古籍共有220种，复制出版海外所藏中医药古籍133种。2010年，国家财政部、国家中医药管理局设立"中医药古籍保护与利用能力建设项目"，资助整理400余种中医药古籍，并着眼于加强中医药古籍保护和研究机构建设，培养中医古籍整理研究的后备人才，全面提高中医药古籍保护与利用能力。

在此，国家中医药管理局成立了中医药古籍保护和利用专家组和项目办公室，专家组负责项目指导、咨询、质量把关，项目办公室负责实施过程的统筹协调。专家组成员对古籍整理研究具有丰富的经验，有的专家从事古籍整理研究长达70余年，深知中医药古籍整理研究的重要性、艰巨性与复杂性，履行职责认真务实。专家组从书目确定、版本选择、点校、注释等各方面，为项目实施提供了强有力的专业指导。老一辈专家的学术水平和智慧，是项目成功的重要保证。项目承担单位山东中医药大学、南京中医药大学、上海中医药大学、福建中医药大学、浙江省中医药研究院、陕西省中医药研究院、河南省中医药研究院、辽宁中医药大学、成都中医药大学及所在省市中医药管理部门精心组织，充分发挥区域间互补协作的优势，并得到承担项目出版工作的中国中医药出版社大力配合，全面推进中医药古籍保护与利用网络体系的构建和人才队伍建设，使一批有志于中医学术传承与古籍整理工作的人才凝聚在一起，研究队伍日益壮大，研究水平不断提高。

本着"抢救、保护、发掘、利用"的理念，该项目重点选择近60年未曾出版的重要古医籍，综合考虑所选古籍的保护价值、学术价值和实用价值。400余种中医药古籍涵盖了医经、基础理论、诊法、伤寒金匮、温病、本草、方书、内科、外科、女科、儿科、伤科、眼科、咽喉口齿、针灸推拿、养生、医案医话医论、医史、临证综合等门类，跨越唐、宋、金元、明以迄清末。全部古籍均按照项目办公室组织完成的行业标准《中医古籍整理规范》及《中医药古籍整理细则》进行整理校注，绝大多数中医药古籍是第一次校注出版，一批孤本、稿本、抄本更是首次整理面世。对一些重要学术问题的研究成果，则集中收录于各书的"校注说明"或"校注后记"中。

"既出书又出人"是本项目追求的目标。近年来，中医药古籍整理工作形势严峻，老一辈逐渐退出，新一代普遍存在整理研究古籍的经验不足、专业思想不坚定等问题，使中医古籍整理面临人才流失严重、青黄不接的局面。通过本项目实施，搭建平台，完善机制，培养队伍，提升能力，经过近5年的建设，锻炼了一批优秀人才，老中青三代齐聚一堂，有效地稳定了研究队伍，为中医药古籍整理工作的开展和中医文化与学术的传承提供必备的知识和人才储备。

本项目的实施与《中国古医籍整理丛书》的出版，对于加强中医药古籍文献研究队伍建设、建立古籍研究平台，提高古籍整理水平均具有积极的推动作用，对弘扬我国优秀传统文化，推进中医药继承创新，进一步发挥中医药服务民众的养生保健与防病治病作用将产生深远影响。

第九届、第十届全国人大常委会副委员长许嘉璐先生，国家卫生计生委副主任、国家中医药管理局局长、中华中医药学会会长王国强先生，我国著名医史文献专家、中国中医科学院马继兴先生在百忙之中为丛书作序，我们深表敬意和感谢。

由于参与校注整理工作的人员较多，水平不一，诸多方面尚未臻完善，希望专家、读者不吝赐教。

国家中医药管理局中医药古籍保护与利用能力建设项目办公室
二○一四年十二月

许 序

　　"中医"之名立，迄今不逾百年，所以冠以"中"字者，以别于"洋"与"西"也。慎思之，明辨之，斯名之出，无奈耳，或亦时人不甘泯没而特标其犹在之举也。

　　前此，祖传医术（今世方称为"学"）绵延数千载，救民无数；华夏屡遭时疫，皆仰之以度困厄。中华民族之未如印第安遭染殖民者所携疾病而族灭者，中医之功也。

　　医兴则国兴，国强则医强。百年运衰，岂但国土肢解，五千年文明亦不得全，非遭泯灭，即蒙冤扭曲。西方医学以其捷便速效，始则为传教之利器，继则以"科学"之冕畅行于中华。中医虽为内外所夹击，斥之为蒙昧，为伪医，然四亿同胞衣食不保，得获西医之益者甚寡，中医犹为人民之所赖。虽然，中国医学日益陵替，乃不可免，势使之然也。呜呼！覆巢之下安有完卵？

　　嗣后，国家新生，中医旋即得以重振，与西医并举，探寻结合之路。今也，中华诸多文化，自民俗、礼仪、工艺、戏曲、历史、文学，以至伦理、信仰，皆渐复起，中国医学之兴乃属必然。

迄今中医犹为国家医疗系统之辅，城市尤甚。何哉？盖一则西医赖声、光、电技术而于20世纪发展极速，中医则难见其进。二则国人惊羡西医之"立竿见影"，遂以为其事事胜于中医。然西医已自觉将入绝境：其若干医法正负效应相若，甚或负远逾于正；研究医理者，渐知人乃一整体，心、身非如中世纪所认定为二对立物，且人体亦非宇宙之中心，仅为其一小单位，与宇宙万象万物息息相关。认识至此，其已向中国医学之理念"靠拢"矣，虽彼未必知中国医学何如也。唯其不知中国医理何如，纯由其实践而有所悟，益以证中国之认识人体不为伪，亦不为玄虚。然国人知此趋向者，几人？

国医欲再现宋明清高峰，成国中主流医学，则一须继承，一须创新。继承则必深研原典，激清汰浊，复吸纳西医及我藏、蒙、维、回、苗、彝诸民族医术之精华；创新之道，在于今之科技，既用其器，亦参照其道，反思己之医理，审问之，笃行之，深化之，普及之，于普及中认知人体及环境古今之异，以建成当代国医理论。欲达于斯境，或需百年欤？予恐西医既已醒悟，若加力吸收中医精粹，促中医西医深度结合，形成21世纪之新医学，届时"制高点"将在何方？国人于此转折之机，能不忧虑而奋力乎？

予所谓深研之原典，非指一二习见之书、千古权威之作；就医界整体言之，所传所承自应为医籍之全部。盖后世名医所著，乃其秉诸前人所述，总结终生行医用药经验所得，自当已成今世、后世之要籍。

盛世修典，信然。盖典籍得修，方可言传言承。虽前此50余载已启医籍整理、出版之役，惜旋即中辍。阅20载再兴整理、出版之潮，世所罕见之要籍千余部陆续问世，洋洋大观。

今复有"中医药古籍保护与利用能力建设"之工程，集九省市专家，历经五载，董理出版自唐迄清医籍，都 400 余种，凡中医之基础医理、伤寒、温病及各科诊治、医案医话、推拿本草，俱涵盖之。

噫！璐既知此，能不胜其悦乎？汇集刻印医籍，自古有之，然孰与今世之盛且精也！自今而后，中国医家及患者，得览斯典，当于前人益敬而畏之矣。中华民族之屡经灾难而益蕃，乃至未来之永续，端赖之也，自今以往岂可不后出转精乎？典籍既蜂出矣，余则有望于来者。

谨序。

第九届、十届全国人大常委会副委员长

许嘉璐

二〇一四年冬

王 序

中医学是中华民族在长期生产生活实践中，在与疾病作斗争中逐步形成并不断丰富发展的医学科学，是中国古代科学的瑰宝，为中华民族的繁衍昌盛作出了巨大贡献，对世界文明进步产生了积极影响。时至今日，中医学作为我国医学的特色和重要医药卫生资源，与西医学相互补充、相互促进、协调发展，共同担负着维护和促进人民健康的任务，已成为我国医药卫生事业的重要特征和显著优势。

中医药古籍在存世的中华古籍中占有相当重要的比重，不仅是中医学术传承数千年最为重要的知识载体，也是中医为中华民族繁衍昌盛发挥重要作用的历史见证。中医药典籍不仅承载着中医的学术经验，而且蕴含着中华民族优秀的思想文化，凝聚着中华民族的聪明智慧，是祖先留给我们的宝贵物质财富和精神财富。加强对中医药古籍的保护与利用，既是中医学发展的需要，也是传承中华文化的迫切要求，更是历史赋予我们的责任。

2010 年，国家中医药管理局启动了中医药古籍保护与利用能力建设项目。这既是传承中医药的重要工程，也是弘扬优秀民族文化的重要举措，不仅能够全面推进中医药的有效继承和创新发展，为维护人民健康做出贡献，也能够彰显中华民族的璀璨文化，为实现中华民族伟大复兴的中国梦作出贡献。

相信这项工作一定能造福当今，嘉惠后世，福泽绵长。

国家卫生和计划生育委员会副主任

国家中医药管理局局长

中华中医药学会会长

王国强

二〇一四年十二月

马 序

新中国成立以来，党和国家高度重视中医药事业发展，重视古籍的保护、整理和研究工作。自 1958 年始，国务院先后成立了三届古籍整理出版规划小组，分别由齐燕铭、李一氓、匡亚明担任组长，主持制订了《整理和出版古籍十年规划（1962—1972）》《古籍整理出版规划（1982—1990）》《中国古籍整理出版十年规划和"八五"计划（1991—2000）》等，而第三次规划中医药古籍整理即纳入其中。1982 年 9 月，卫生部下发《1982—1990 年中医古籍整理出版规划》，1983 年 1 月，中医古籍整理出版办公室正式成立，保证了中医古籍整理出版规划的实施。2002 年 2 月，《国家古籍整理出版"十五"（2001—2005）重点规划》经新闻出版署和全国古籍整理出版规划领导小组批准，颁布实施。其后，又陆续制定了国家古籍整理出版"十一五"和"十二五"重点规划。国家财政多次立项支持中国中医科学院开展针对性中医药古籍抢救保护工作，文化部在中国中医科学院图书馆专门设立全国唯一的行业古籍保护中心，国家先后投入中医药古籍保护专项经费超过 3000 万元，影印抢救濒危珍、善、孤本中医古籍 1640 余种，开展了海外中医古籍目录调研和孤本回归工作。2010 年，国家财政部、国家中医药管理局安排国家公共卫生专项资金，设立了"中医药古籍保护与利用能力建设项目"，这是继 1982～1986 年第一批、第二批重要中医药古籍整理之后的又一次大规模古籍整理工程，重点整理新中国成立后未曾出版的重要古籍，目标是形成并普及规范的通行本、传世本。

为保证项目的顺利实施，项目组特别成立了专家组，承担咨询和技术指导，以及古籍出版之前的审定工作。专家组中的许多成员虽逾古稀之年，但老骥伏枥，孜孜不倦，不仅对项目进行宏观指导和质量把关，更重要的是通过古籍整理，以老带新，言传身教，培养一批中医药古籍整理研究的后备人才，促进了中医药古籍保护和研究机构建设，全面提升了我国中医药古籍保护与利用能力。

作为项目组顾问之一，我深感中医药古籍保护、抢救与整理工作的重要性和紧迫性，也深知传承中医药古籍整理经验任重而道远。令人欣慰的是，在项目实施过程中，我看到了老中青三代的紧密衔接，看到了大家的坚持和努力，看到了年轻一代的成长。相信中医药古籍整理工作的将来会越来越好，中医药学的发展会越来越好。

欣喜之余，以是为序。

中国中医科学院研究员

马继兴

二〇一四年十二月

校注说明

　　《识病捷法》系明代缪存济所撰，成书于明隆庆元年（1567）。缪存济，字慕松，缪侍御公让之长孙，苏郡长洲（今江苏苏州）人，生卒年代不详。少攻举子业，游学姚江（今浙江东部），后多疾，就叔习医，遍阅古今诸科方略，搜集历代医家诊治要法凡二百三十七家，汇通其要，著成《识病捷法》十卷，以诸科疾病标名，以名系类，察司天之候，定生死之脉，列辨验之方，有益于后学。缪氏亦精于伤寒，撰有《伤寒撮要》六卷。

　　本书版本流传甚少，《中国古籍善本书目》与《中国中医古籍总目》中均无著录。《中国古医籍书目提要》载现有版本为明万历十一年癸未（1583）刻本（以下简称癸未刻本），分别藏于中国医学科学院图书馆、中国中医科学院图书馆、广东省中山图书馆；《全国中医图书联合目录》载两种版本，即藏于中国中医科学院的癸未刻本和藏于白求恩医科大学图书馆的明抄本。但据实地调研考察，明抄本已佚，目前仅见癸未刻本。癸未刻本为本书最早版本，内容完整，字迹基本清晰，故本次整理以此为底本。因本书无其他版本，故采用他校法进行校勘。

　　校注原则：

　　1. 原书为繁体竖排，现改为简体横排，并进行标点。

　　2. 凡底本文字引用他书，而与原书有文字差异及增减，则视情形分别处理。若虽有异文，而含义无变化，且底本文句完整，则不作校记；若含义虽有差异而底本无错误，则保留底本原字，出校记；若引文错误影响语义者，则对底本加以改正，并出校记。

3. 原书中出现的难字、生僻字词，酌加注释。

4. 原书中的异体字、古体字、俗体字，不出校记。

5. 凡底本中因写刻致误的明显错别字，予以径改，不出校记。

6. 原书中漫漶不清、难以辨认的文字，以虚阙号"□"按所脱字数补入。

7. 原书目录标题与正文标题有部分不一致，结合正文内容重新整理，不出校记。

8. 原书目录每卷有"各汤药炮制法开第九卷""苏部长洲慕松缪存济编著"等字样，今一并删去。

叙 一

　　病之难识也尚矣，人禀阴阳五行之气，冲融荟萃，以有□□忧养，一或不至则病，随之变应靡常，漫无所执，厥疾之不瘳①也，不亦宜乎？吾苏缪慕松先生雅好医学，穷本知要，阐微剔幽，靡不通贯，乃著为《伤寒撮要》一书，既已行世，世共珍之。而先生沉默寡合，不自矜炫，闭门读古方书，参稽②互考，豁然若有得者。一日别余远徒，余意其将有四方之志也。叩其所业，则曰：吾志在医，欲成一书，以济世。非静不可，故求静耳。已而烟霞高蹈，杳然不可即者二三年，则书成□。出以示余，盖罗集先代医师之传，会通其要，分部分门，以类相从，而增损者什二，删繁补遗，掇拾殆尽，名之曰《识病捷法》。云余非知医者，昔于《伤寒撮要》，既以俚言矣。其首今此书□成，益观先生有大过人者。刊以传世，抑众医家之指南也欤？虽然此不足以尽先生之仁术也。先生甫弱冠，先君五松以疾谢世，既而吴泰伯孙女为太夫人者，每岁多病，先生苦弗愈，遂弃举子业，从孙氏游肆，力于医，太夫人得以长寿。噫！世之获一命之荣者，谁不谓孝亲在兹矣。而先生独肆力于医，不惟得以寿亲且回以寿，来世视世所谓孝亲者，果孰远而孰近哉。

　　　　　　　赐进士第文林郎河西道监察御史长洲徐仲辑撰

---

① 瘳（chōu 抽）：病愈。

② 稽：查考。

叙 二

识病捷法者，茂苑名医缪翁慕松，裒群书而钩其玄，以指医家而南者也。翁幼业儒，遘①母病，去精轩岐家言，卒长寿其母。今万历癸未，余未免丧而疡小愈，苦神理未王适翁居停，余内弟王正甫待曙楼中，乃需诊焉。谭余受病处，若照腑脏已，邑中就视者屡相错，靡不应手愈。至有群医袖手，莫先发其谁，何者翁卒而投之刀圭，亦靡不辄起也。余于医无所观异而肤叩其说，翁亦肤而应曰：吾何能有加于人人哉？吾盖不务药之施而务病之识也。古方书具在所藉以索二竖于膏肓，上下者不繇②望闻问切乎？挽近世恒耳视而目听。以望闻识者，十未见一二焉；以问切识者，十得二三。而本或讳于病者之口脉或眩于视者之指，虚实表里聩聩③而已，而姑当试以幸一中即慎事者，亦持两可以执其中，俟药力形见以定症名。嗟！嗟！参苓芪术匪不灵于补也，而以之续骨则舛矣；乌喙④全蝎非不良于攻也，而以之益元则谬矣。几何而不倒行逆施之耶？吾弗敢矣。余始惊而复叩曰：然则识病有法乎？翁曰：有之，而且捷也。目指其箧⑤，谓余：吾所辛勤四三十年，搜抉数十百卷，欲以一得之见，而起天下之疲癃，振斯人之聋聩者，志在此也。呜呼！无其法余受而读之，则有全书在焉，病标其名，名系其类，

---

① 遘（gòu 够）：相遇，遇到。
② 繇（yóu 由）：古同"由"，从，自。
③ 聩聩：昏聩糊涂。
④ 乌喙：乌头的别名。
⑤ 箧（qiè 切）：小箱子，藏物之具。

察司天之候，定生死之脉，列辨验之方，无论业是业者辴①然大觉，余亦庶几不终大寐也。已时余外兄盛玄圃氏在座，曰吾逊志于医久矣，当见翁锓②《伤寒撮要》，意谓卢扁为之后至李朱，弗论也。兹书而广其传也，活世开来，彼宣公非乡之闻人欤？翁曰：可哉。直吾尚有幼科、外科在，而力未足以从剞劂氏③之役也，兹其先之。遂付诸梓。

赐进士第徵仕郎中书舍人让里邹龙光撰

---

① 辴（chǎn 产）：笑的样子。
② 锓（qǐn 寝）：雕刻。
③ 剞劂（jī jué 机绝）氏：刻板印书的经营人。

目 录

卷之一

总　论

　　夫读书以风为百病之长，悉冠于首，余思人以脾胃为主，经云：脾脏一伤，四脏俱无生气。书曰：有胃气者生，无胃气者死。又曰：人之命蒂皆本于中宫，中宫安得不重？而以风为首哉？况中宫受害，无甚于泻痢，故今以泻痢为首卷，凡症涉于脾胃者，皆列于前。脾胃充实，则气血精元四者得以化生，诸邪无隙而入，何病之有？医者司人之命，贵乎识病，且如男女长幼，在于四季，岂无泻痢？乃是目前之症，泻痢二字譬若人之一字，乃通称也。殊不知泻痢细名五十有二，询之于医，考之于书，皆不及其数，既不知其名，难免于妄治之失也，原情非医之罪，盖由先代医师二百三十七人，各以所见相传，不会于一册，是以后世详之者寡矣。今将各部各门删其重复，查出病名，补其缺略，理正逆顺，并归于一，尽开名数，庶无遗漏，且易晓也。又以紧要科目为各卷之首章，各病门附论以明得病根因，通计病之名数，有一千八百一十一名，内有不治症二百二十六名，分为十卷，名曰识病捷法。或者少有利于民欤？书云人为贵，又云民惟邦本，又曰人命关天，民命之不可忽也。明矣，是故良相救民甚于水火，良医济人甚于头燃，良相良医救民济人莫非恻隐之心也。今人不以所任为重，惟究所患则投其剂，竟不言病名，乌得谓之识病者也？且各病汤名乃前人药案，后人但可以为规矩，而有执泥全用者非也，古人因病制方，非制方待病，立方之时以望闻问切融会胸中，定分南北、风土、老幼、元气虚实、司天时令、内因、外因、不内外因、病之浅深、新久、苦乐劳逸，情性缓急，当世之病虽同，已上二十七项情节安得件件皆然，所以各病门加之治法秘法，诚为活泼泼而有万全之策也，士庶后学潜心均览误治之失，绝然而无矣，是为论。

药规情毙犯之致危系，干紧要所以开列于前。

新 增

——病家童仆煎药，因无干己，不以为事，或将药烧干添水，则药味已去，或因主人要药煎不得所，就倾应命，则药味未全，似受其无心之害，须令年老小心谨慎人煎之可也。

——人有妻妾房婢者，多生嫉妒，或有疾病，须招妻妾家六亲之内一人煎药，无离药罐左右，以革①因病因药阴谋下毒之意。

——出仕经商，多有不服水土为病者，就不可用病药，先宜调理脾胃，多加五加皮，服三四贴，不愈后用本病药，如先用本病药，则是不知标本投剂之误耳。

——古云人有旦夕祸福，不可意，必疾病，有无平日要用心择医，临期不得卜医可否，假使上医俱占上卦，世间则无下医矣。

——人有素怕服药，亦有胃虚怕服药者，不可强与服之，愈伤胃气，须将甘味淡味药为糕或为丸，将米饮送下，则病人悦服，又免坐以待死之急也。

——煎药须要药罐洁净，水汲新鲜，药帖不可近灯油之下，

① 革：改变，开除。

亦不可与他药并处，四者错一则为霄壤之隔也。

——病人不知自己病之浅深，倘病深药力浅，服几剂不效，意求速愈，又去更医药剂乱投，是谓急走多颠仆也。

——人病先要论南北风土，人之禀气厚薄，如西北二方禀气厚，风寒多，虽患热病，不可纯用寒药。东南二方禀气薄，湿热多，虽患寒病，不可纯用热药。

校正病人六不治<small>病可治，犯此六者反不治</small>

一信巫不信医

一轻命重财

一心意不宁

一恣情饮啖劳碌<small>即劳役</small>

一讳疾忌医

一衣食不足

校正医人五失<small>病虽可治，失此五者反致人于不治</small>

一失不令女人亲属细看病者面有何色，可合于脉，可合于病。

一失不令女人在床帷中略说三四病原，以听其声轻重清浊。

一失问因不究至一百五十四端，今已细开伤寒门问字条下。

一失不知病名，今以细开本集。

一失用药不分轻重奇偶古法，假如轻病，先用药一味为君，不愈，加一味为臣，又不愈，加一味为佐，再不愈，加一味为使，以渐而加病药相宜，九味为奇，十味为偶。前人恐伤胃气、元气，如此立法，今人不论病之轻重、新久、老幼、虚实，动手便用十二三四味，岂不谓之失乎？

泄泻门_{有二十二名}

泄者，泄漏之义，时时溏泻，或作或愈，泻者一时水下如注。《素问》云：春伤于风，夏必飧泻，乃是脾虚受风木之邪。又曰怒则气上，甚则呕血，轻者泄泻。叔和云：湿多成五泻，皆因脾胃虚弱，不能制于水湿，有此五泻。然泄泻不限在中宫，其他脏腑受邪，皆可为泻，故为泄泻之名多矣。

生脉_{三道}

微，小，缓。

死脉_{四道}

大，浮，洪，紧。

不治症_{六名}

洞泻兼脉急，泻痢前后，滑泻，皮寒兼脉细，饮食不进，少气。

辨验寒泻热泻法

寒泻脉沉细，身不动，目精不了了，饮食不下，鼻息不利。

热泻脉疾数，身多动，声音响亮，暴注下迫，大便觉热痛。

治法

凡泻须看时令、寒热、新久，补脾消食、燥湿利小便为上策。

凡久泻肠胃虚滑不禁者，宜急涩之，用赤石脂、肉豆蔻之类。

凡泻有下陷之气，用升麻、防风，升提其气。

凡泻有宜汗者，如火泻、飧泻，用苍术、防风、麻黄。

凡泻有宜下者，如泻止复泻，为下未尽，或伤食泻，并用槟香散。

凡泻世俗多用涩药，必变他症，若泻久虚者，可用。

凡泻肠鸣不止，久不愈者，必用诃梨勒丸。

凡止泻用肉豆蔻，春一两五钱，夏一两，秋冬一两五钱，为末，姜汁神曲糊为丸，寒加炒熟吴茱萸，热加黄连、滑石。

凡白泻用五味子二两，吴茱萸五钱，同炒香熟为末，每服三钱，陈米饮送下，空心临卧服。

凡泻用白术、陈皮、白茯苓、白芍药，以上四味必不可缺。

如伤食食积，加神曲、麦芽、山楂各一钱，黄连（炒）七分。

如腹中窄挟满闷，加厚朴、枳实、木香各五分。

如小便赤涩短少，加猪苓、泽泻、木通各一钱。

如夏月加茵陈七分、山栀四分。

如口渴引饮，加干葛、麦门冬各钱半，升麻四分，乌梅一个。

如夏秋加黄连、苍术、泽泻各钱半，升麻、木通各五分。

如冬月溏泻、伤饮食生冷，加神曲、麦芽、甘草（炙）各一钱，砂仁、益智、木香各七分。

如发热燥渴，加干葛、石膏各一钱。

如饮酒泻加黄连、茵陈各一钱，木香五分，神曲、麦芽各八分。

如久泻，胃气陷下，服利小便药不效，加人参、黄芪各一钱，黑瘦人去人参，倍加白术、升麻、柴胡各四分，提起胃气。

如因怒气泄泻，加木香，怒时兼饮食加槟榔。

凡泻久难愈，必须服加减六味地黄丸一料，以补阴血、脾胃，三因之邪始不得入。经云，下多亡阴，阴即血也，血少诸病生焉。

风泻即飧泻，春伤风夏有此泻

饮食完出，夏初有此症，名曰飧泻，服神术散加防风；气虚病久加人参；黑瘦人去参用白术。

寒泻

泻时腹胀满，食即呕吐，名曰寒泻，服豆蔻散。

暑泻

泻时发热，或烦渴引饮，所下如水，小便不利，服胃苓散。

湿泻

体重嗜卧，四肢无力，泻无度，如豆汁水，腹不痛者，名曰湿泻，服五苓散。

火泻

腹痛暴注，泻水不已，肠鸣，痛一阵，泻一阵者，名曰火泻，服桂苓甘露饮。

水泻

脾经虚寒受湿，四肢冷，身重微满，不知谷味，泻无度，饮食不化，名曰水泻，服白术芍药汤。

洞泻

四肢厥冷，顿泻，名曰洞泻，服木香诃梨勒丸。

濡泻 _{是湿自甚}

体重软弱，手足冷，心腹疼，脚转筋，泻下如水，名曰濡泻，服肉豆蔻散。

滑泻

脏腑久虚夹寒，不食，口生白疮，久泻不能禁固，是湿盛气脱，名曰滑泻，多致危，服百粒丸。

溏泻

渐下污积黏垢是湿兼热，名曰溏泻，服五苓散加黄连（炒半黑）。

鹜溏泻

小腹生寒，糟粕不化，大便色黄清冷，小便清白，是湿兼热，名曰鹜溏泻，服荜芨丸。

脾泄泻

五更或早晨大便或泻或溏，下一二次则止，高年富贵人并斋素久者多有此症，名曰脾泄泻，服四制白术丸。

胃泻

饮食不化，色黄，名曰胃泻，服暖中汤。

胃寒肠热泻

饱胀，大便似溏，泻下甚热，名曰胃寒肠热泻，服当归黄连丸。

肠胃虚寒泻

饮食不化，肠鸣腹痛，脱肛或作脓血，日夜无度，名曰肠胃虚寒泻，服诃子皮散。

大肠泻

食已窘迫，大便色白，肠鸣切痛，名曰大肠泻，服诃梨勒丸。

小肠泻

小便脓血，小腹痛，名曰小肠泻，服七味丸。

肾泻

由肾虚五更溏泻，经年不止，小便频数，盗汗，名曰肾泻，服金锁正元丹。

酒积泻

清晨遇饮食，腹便微疼，下一二次即止，名曰酒积泻，服槟香散加泽泻、神曲、葛根。

食积泻

嗳气吞酸，腹胀满，泻下极臭，腹痛，泻后痛减，名曰食积泻，服槟香散加草果、神曲、山楂、青皮，或服胃苓散。

痰泻

或泻或不泻，或多或少，小便清白，搔眉棱耳沿觉爽快，名曰痰泻，服二陈汤加赤茯苓、枳实、青皮。

大瘕泻

大便欲泻又泻不出，里急后重，或茎中痛，名大瘕泻，服除湿防风汤。

气脱泻

腹胀经久，忽泻数升，昼夜不止，服药不效，名曰气脱泻，服益智汤。

诸药制度法 开末卷

除湿防风汤

防风　白芍药各钱半　赤茯苓　白术各一钱　苍术三钱　甘草五分

上水二钟，煎至一钟，空心服。

当归黄连汤

黄连三钱　当归　干姜　甘草各二钱

上水二钟，煎至一钟，食前温服。

白术芍药汤

白术五钱　甘草二钱半　白芍药五钱

上水二钟，煎至一钟，食前服。

益智汤

益智仁五钱

上水一钟半，煎至六分，不拘时服。

二陈汤

半夏　陈皮　茯苓　甘草各三钱

上水二钟，姜三片，煎至一钟，食后服。

桂苓甘露饮

茯苓 泽泻各一两 石膏 寒水石各二两 滑石四两 白术 肉桂 猪苓各五钱

上为末，每服二三钱，白滚汤调下。

当归黄连丸

当归 黄连各二两 厚朴 赤茯苓 吴茱萸 诃子 木香各一两

上为末，炼蜜为丸，如梧桐子大，每服三十丸，食前米饮送下，一日服三次。

荜茇丸

荜茇 附子 厚朴 肉豆蔻 干姜各一两 缩砂仁 龙骨 诃梨勒皮各五钱

上为末，面糊为丸，如梧桐子大，每服二十丸，食前米饮送下，一日服二次。

木香诃梨勒丸

木香 白术 高良姜 肉豆蔻各一两 诃梨勒三钱 官桂 芜荑各一两半 附子 厚朴各二两 甘草五钱 干姜一钱

上为末，神曲末煮糊为丸，如梧桐子大，每服三十丸，食前生姜盐汤送下。

百粒丸

红椒 胡椒 附子 丁香 干姜 麦芽各等分

上为末，醋煮大蒜为丸，如梧桐子大，每服百粒，食前米饮送下。

金锁正元丹

五倍子 茯苓各四两 龙骨 朱砂各一两半 肉苁蓉 紫巴

戟　胡芦巴各八两　补骨脂五两

上为末，酒煮糊为丸，如梧桐子大，每服五七十丸，空心温盐酒送下。

四制白术丸

鸡腿术一斛　破故纸　白茯苓　麦芽　厚朴各一两　肉果四两三钱

上为末，神曲糊为丸，如梧桐子大，每服百丸，食后白滚汤送下。

暖中汤

陈皮　半夏各一钱　泽泻　猪苓各八分　肉果二钱　枳实八分　神曲　山楂各一钱　桔梗五分　黄连五分

上水二钟，姜三片，食后服。

槟香散

即木香槟榔丸，方见积聚门。

五苓散

白术　猪苓　茯苓各一两半　泽泻一两五钱　桂一两

上为末，每服三钱，白滚汤调下。

神术散

苍术一斤　藁本　川芎各六两　羌活四两　粉草　细辛各一两六钱

上为末，每服三钱，姜汤调下，如要发微汗，加连根葱白头泡汤送下。

肉豆蔻散

肉豆蔻　干姜　厚朴　陈皮　甘草各二两　茴香　肉桂　诃子皮　川乌各一两　苍术四两

上为末，每服二钱，生姜红枣煎汤，不拘时调服。

诃子皮散

诃子七分　干姜六分　罂粟壳　陈皮各五钱

上为末，分作二服，每服用水一钟半，煎至七分，和滓热服，空心再服，全愈。

胃苓散胃即平胃散，苓即五苓散

痢疾门有三十名，外附七条

古谓滞下，又曰肠澼，今名痢疾，此症多由脾胃不和、饮食过度，停积肠胃不能运化，又为三因所干而成斯疾，治若骤用罂粟、诃子之类止涩使停滞不行，多致危殆。

生脉三道

沉，小，细。

死脉七道

浮，洪，紧，大，实，弦急，数兼有热。

不治症十一名

便血兼身热，死。

血脱兼脉实，死。

下如尘腐色，死。

大孔如竹筒，死。

下如屋漏水，死。

唇如珠红者，死。

热见七日者，死。

筋挛兼脉大紧，死。

纯血，半生半死。

鱼脑色，半生半死。

手足冷，无脉，灸不温，脉不至，反微喘，死。

辨验寒痢热痢法

寒痢脉微迟，小便不涩，谷食不化，色不变，吐痢腥秽，澄澈清冷，不渴。

热痢脉疾数，小便黄赤，谷食难化，色变，非白，微渴。

治法 二十九条开后

经久痢

痢一二年起，至数年不愈者，名曰经久痢，服独黄汤一帖后，服固本丸，调理元气充足。

休息痢

痢旬日或经月愈而复作，腹疼困弱，名曰休息痢，服神助散。

五色痢

下五色脓血，或如烂鱼肠粪，小腹中搅痛，呻吟叫呼声闻于外，先服瓜姜散不愈，再服归连丸。

禁口痢

脾胃湿热之毒熏蒸心肺，以致胃口闭塞而成，禁口不食，服莲心散。

风痢

纯下清血，或瘀或鲜，微汗恶风，服防芍汤。

冷痢

舌上生疮，饮食无味，吃下复吐，小肠雷鸣，时时心闷，皮干粟起，膝胫酸疼，两耳绝闻，四肢沉重，日渐瘦或成块，服猪脤①丸。

---

① 猪脤（shèn 肾）：猪胰。《证类本草·卷十八》："猪胰酒治冷痢久不瘥……取猪胰一具细切，与青蒿叶相和，以无灰酒一大升，微火温之，乘热纳胰中，使消尽。又取桂心末一小两，纳酒中。"

冷热痢

冷热不调，下脓血不止，腹痛甚，不能食，日渐形瘦乏力，服阿胶丸，又方：用甜菜绞汁服，立愈。

暑痢

下鲜血，甚则昏迷不省人事，服地榆散加香薷、扁豆。

湿热痢

下如豆羹汁或血水，体重嗜卧，脉沉细，食少，腹痛后重，服胃风汤加黄芩芍药汤。

湿毒痢

久不断，体疲，多困，坐则闭目，食不下。服蚵蛇胆汤。

热痢

下黄赤脓血，腹疼，心烦困闷，服黄连丸，甚者变血下，名热毒痢，服郁金散。

谷痢

痢无期度，食不化，腹痛，每遇冷食便发，服附子五味散。

水谷痢

不论老幼，日夜百余行，服神妙橡实散。

伤食痢

饮食过伤，恣食辛热寒冷之物，致伤脾胃，不能运化，蓄停为痢。腹满痛，恶食吞酸，服枳香散。

食毒痢

饮冷热醯醢①，肠胃黏溢久积成毒痢，服槟香散加酒炒黄连、干姜（炒黑），少许泽泻。

---

① 醢（hǎi 海）：肉鱼等制成的酱。

酒痢

素能饮酒者，又因一时过饮，痢即发者，名酒痢，服葛根汤。

气痢

先泻后痢，胁痛或心腹疗痛①，腹内虚鸣，服木香砂仁散，不愈，再服巴石丸。

血痢

心烦热燥，不纳谷，大小便下血不止，服木香乌梅丸。

又下血腹不痛，谓湿毒下血，服黄连丸。

劳碌痢

下痢时，腹与脐胁疼，服神验丸加青皮。

忧思痢

下褐色，腹微痛，后重，频便，食减，微热，脉弦，神气大减，用参、术为君，当归、陈皮为臣，川芎、白芍药、茯苓为佐，时热少加黄连。此乃出于《医学纲目》。

脾毒痢

下血如鹅鸭肝状，腹痛不止，服地榆汤。

心肝痢

初痢赤色，身体并不憎寒壮热，名曰心肝痢。服黄连一两，蜜拌一宿，炙令香熟，木香三钱为末，每服二钱，陈米汤下。

肠澼痢

饮食不节，起居不时者，阴受之，阴受之入五脏，膜满闭塞，或稀或稠便，似脓极滑，或先为飧泄，久为肠澼痢也，服豆蔻八味散。

---

① 疗（jiǎo 绞）痛：隐隐作痛。

小肠痢

小肠冷气积聚结成痢，日夜三四十行，服苍术散。

肠蛊痢

先下赤后下黄白沫，或下血如鸡肝，体热，心腹中烦闷，连年不瘥，服牛膝一两，酒一升浸一宿，空心饮之。

虚痢

脾胃虚弱，日夜频数，身重，微不知谷味，或不禁里急后重，或五色鲜血，服神效参香散加槟榔。

吃逆痢

吃病气从下冲上，属火，胃气虚弱，亦有痢久，多见此症，服人参养胃汤加枳实、玄参、青皮。

疳蛋痢

唇内生疮，多睡，面黧时肿，下部痒痛不止，服鸡子一枚，取黄好漆一合，和匀，空腹仰头顿服。令尽当吐出虫即愈。

疫痢

一家长幼传染而痢，先论病人虚实冷热，服败毒散，倍加人参、甘草、陈皮。

疫毒痢

毒痢不一，惟寒犯心为重，初痢时先发寒热，投药治之，其热不退，反甚食，则呕逆下痢不止，热如火，要在凉处，思吃冷水，忽思狂走，浑身痛，着手不得，此症十难治其三四，治此痢须是仔细。首尾识病根源，然后吃药。初时痢先发寒热，忽头痛，或壮热，忽转数行，便下赤痢，忽先下赤后变白，或如紫草水，或如苋菜水色泽者，寒邪犯心之重也。或赤白相等，寒湿之气相传也。先治其寒，并服护命方，但六甲六庚逢地支子午并辰戌年及春夏之内，时气多寒，人得痢，此药通神，六甲逢丑未之岁湿化偏多，人得痢疾，即此方内加草豆蔻一两。

小儿八岁下痢纯血，作食积治

用苍术、白术、黄芩、芍药、滑石、茯苓、甘草、陈皮、神曲，煎药送下保和丸。

痢后脚弱渐细

用苍术二两，白芍（酒炒）、龟板（酥炙）各二两五钱，黄柏五钱，当归、川芎、熟地、陈皮各二两，甘草五钱为末，如绿豆大，白汤下二钱。

痢后脚痛无力

用陈皮、半夏、白术、川芎、芍药、黄芩各二两为末，丸如绿豆大，食后临卧白汤送下一钱五分，每日服二次。

痢后虚浮

服益元散，外用甘草汤淋洗。

疟痢交作

用赤小豆，同豆豉煮五味羹，任性服之。

痢后气满不能食

用赤小豆煮一顿，服之即愈。

痢后脱肛 治法见大便门

治法

凡寒痢或不足症，谷食难化，不能尽，惟觉倦，脉弦涩浮大，宜温补之。

凡热痢或有余症，忌龙骨、石脂、粟壳等药，初患痢，忌用参、术。

凡初痢，不分赤白，宜用黄芩、黄连、大黄、当归、芍药，轻则木香槟榔丸下之。

凡痢重者反用大黄汤，痢轻者前丸。

凡痢五日前可用行药厚朴、青皮、甘草、大黄、黄芩少许，五日后不可用，元气壮实者，五日后亦可用行药。

凡痢白色者，湿热伤气分，用黄芩芍药汤加白术、陈皮、甘草、桃仁、滑石。

凡痢赤色者，湿热伤血分，用益元散加木通、芍药、陈皮、白术。

凡痢赤白色者，气血俱伤，用香连丸。

凡痢青绿杂色者，是风火湿，用防风、苍白术、山栀、黄柏。

凡痢赤黑色如豆汁水者，是湿毒，用木通、泽泻、茯苓、栀子。

凡痢白青色，谷食不化者，是寒，用炒黑干姜。

凡痢红黄黑三色，皆是热，用黄芩、黄柏、山栀。

凡痢黄色者，是食积，用山楂、枳实、神曲、麦芽。

凡治血痢热痢，用大黄、黄芩、黄连、黄柏、枳壳、川芎、芍药、滑石、甘草、桃仁、白术等分，神曲糊丸，服六十丸。

凡久痢脓血稠黏，用香连丸和之。

凡下痢食少，脓血稀薄，如豆汁者，元气虚也，用川芎、当归、人参、白术、粟壳、甘草。

凡血痢久不愈，用四物汤为主，加凉血和血药川芎、桃仁之类。

凡痢身热夹外感不恶寒者，用小柴胡汤去参，如发热恶寒身痛，此为表证，宜微汗和解，用苍术、川芎、陈皮、芍药、甘草、生姜，口渴去半夏，加黄连。

凡痢里急后重者，用木香、槟榔，兼升提，用升麻。

凡痢大孔痛者，用木香、槟榔、黄芩、黄连，久痢身冷自汗，脉沉小，加炒黑干姜。

凡痢呕者，因胃气不和，上焦不和，用生姜、陈皮，中焦不和，用芍药、川芎、当归、茯苓，有胃火逆上呕者，有胃虚呕者，有食积滞毒气上冲呕者，有阴呕者，有寒凉伤胃呕者。

凡痢久积少反后重者，用升麻、防风、羌活、川芎升举之，腹痛甚加枳壳、木香、槟榔、白芍、滑石之类。

凡痢久不止者，用涩药，罂粟、诃子、石榴皮、枯矾、乌梅、龙骨、赤石脂等药。

凡痢久诸药不效，六脉沉细，用十全大补汤加姜、枣、蜜少许煎服。

凡痢久秘方用乌梅二十个，水一钟，煎六分，食前服，分作二次。

凡痢不究何名，秘方用五倍子，新瓦上焙干为末，水丸如梧桐子大，每服三十丸，红痢茶下，白痢酒下。小儿二十丸，忌鱼腥。

凡暴痢秘方用蒜捣烂，两足下贴之。

凡恶痢秘方用白头翁草煎汤，服之立愈。

凡下异常，积有紫黑血，腹痛甚者，是死血，用桃仁、滑石。

凡治痢先泻肠胃之湿热，开郁结之气，消化积滞，通因通用，其初痢只是下之，下后未愈，随症加减，后方稍久不可下，脾胃虚故也。痢多属热，亦有虚与寒者，用黄芩（炒）、枳壳（炒）各一钱半，白芍（炒）二钱，黄连（炒）一钱，黄芩、黄连、芍药三味乃痢疾必用之药也，槟榔一钱，炙甘草三分，木香（磨入药）五分，作一贴，水二钟，煎服。

如腹痛加当归、砂仁各一钱，再加芍药、木香各五分；

如后重加滑石（炒）一钱半，枳壳、槟榔、芍药、条芩各五分；

如白痢，加白术、白茯苓、炒滑石、陈皮各一钱；

如初痢欲下，加大黄五分；

如食积加山楂、枳实各一钱；

如红痢加川芎、当归、桃仁各钱半；

如欲下之再加大黄；

如红白相杂，加川芎、当归、桃仁各钱半以理血，滑石、苍术、陈皮各钱半以理气；

如白痢久胃弱气虚，或下后未愈，减黄芩、黄连、芍药各七分，加白术、黄芪、茯苓、陈皮各一钱半，砂仁五分，去槟榔、枳壳，加干姜五分；

如血痢，胃弱血虚或下后未愈，减黄芩、黄连各五分，加川芎、当归、熟地、阿胶、槐花、陈皮、白术各一钱，去槟榔；

如痢已久，后重不除，大肠坠下，去槟榔、枳壳，用条芩、升麻以提之；

如痢兼呕吐，加软石膏一钱半，陈皮一钱，山栀（炒）五分，入姜汁少许缓呷之；

如误服温热止涩之药，虽痢久亦宜用前法下之，下后调之；

如初痢便用下药未愈，且不可用调理法治之，若久，此属虚寒而滑脱，急宜温补药加龙骨、赤石脂、粟壳、乌梅肉涩之。

地榆汤

地榆　石榴皮　赤芍药　厚朴　甘草各半分　阿胶　白石脂　龙骨各五钱

上分作二服，每服用水一钟半，煎至七分，空心午间温服。

独黄汤

锦文大黄一两

上用煮酒二钟，浸半日，煎至一钟，分二服，先一半，未利再服，以利为度，服后，黄芩芍药汤和之。

芍药黄芩汤

芍药　黄芩各一两　甘草五钱

上分作二服，每服用水二钟，煎至一钟，食远服。

蚺蛇汤

蚺蛇胆大如豆二枚，煮通草汁

上将通草汁研胆，以意多少饮之，涂五心下部。

防风芍药汤

防风　芍药　黄芩各三钱

上水二钟，煎至一钟，食远服。

葛根汤

葛根　枳壳　半夏　生地黄　杏仁　茯苓各二钱半　黄芩一钱　甘草五分

上分作二服，每服用水二钟，黑豆百粒，生姜五片，白梅一个，煎至一钟，食前温服。

仓米汤

仓粳米半升　香豉三升　薤白一握　羊脂一片

上先以羊脂油煎薤白、仓米黄色，入豉汁，煎取四升，平旦空腹温服一升，如人行十里工夫。又作，更服一剂，煎服法同前。

人参养胃汤

人参　茯苓　半夏　厚朴　陈皮　苍术　藿香各一钱　甘草五分　草果一钱

上水二钟，姜三片，煎至八分，食前温服。

十全大补汤　见虚损门。

四物汤　见诸血门。

小柴胡汤 见伤寒门。

归连丸

当归 黄柏 黄芩 阿胶 熟艾各二两 黄连四钱

上为末，用醋二升，煮胶烊下药末，煮令可为丸，如豆大，每服七八十丸，日服二次，夜服一次，米汤送下，产妇加蒲黄一两，炼蜜为丸。

黄连丸

黄连二两半 羚羊角 黄柏各一两半 赤茯苓五钱

上为末，炼蜜和丸，如梧桐子大，每服二十丸，姜汤送下，暑月下痢用之尤验。

芜荑丸

芜荑二两，微炒① 黄连二两 蚺蛇胆五钱

上为末，炼蜜为丸，如梧桐子大，每服三十丸，食前杏仁汤送下，一日服二次。

阿胶丸治气

阿胶 干姜 木香 黄连 当归 黄芩各一两 赤石脂 龙骨各二两 厚朴一两五钱

上为末，用蜜十一两，炼成珠为度，入药末内杵千下，丸如梧桐子大，每服三十丸，米汤送下。

巴石丸

上白矾飞，令雪白，谓之巴石，以熟猪肝作丸，空心米汤下丸数，随人力气加减，得水牛肝更妙。

木香乌梅丸治大小前后下血

乌梅取肉三斤 丝瓜 百草霜 木香各二两 黄芩 黄连

---

① 芜荑二两微炒：原文缺失，据《太平圣惠方·卷五十九》补。

黄柏　栀子　枳壳　当归<small>各一两</small>　半夏　大黄<small>各五钱</small>　陈皮<small>八钱</small>
神曲<small>四两</small>

上为末，浓米饮为丸，如梧桐子大，每服百丸，空心食前白滚汤送下，一日服三次。

神验丸

陈曲　吴茱萸<small>各一两</small>　黄连　芜荑<small>各三钱</small>

上为末，生姜自然汁和为丸，如梧桐子大，每服十五丸，温米汤送下。

通神丸

上灵脂　乳香　没药<small>各一两</small>　巴豆霜<small>半钱</small>

上为末，滴水为丸，如黄米大，每服五丸，小儿三丸，白滚汤送下。

猪胰丸

上用猪胰一具，细切，青蒿叶一合，相和微炒，以无灰酒一大升，火温之，乘热入猪胰，青蒿加桂心末一两于酒中，每日平旦空腹取一小盏服之，午时夜间各再一服，甚验。忌食面、油腻等物。

香连丸

黄连<small>二十两，用吴茱萸十两同浸，炒令赤色，去茱萸不用</small>　木香<small>四两八钱</small>

上为末，醋糊丸如梧桐子大，每服二十丸，空心米饮送下。

五苓散

方见泻门

附子五味散

附子　细辛　白术<small>各五两</small>　干姜<small>四两</small>　神曲<small>一升</small>

上为末，米饮送下一匙，稍加至二匙。忌食猪肉、水冷、桃、李、雀肉。

斗门散 治八种毒痢

黑豆一两　干姜二两　罂粟壳四两　地榆　甘草各三两　白芍药一两半

上分作二十服，每服水二钟，煎至七分温服。

神助散

当归　乌梅肉　黄连各等分

上为末，大蒜研泥和药为丸，如梧桐子大，每服四十丸，厚朴煎汤送下。

郁金散

郁金无郁金，升麻代　槐花各五钱　甘草炙，七分

上为末，每服二钱，食前豆豉汤调下。

橡实散

橡实二两　干楮叶炙，一两

上为末，每服一钱，不拘时，乌梅汤送下。

益元散

滑石六两　粉草一两

上为末，每服三钱，白水调，无时服。

木香砂仁散

木香二两五钱　砂仁一两五钱　枳壳　诃梨勒皮各三两

上为末，每服一钱，空心陈米饮调下，良久以食咽之。

百中散 列治法条下

罂粟散

瓜蒌散 治五色痢久不愈

瓜蒌一个

上为末，作一次服用，温酒调下。

地榆散

地榆　赤芍药　黄连　青皮各等分

是为末，每服三钱，新汲水调下，若血痢，水煎服。

豆蔻八味散

肉豆蔻　丁香各二钱　细辛　附子　干姜各四两　黄芪　人参各五钱　赤石脂六两

上为末，米汤送下，一匙稍稍加至二三匙，忌食葱、猪肉、冷水。

参苓散

白扁豆　木香　人参各二两　茯苓　肉豆蔻各四两　罂粟壳　陈皮各十两

上为末，每服三钱，米汤调下，不拘时服。

仓米散

上为仓中陈黄米二合，淘净，用水一钟半，煎至七分，去米，空心温服，一日服三次。

不二散治诸泻痢神效，开治法下去

罂粟　青皮　陈皮各二两　当归　甘草　干葛各一两

上作丸服，每服用水二钟半，煎至一钟服，如赤白，加酸石榴皮一片，同煎极妙。

槟香散见积聚门

莲心散

石莲肉日干

上为末，每服二钱，陈米饮调下，便觉思食，仍以日照东方壁土炒真橘皮为末，姜枣略煎佐之。

护命方

麻黄　官桂各三分　大芎　白术各二两　藁本　独活　桔梗　防风　芍药　白芷各半两　牡丹皮　甘草各一分　细辛八铢　牵牛四铢

上为末，每服二钱，非时熟汤调下，和滓热吃，若吃两二盏寒热不退，更不请吃，自别有方论在下。

若吃此药后，寒热已退，赤痢已消减，便修合①第二方、第三方药，吃取安效。

若寒热已退，赤痢未消减，更服两三盏，然不可多吃一日，只两盏后，赤痢消减，忽变成白痢，旋次修合第二方吃，候出后度数减少，便修合第三方，吃取平安。但六甲之年六庚之岁春夏之内，时气多寒，人得前疾，此药通神，若是六甲之年，丑未之岁，湿化偏多，人得痢疾，先发寒热，即于方内添草豆蔻一两，同修合也。又不问太岁，但一年间春夏之内多寒，人有痢疾，先发寒热，并宜吃此方。

治毒痢初得时，先发寒热，吃前方，寒热已退，赤痢已消减，宜进此还真散，若吃前方药，寒热未退，赤痢未消减，更不宜进此药，但天地变化其候非常，痢疾证候多端，此不得尽其仔细。

诃子五个用面裹，火炮熟，不要生亦不要焦，去面就热咬破，诃子去核不用，只用皮焙干

上捣罗为细末，每服二钱匕，以米汤一盏半同药炼取一盏，空心和滓吃，若吐出一两口涎更佳，如此吃，经数盏大，腑渐安，出后减少，修合第三方药。吃以牢固大肠。若吃前方药，

---

① 修合：指中药的采集、加工、配制过程。

壮热未退，血痢未减，不可进此药。

治疫毒痢吃前面两方药，病热已减，所下之痢上余此小，忽下清粪或如鸭粪，忽如热汤，或如浊水，忽只余些小红丸，服此方以牢固大肠，还服真气舶上硫黄丸。

舶上硫黄二两，去砂石，净为末　薏苡仁二两，炒熟，杵为末

上二末相和令匀，滴熟水和为丸，如绿豆大，每服数丸，空心以米汤下。

百一选方即地榆散方，见本门

澹寮方开末卷

万应丸开末卷

保和丸开末卷

败毒散开末卷

贴脐法开末卷

脾胃门附饮食伤共二十八名

脾胃位居中州，属土，性缓，味甘，色黄，喜湿，好干，恶寒恶热恶湿，阴阳各半，禀受天地中和之气，无物不受，无物不包，故胃为水谷之海，脾为消化之器，而气血精元四要皆赖饮食入胃脾经，磨化游溢水谷精气，上输于脾，施布于肺，总统于心，藏于脾肝，渗泄于肾，其精气清之清者，为气，清之浊者，为血，授之于十二经，但受之者多寡不同耳。所以人之命蒂，皆本于中宫，经云：入谷则昌，绝谷则亡。然虽本于五谷五畜五菜五果五味，慎勿以太过不及以伤其正，且人之百病皆由脾胃衰而生、伤而作也。及论其伤之为病不一，饮食伤胃，劳碌伤脾，饥则损气，饱则伤气，劳则气耗，逸则气滞，喜怒忧恐皆能损胃之气，惟饮食所伤有异。一则内弱强食，二

则内弱少食，不可便以饮食所伤，用峻利之剂攻逐，致使中宫愈虚。书曰脾脏一伤，四脏俱无生气，岂可伤而后伤，以陷于死乎？故莫重于脾胃，而列于前也。

总脉

春脉微弦，夏脉微洪，秋脉微毛，冬脉微沉。

凶脉

脉弦浮，死。

不治症一名

饮酒发热

饮食总脉

上关脉沉滑，是食不消。上部无脉下，宜下，用承气汤。下部无脉上，宜吐，用瓜蒂散。

辨验饮食伤法

伤食、恶食，右手寸口脉紧盛，右关短滑，嗳气作酸，恶闻食气，欲吐不吐，恶心，短气，胸膈痞塞，胃口作疼，按之硬痛，亦有头疼发热，但身不痛为异耳。

治法

凡诸病先观胃气。

凡脾胃虚者，本经药四君子汤。

凡治诸病时，常审查有无饮食伤积，但见胸膈满闷，或嗳气咽酸，恶食少食，腹痛泻泄极臭，便问曾食何物，即先消导，调理脾胃，然后用本病之药，若不审查，药虽对症而不能效。

凡病有食后即药，药后即睡，停积肠胃以致药伤者，或有用药太过反被药伤者，须当识此要识。药伤法并治药伤病，详见久病门。

凡治脾胃悉用辛温燥热之剂，助火消阴，变为胃脘干枯，大肠燥结，脾脏渐绝，死日可待，殊不知脾胃属土属湿，位居长夏，故湿热之病，十居八九，况土旺四季，寒热温凉，各随其时，不可偏用辛热之剂。

脾胃俱虚

强食，填塞不化，此有物也，属乎消化。

脾胃俱虚

少食，痞满难运，此不足也，属乎补养。

脾胃俱虚

饮食不进或呕吐泄泻，及大病后调助脾胃，用参苓白术散，人参、茯苓、陈皮、白术①山药各八两，白扁豆、炙甘草、莲肉、砂仁、桔梗、薏苡仁各四两，共为末，丸如绿豆大，每服二钱，食远白汤送下。

脾胃俱虚

其证水谷不化，胸腹胁胀满，少食嗜卧，口苦无味，虚羸少气，服加减思食丸。

脾虚

其证四肢困倦肿满，食少肌瘦，口苦无味，少气，小便不利，为泻、为停食、为喘，服补中益气汤，随证加减。

胃虚

其证呕吐、哕逆、泄泻、浮肿、恶心，服补中益气汤，随症加减。

脾胃俱实

其证发狂，登高，口内生疮，身重，食不下，腹胀中满，

---

① 人参、茯苓、陈皮、白术：原文缺，据《太平惠民和剂局方》四库全书补。

霍乱，服大承气汤。

脾实

口内生疮，口臭，烦闷微渴，颊痛，心烦，唇口干燥，壅滞不食，服泻黄散。

胃实

腹胀中满，停食，霍乱，病轻服槟香散，病重服调胃承气汤。

伤脾

劳碌伤脾，忧思伤脾，脾伤，内闭九窍，外壅肌肉，此谓自伤，脾气削矣。治法：损其脾者，调其饮食，适其寒温居处。

伤胃

饮食太过伤胃，饥饱伤胃，喜怒忧恐皆能损胃气，此谓自伤，胃气削矣。治法：饮食之伤，消导喜怒等伤，补胃顺气。

心邪乘脾胃

其证必火亢，乘于脾胃之位，是至而不至，为不及也。宜服黄连为君，黄柏、生地为臣，芍药、石膏、知母、黄芩为佐，甘草为使。

肺邪乘脾胃

其证咳嗽，短气，懒语嗜卧，洒淅寒热，服补中益气汤。

肝邪乘脾胃

其证胁痛、口苦，往来寒热，呕吐，四肢满闷，淋溲便难，转筋腹痛，宜服柴胡、羌活、桂枝、芍药、茯苓、猪苓、泽泻、黄柏、细辛。

肾邪乘脾胃

其证作涎清涕，肩甲、背脊痛冷，宜服干姜、白术、桂枝、苍术、茯苓。

脾虚恶服药者

用白术（蒸）八两，苍术（米泔拌炒）、陈皮、茯苓各三两，粥丸送下。

怠惰嗜卧

用半夏、白术，肥人是气虚，宜人参、苍术、白术、半夏、甘草；黑瘦人是热，黄芩、白术；饮食太过，转运不调，枳实、白术为末，白汤调服。

饮酒伤

能饮酒者，因饮酒而发热者，不治。不能饮酒者，因饮酒发热，不治。治法与伤寒同，发汗，利小便，上下分消其酒热之毒，平常酒病详见内伤门。

饮水伤

形寒饮冷，汤水咳满，水泻，详见咳嗽门、泄泻门。

伤食

胸中宿食不消，用半夏、陈皮、白术、川芎、苍术。

如闻食气即呕，用半夏、陈皮、砂仁、青皮。

如脾胃壮实，用黄连、枳实消导之。

如脾胃虚弱，用白术、陈皮、山楂、麦芽、神曲。

伤饮食轻者

饮食不化，心腹鼓胀，服槟榔丸。

伤饮食重者

伤寒冷之物，心腹胀满作痛，大便闭塞，服备急丸。

食后感寒宿食不消

服丁香、砂仁、荜澄茄以温之。

食后乘风

初饮食毕，随即乘风纳凉，以致食不下，形瘦腹大，恶寒，头多汗，隔塞不通，右关脉弦缓浮，服胃风汤。

食自死六畜中毒

服黄柏末，老酒送下二钱，未愈再服。

伤西瓜、冷水、牛乳、寒湿之物

服白术二钱，川乌五分，防风、炙甘草各一钱，丁香一个。

伤羊肉、面、湿热之物

服白术、黄芩、黄连各一钱，大黄二钱，炙甘草五分，白芍一钱。腹不痛，去芍药、枳实；如痞闷，加厚朴；如腹胀，加枳壳；如胸中不利，加陈皮、干姜；如内寒，加巴豆；如食冷物，加苍术；如腹中窄挟，加茯苓。

伤湿热之物、胡椒、姜、蒜、茴香、烧酒等物

服枳实导滞丸或泽泻二钱，大黄一两，枳实、神曲各五钱，黄芩、茯苓、黄连、白术各三钱。

上为细末，水泛为丸，如绿豆大，每服百丸，白滚汤送下，老幼虚人五六十丸。

枳术丸

白术炒，二两　枳实麸炒，一两

老人、虚人、病人常宜服此丸，助脾胃消化饮食。

如元气虚，食少，加陈皮一两。

如元气素弱，饮食难化，多食，疼痛作泻，加人参、酒炒芍药、神曲、麦芽（炒）各一两，砂仁、木香各半两，如黑人、瘦人、阴虚人肺热，以白术代参。

如素有痰火，胸膈郁寒，咽酸，嗳气吞酸，吐酸或酒积泻结痛，酒炒黄连、芍药、陈皮各一两，石膏、生甘草各五钱，砂仁、木香各一钱，川芎四钱。

如伤食过多，痞塞不消加神曲、麦芽、山楂肉各一两，食积痞块再加黄连、厚朴（俱姜制）各半两，积坚者加蓬术、醋炒昆布各三钱。

如伤冷食不消，腹痛、溏泻加半夏（姜炒）一两，砂仁、干姜、神曲、麦芽各半两。

如性躁多怒，夹气伤食加川芎、香附（炒）各一两，木香、黄连（姜炒）各半两。

如胸膈不利，遇服辛香燥热之药致胃中干燥、呕吐、噎膈、反胃加黄连、栀子（各炒）半两，白芍、川芎、当归各一两，桔梗、生甘草、石膏各半两。

如胸膈顽痰胶结及大便燥秘再加芒硝半两。

如素有痰，加半夏、橘红、白茯苓各一两，姜炒黄芩、黄连各半两。

如能食好食，但食后反饱，加酒炒芍药一两半，人参七钱，石膏（煅）一两，生甘草半两，黄连、香附（各炒）四钱，木香四钱。

如年老脾虚血燥，易饥易饱，大便燥难，加白芍药、当归各一两，人参七钱，升麻、甘草各四钱，山楂、麦芽、桃仁各半两，黑瘦人去参，用白术。

诸药制度法开末卷

四君子汤加陈皮、半夏，即六君子汤

人参　白茯苓　白术　甘草各三钱

上用水二钟半，煎至一钟，不拘时服。

补中益气汤

黄芪一钱半　人参　甘草各一钱　当归身　白术　柴胡　升麻　橘红各五钱

上用水一钟半，煎至八分，食远服。

调胃承气汤

大黄一两　甘草两钱半　芒硝四钱半

上分作三服，每服用水一钟半，煎至九分服。

加减思食丸

神曲　麦芽各二两　乌梅四两　干木瓜半两　白茯苓　拣甘草各二钱五分

上为末，炼蜜和丸，如樱桃大，每服一丸，不拘时细嚼，白滚汤送下，如渴时噙化一丸。

泻黄散

防风四两　藿香七钱　石膏　砂仁　山栀仁　甘草各五钱

上分作七服，每服用水二钟，煎至一钟，食后温服。

参苓白术散

人参　茯苓　白术　白扁豆　山药　莲肉　砂仁　薏苡仁　桔梗　甘草各一两　九节菖蒲饭上蒸，五钱

上为末，每服三钱，白滚汤调下，忌食韭菜。

大承气汤

大黄　厚朴　枳实　芒硝

上水二钟，煎至九分，食远服。

小承气汤

大黄　厚朴　枳实

上水二钟，煎至八分，食远服。

承气汤

大黄　芒硝　枳实　黄芩　桔梗　杏仁

上水二钟，煎至一钟服。

胃风汤

白芷一钱二分　升麻二钱　葛根一钱　苍术一钱　柴胡　藁本　羌活　草豆蔻　黄柏各三分　甘草一钱半　麻黄五分　蔓荆子一分　当归身一钱

上水二钟，姜三片，枣一枚，煎至一钟，温服。

瓜蒂散

瓜蒂一两，炒黄　赤小豆一两

上为末，每服三钱，用水一钟半，入豉一合，同煎至六分，去滓温服，以汗得快为度，亡血体虚者，不可服。

枳术丸

白术四两　枳实二两　神曲一两

上为末，米饮丸如绿豆大，每服五六十丸，食后不拘时，汤饮送下。

备急丸

大黄　巴豆　干姜各等分

上为末，炼蜜和为丸，如小豆大，每服二丸，以利为度。

槟榔丸见积聚门

疟疾门有三十一名

疟之为病，其名有五，予复查其数，故加之以五五又一也。然而名数虽多，其感皆由饥饱、劳逸、六淫、七情伤。诸脏腑要之总司者，脾胃焉，盖脾主湿，脾湿动而生痰，故云无痰不成疟，若脾胃充实，安得停痰而成诸疟？惟体虚之人则易感发，发则呵欠寒热头疼，或先寒后热，或先热后寒，或单寒单热，或寒多热少，或寒少热多，一日一发者，受病一月，间日一发者，受病半年，易治。二三日一发者，难治。后为疟母，接成痨瘵，此症人多忽焉。殊不知疟久而不速治之，诚所谓坐以待毙也。

总脉

疟脉弦，弦数热，弦迟寒，弦滑食，弦涩痰，弦紧风。

忌食鸡、麸、面、醋、生冷、鱼鲜、茄子。

不治症

疟母日久，成痨瘵。

查验疟疾轻重来历

疟发在夏至后、处暑前，是三阳受病，故轻。

太阳经为寒疟，治多汗之。<small>膀胱</small>

阳明经为热疟，治多下之。<small>胃</small>

少阳经为风疟，治多和之。<small>胆</small>

疟发在处暑后、冬至前，是三阴受病，故重。

少阴疟，发在子午卯酉日。<small>肾</small>

厥阴疟，发在寅申巳亥日。<small>肝</small>

太阴疟，发在辰戌丑未日。<small>脾</small>

治法

凡邪疟新发者，可散，可截疟，十次后用如圣丹。塞耳不愈，服如神丸。

凡虚疟、久疟者，可补气血。

凡疟过服截药致伤脾胃，必牵延不休。

凡疟必用贝母、白术、柴胡、苍术（<small>米泔拌炒</small>），随症加减。

如渴加葛根一钱，陈皮七分，甘草五分；如热甚头痛加川芎、石膏（<small>煅</small>）各二钱；如渴甚头痛，加石膏、知母、麦门冬各一钱；如间日或三日一发，在午后或夜发者，邪在阴分，加四物汤，知母（<small>炒</small>）一钱，红花、酒炒黄柏、炒升麻各四分，提起阳分来阴，用如圣丹；如间一日连发，二日或日夜各发者，气血俱病，加四君子汤以补气，四物汤以补血；如阳疟多汗，用参芪白术以饮之；无汗柴胡，苍、白术，黄芩，干葛以发之；如阴疟多汗，用当归、芍药、地黄、黄芪、黄柏以饮之；无汗用柴胡、苍术、川芎以发之；如胃弱食少加人参一钱半，芍药（酒炒）、麦芽（炒）各一钱；如伤食痞闷，或食积，加神曲、麦芽、枳实（俱炒）各一钱，黄连五分；如日久虚疟，寒热不多或无寒但微热者，邪气已尽，只用八珍汤，加柴胡、黄芩、黄芪、陈皮滋补气血。

凡疟疾后变成痢疾，从虚治，用脾胃药，砂仁、炒黄芩、炒黄连、炒木香、陈皮、当归各一钱，白术（炒）钱半，芍药（炒）二钱，水二姜三煎八，不拘时。

凡疟在阴分，用药提起阳分来，午后至夜半，谓之阴分，夜半后至午前，谓之阳分，用川芎、当归、升麻、柴胡、知母、贝母之类择取。

凡疟甚者寒热头疼如破，渴而饮水多汗，可与人参、黄芪、黄芩、黄连、栀子、川芎、苍术、白术。

凡疟大渴大热，用小柴胡汤去半夏加知母、麦门冬、黄连。

凡鬼疟论时辰，要查何时发起，即用时下法治。

肺疟

令人心寒，寒甚则热，热间善惊，目中如有所见，服人参丸。

心疟

令人烦心，欲得饮水，寒多不甚热，服甘草汤。

脾疟

令人不乐，好太息，多寒热，汗出，病至则呕吐止，乃寒，寒则腹中痛，热则肠中鸣，服橘皮甘草汤。

肝疟

在经令人腰痛，小腹满，小便不利，如癃状非癃，意欲恐惧，气不足，腹中悒悒①，服木香犀角丸。

肾疟

在经令人呕吐，热多寒少，欲闭户，服苁蓉丸。

在脏令人洒洒然，腰脊痛宛转②，大便难，目眴眴③然，手足寒，服乌梅丸。

胃疟

令人先寒，洒淅寒久，乃热，热去汗出，喜见日光，火气快然，服枳壳汤。

在胃令人善饥，不能食，食则支满腹胀，服顺气汤。

胆疟

令人体微寒，不甚热，恶见人，见人心惕惕④，如热多汗出，服升麻汤。

膀胱疟

令人腰痛，头重，寒从背起，先寒后热，热后汗出难止，服柴胡汤。

寒疟

自感寒，而得无汗恶寒，挛痛面惨，先寒后热，服神效方。

暑疟 又名瘅疟

发作有时，但热不寒，头疼，通身俱黑，自汗，大便闭，

① 悒（yì 议）悒：忧愁不安。

② 宛转：辗转。

③ 眴眴：柔顺貌。

④ 惕惕：谨慎小心。

小便赤色，服茵陈汤加香薷、扁豆。

湿疟

胃袭雨湿，汗出洗浴得之，身重，肢节烦疼，呕吐，腹胀，服大蒜平胃散。

寒热疟

仆厥，手足俱冷，昏不知人，服四将军散。

痰疟

发作有时，热多寒少，头疼，额角并胸前肌肉眴动，食下即吐，面赤，服半夏汤。

食疟

吞酸嗳气，恶食，不思食，胸膈饱，服红丸子。

疟母

疟久左胁下生一块，名曰疟母，服疟母丸。

劳疟

表里俱虚，真元未复，病虽暂止，小劳复来，服归芎鳖甲汤。

牝疟

久受阴湿，阴盛阳虚，寒多不热，气虚而泄，服人参养胃汤。

牡疟

饮食不节，饥饱有伤，表里俱虚，服四磨饮。

孕妇疟

服常山汤。

子时疟

在子时发起，寡妇死鬼为病，令疟，人脱衣东厢床上卧，左手持刀，右手持杖打，令声不绝，瓦盆盛水著路边。

丑时疟

在丑时发起，斩死鬼为病。令疟人当户前卧，头向东。

寅时疟

在寅时发起，狱死鬼为病，令疟人着窑上灰火一盆，莫令火减，即愈。

卯时疟

在卯时发起，鞭死鬼为病，令疟人用五色衣烧灰三指，撮灰酒调服。

辰时疟

在辰时发起，堕木死鬼为病，令疟人上木，高危处坐。

巳时疟

在巳时发起，烧死鬼为病，令疟人坐地，周匝燃火。

午时疟

在午时发起，饿死鬼为病，令疟人持脂火于田中，无人处烧脂香，假拾薪去。

未时疟

在未时发起，落水鬼为病，令疟人临发时，往东过渡船一番。

申时疟

在申时发起，自刺鬼为病，令疟人临发时，以刀刺塚上，使得姓名字咒曰：若瘥，我与汝拨却。

酉时疟

在酉时发起，奴婢死鬼为病，令疟人碓①梢上卧，莫令人道姓字。

戌时疟

---

① 碓：舂米用具。

在戌时发起，自绞死鬼为病，令疟人左索绳系其手脚腰头。

亥时疟

在亥时发起，盗死鬼为病，令疟人以刀一把，箭一枝，灰一周①，安疟人腹上，其箭横着底下。

以上鬼疟十二名，并用神效方。

诸药制度法开末卷

橘皮甘草汤

橘皮　甘草　厚朴各一两　羌活　防风　肉豆蔻　茯苓各二钱半

分作五服，每服水二钟，生姜三片，煎一钟，食前服。

茵陈蒿汤

茵陈　山栀　柴胡　黄芩　桔梗　牡丹皮　贝母　荆芥升麻　半夏　羌活　杏仁　独活　麻黄各五分

分作七服，每服用水二钟，生姜三片，煎一钟，待临发之际热服，初发壮热可服此剂，其他不可服。

升麻汤

升麻　鳖甲醋炙　淡竹叶　常山各二两　犀角　麦门冬　知母各二两，甘草五钱

分作十服，每服水二钟，煎至一钟，空心午间温服。

四磨汤

人参　白术　白茯苓　橘红　半夏　草果各一钱　乌梅甘草各五分

水二钟，姜三片，枣一枚，煎至一钟，不拘时服。

---

① 周：原缺，据《千金翼方》（明万历三十二年乙巳（1604）王肯堂校本）补。

人参养胃汤寒多热少，先服此药

人参　厚朴　陈皮　苍术　茯苓　半夏　草果　藿香各一分　甘草五分

水二钟，姜三片，红枣一枚，煎一钟，不拘时服。

甘草汤

甘草一两　蜀漆三两　常山　鳖甲各四两　石膏五两　豆豉一合　栀子　乌梅各十三个　竹叶切，一升

上水一斗，煎至三升，分三服。

柴胡汤

柴胡　常山　知母　鳖甲　青蒿　甘草　枳壳各一两

分作十贴，每服水二钟，柳枝七根，葱白头二寸，煎八分，空心温服。

顺气汤

厚朴　陈皮　白术　半夏各半两　干姜　柴胡　甘草各二钱半

分作四服，每服水二钟，姜三片，枣一枚，煎八分，不拘时温服。

枳壳汤

枳壳　厚朴　白术　白茯苓　人参各一两

分作七服，每服水二钟，姜一片，枣一枚，煎至八分温服。

四将军散

附子二钱　诃子二钱半　陈皮三钱　甘草一钱

上水二钟，煎至一钟，不拘时服。

大蒜平胃散

用平胃散一贴，大蒜一枚，捣烂，井水一大碗，调蒜，澄清，以一半调平胃散，饮尽，余一半，再饮用，被盖卧汗出即愈。

常山饮

常山半两　甘草二钱　青蒿一钱　乌梅去核，炒，七个

上水、酒、小便各一盏，煎至一盏，令发时五更服。

半夏散

半夏　藿香　羌活　芎劳各一钱　牵牛五分

上为细末，每服二钱，食后白汤调下。

乌梅丸

乌梅肉两半　常山三钱　豆豉一合　虎骨头酥，炙　附子　肉苁蓉各五钱　麝香一钱　桂心　知母各一钱　桃仁一两

上为末，炼蜜丸如梧桐子大，每服二十丸，空心米汤送下，未发日服。

苁蓉丸

肉苁蓉　乌梅肉　桂心　甘草　升麻各五钱　豆豉三钱　常山三钱　桃仁三钱

上为末，炼蜜为丸，如梧桐子大，未发日酒下二十丸，临发时再下二十丸。

疟母丸

雄黄　丹砂　麝香各二钱半　鳖甲　龟甲　木香　虎骨头　羚羊角　犀角剉屑　白薇　玄参　当归　知母　防风　麻黄　牡蛎　龙胆草　地骨皮　猪苓　柴胡　茯神　升麻　槟榔　黄连　桃仁　阿魏　乌梅肉　赤芍药　栀子仁　葳蕤　安息香各七钱　龙齿三钱

上为末，炼蜜为丸，如梧桐子大，每服五十丸，米汤送下。

如神丸

黄丹四两　大蒜捣十个，烂

入丹为丸，如梧桐子大，清朝空心面向东，井水送下一丸，小儿绿豆大一丸。忌生冷油腻，合药端午日。

鳖甲丸

鳖甲　蜀漆叶　乌梅　常山　知母各五钱　葳蕤　甘草　苦参　石膏各十二钱　豆豉微炒，五钱

上为末，炼蜜丸如梧桐子大，每服十丸，未发前米汤送卜，临发时再服木香犀角丸。

木香　羚羊角　犀角各剉两半　升麻　玄参　猪苓　槟榔各二两　鳖甲　甘草各五钱　豆豉五钱

为末，炼蜜丸，如梧桐子大，每服三十丸，米汤送下，如体热去甘草、槟榔，加大黄一两。

神效丸

砒霜　朱砂　乳香各五钱　麝香　阿魏　绿豆　安息香　猢狲头骨　虎粪中骨各一两

上为末，米糊丸如梧桐子大，未发前，男左女右，手捻紧一丸便睡，一时后便瘥。

如圣丹

人言①一钱　蜘蛛大者三个　雄黑豆四十九粒

上研细末，滴水丸如豆大，来日发，夜间朝北斗星下压露少顷，纸裹一丸，清早塞耳中一粒，可治三人。

神效方

朱砂　白芥子　阿魏各一两　香墨五钱　砒霜一两　酸浆水一碗

于端午日五更慢火熬如稀糊便入前药末，丸如黍米大，未发前冷醋汤送下一丸，忌食热物。

红丸子治食疟

---

① 人言：砒石的别名。

三棱炮　蓬术各一两　胡椒一两　青皮五钱　阿魏一钱①，醋炒

上为末，陈米糊为丸，如梧桐子大，每服七八十丸，白汤送下，酒亦可。

伤风门

伤风初病，鼻塞身热，恶风自汗，宜服疏风实表药，如不愈，传经变病与伤寒，同随在伤寒门调治。

伤寒门

伤寒有正病，三十六名，因三十六名正病，变症一百十一名，因一百十一名变症，更变有病无名症候一千五百五十一名，在十日左右就犯二百零一死症，于陆庆元年编著《伤寒撮要》六卷，凡治斯疾者宜以此书览之。

---

① 一钱：原文剂量辨识不清，据《三因极一病证方论·卷六》（《四库全书》本）补。

卷之二

厉风门有三十六名

厉者，大也，风者，六淫中之一也，故名厉风即大风。其病败坏，面目可憎，形体可畏，乃恶疾也。书曰风从虚入，盖人有精元气血四者，设一不足，风寒暑湿燥火得以乘虚而入。喜怒忧思悲恐惊之气郁滞不行、饮食房劳跌仆、醉卧风露、汗热解衣、入水浴后迎风或手足破伤引入风毒，侵于肌肤，流注经络，传于脏腑，发于四肢，内外熏蒸而成。泡疮病状多端，痛苦难忍，欲求医治须别居静室，断酒、盐、酱、动气、厚味，戒色欲，除思虑，洗心皈命，至心忏悔，耐性宽心，然后从治法内汤药次序服去始可获愈。

八不治

不知戒，谴责病，风水损，年五十，怯弱人，复发症，传染病，面体黑。

不治症八名

乌麻风，虰①毛风，李子风，打乌风，赤游风，剪指风，振斗风，老鼠风。

死症八名

皮死麻木不仁者死，肉死割切不痛者死，血死溃烂成脓者死，筋死手足脱下者死，骨死鼻梁塌塔者死，目昏，耳聋，聋哑。

辨验风症法

虫食肝眉落，虫食肺鼻崩，虫食脾声哑，虫食心足底穿膝

---

① 虰：一种毛虫，刺蛾科黄刺蛾的幼虫。俗称"洋辣子"。

肿，虫食肾耳鸣耳沿生疮，或痹或痛如针刺，虫食身皮痒如虫行，痒甚。

一风者，肺经受证，先落眉毛。二风者，肝经受证，面起紫泡。三风者，肾经受证，脚底先穿。四风者，脾经受证，遍身如癣。五风者，心经受证，先损其目①。手指麻，三年内有大风至。

禁治法

乱传手法，纵意刀针，放血艾熏，取涎毒药，用油浸身。

宜戒

戒忧怒，避风热，省劳碌，绝色欲，除妄想，忌盐酱，守药规。

静养法

子午卯一日时端坐闭目，上下齿对，以舌尖虚空将及齿缝念思字，待口中凉方止，不要出声，自已两耳不闻，口中念思字，午前午后心中暗念百拜，朝天忏一遍，常要譬如死去，父母妻子家业不能管顾。

食淡法

假如每日肴馔当用盐一钱，只用九分，过数日再减一分，逐十日减至百日全不食盐，不觉淡矣。经云淡之，其为五行本，盐能助火。

宜食猪肚、腰子、白鱼、黑鱼、白菜、刀豆、老酒、水梨、圆眼、绿豆，除此十物其他不必想食□□。

---

① 肺经受证……先损其目：原为"肺经受症眉毛先落；心经受症、肝经受症面起紫泡；脾经受症先损其目；肾经受症脚底先穿"，据《千金方》（《四库全书》本）改。

治法

三十六种风条下不注汤名者，悉用后项第一治法，药不愈，再服第二治法，药又不除根，再服第二次治法，药悉开于上，杂方开下。

洗浴药

地骨皮、荆芥、苦参、细辛各二两，水煎汤，无风处熏洗，遍身出血为效。又方：桃、槐、榆、柳、桑五枝煎浓汤，一大缸，浸坐没颈半日，候汤如油为度。

发汗药

川乌、草乌、当归、川芎各二两，麻黄、苍术各四两，甘草三两，葱、姜各二两。上药切碎入在瓶内三日，取出晒干，米糊为丸，如弹子大，热酒送下，汗出为度，不许妇人鸡犬见之。

泻药 先服此药泻出毒物恶气，又用三棱针望肉黑处针出死血，不可令出，太过要损人。

连翘、防风、羌活、赤芍药、川归、薄荷、麻黄（去根节）、汤泡甘草、黄芩、生地、贝母、桃仁、丹皮、皂荚实、白花蛇，以上各四钱，大黄八钱，芒硝二钱，上作四帖，水酒各二钟，煎，空心热服，日进二服，渣再煎，五六日再服，以利为度。

敷药

大烂遍身涂之，用狗脊坚者三两，蛇床子四两，石膏一两，硫黄六钱，矾二钱，朴硝少许，猪油调搽。

擦药

乳香没药各一钱，猪牙皂角各一两，附子五钱，雄黄五钱，川乌五六钱。如无附子，可用辰砂少许，如无亦无妨。

生眉毛药

皂角刺焙干，鹿角烧存性，各等分为末，生姜自然汁调匀，擦眉上一日一次，眉自生矣。

手指挛曲痛脱落

用蓖麻去壳，黄连剉如豆大，每一两水一升，小瓶浸水渐添，春夏三日，秋冬五日，取蓖麻拍破，平旦时面东以浸药水服一粒，渐加至四五粒，微利不妨。忌猪肉茹淡，神效。

熨法 开后

近见粗工用大风子油，不知此药性热，有燥痰之功而伤血，至病将愈而先失明矣，用此药者，宜少。

灸法断根

上手脚大拇指筋骨缝间，手指节约半寸，各灸三壮，去毒气也。

四神丹 医未有专此四味，久服可愈大风痰

羌活、玄参、当归、熟地、枳实各等分为末，米饮糊为丸，如梧桐子大，每服百丸，白酒下。

浸酒药

用苦参五斛，好酒三斗，浸一月，每服一合，日三次，当不与绝。觉痹既安，细末服之，亦良，尤治隐疹、恶疮、除伏热，养肝胆气。入紫萍尤捷，萍多蛰寒月于山池，取之择净，洗泥，各蒸干用。

大麻风

十来日起如白肤，冬瓜一般，节节崩断，生流直流。

癫麻风

变身癫疮脓水。

鸡脚风

面上浮行眉毛十来日脱下。

冷麻风

遍身水冷有麻木不知痛痒。服醉仙散。

蛇皮风

身上花的就是蛇皮一样。

烂麻风

身上连片烂。

漏蹄风

手脚穿。

燥麻风

身上白肉如麦麸皮一般。

胡桃风

身上白起红块。

鹰来风

手抚脚燥。

血风

身上手脚红胀。

荷叶风

如荷叶连片无发。

白虎风又名历节风

走注骨节痛，服虎骨散。

紫癜风

如云头片一般，身上红的，用四神散，服乌蛇浸酒方。

白癜风

身上有白点，变身虚白，用四神散，服乌蛇浸酒方。

姜孤风

手除①脚烂，用蓖麻法。

胭脂风

半边面红，用浸酒药。

鹅掌风

手上皮粗厚，微黄色，用擦药熏洗药。

鹤膝风又名鼓槌风

膝上青红肿痛，服小续命汤加萆薢、川楝子、独活、木瓜。

草鞋风

脚上疼如针刺，用蓖麻法。

裙带风

腿肚连片生疮。

痛风

变身麻痛，服醉仙散。

四柱风

手脚麻木，服醉仙散。

四患风

四肢生疮，用浸酒药柏油丸擦。

蛊风

身上如刀割，服白花蛇煎。

刺风

遍身如针刺，服乳香犀角丸。

恶风

头面肢体隐疼疹瘰，服硫黄酒。

---

① 除：改变，变化。

疬疡风

面项生白驳，状如白癣，服炊帚散。

乌麻风

黑漆柱一般，骨里黑出来，不治。

䩺毛风

身上疼痛，衣服也穿不得，不治。

李子虱

身上起紫溃烂深潭，不治。

打乌风

口吐白沫横倒在地，手脚齐起，不治。

赤游风

肚腹胀大的不治。

剪指风

手指并做一块不治。

振斗风

手振不治。

老鼠风

身上日不痛夜疼不治。

第一次治法药

初一日服追风散泻恶血，用大黄二两，蝉壳一两八钱，中用小者妙，白花蛇、皂角刺二两，共为末，每服五六钱，入大风子（不油）一钱，朴硝少许，用老酒一碗，调化送下，不可热服，夜粥不可食，待戌时放前药一碗，在桌上盆内以糖煎或蜜煎少许放在盘中，不得令患者先见药，服药毕，用水漱口，以蜜过口，切不可睡去，令人伴坐，良久，肚腹大疼，最妙泻四五次，用薄粥补之。

初二日服消风散，用白芷一两，全蝎一两（去尖），人参一两，共为细末，每服二钱，午间吃粥，晚不要吃夜粥，次早温酒调服二钱，早饭迟些吃，身上微痒为妙。

初三日服磨风散，用羌活、独活、小川芎、天麻、细辛、威灵仙、防风、荆芥、麻黄、何首乌、蔓荆子、牛蒡子、虾麻草、苍耳草各一两，共为细末，不见火，煮酒调服二钱，假如初一日服追风散，初二日服消风散，初三日服磨风散，初四日又服追风散，初五日又服消风散，初六日又服磨风散。瘦弱者，半月一服，譬如初一日服起，初三日止，十五日服起，十七日止，强壮人十日一服，譬如初一服起，初三止，十一服起，十月后日日服大麻风丸药。

大麻风丸药

大风子肉二两（白色者，如油透黄色者不可用），白花蛇、防风、乌药、羌活、独活、僵蚕、炒全蝎、何首乌、荆芥、细辛、甘草、天麻、苦参、人参、南星（姜汁拌炒）、白芷、川乌（童便浸蒸三次）、牛膝、当归、麦门冬、地黄各四两，沉香四钱，米糊为丸，如梧桐子大，每服二钱，空心，午间卧卧，白滚汤送下，一日准准服三次神效。

第二次治法药

醉仙散。须量病人大小虚实与之证候，重而急者，须先以再造散下之，候补养得完复与此药。胡麻子、牛蒡子、蔓荆子、枸杞子各一两，同炒蒺藜、苦参、瓜蒌根、防风各五钱，上为末，每一两五钱，入轻粉二钱拌匀，大人每服一钱，淡酒调下，晨午夕各一服，后五七日先于牙缝内出臭黄涎水，浑身觉痛，昏闷如醉，后利下脓血恶臭屎为度，再造散服之，当日必利下恶物或异物，或臭或脓，或虫口黑色，乃多年者，赤色是近年，数日又进一服，无虫乃止。郁金五钱，如无升麻，代皂角刺（黑者），大黄煨各一两，白牵牛六钱（半生半炒），加木通，朴硝，上为末，每服半两，早晨无灰酒面东送下，忌毒，食半月止，食白粥渐至眉毛、皮肤如常，甚者三二次就愈，须依法调理，不可妄有劳动。终身忌牛马驴骡雉鸡野味，糟脏犯者，再举不治。

换肌散治大风年深不瘥，眉毛脱落，鼻梁崩坏，不余月取效。白花蛇四两（酒湿去皮骨），地龙二两（去泥），当归、细辛、白芷、天麻、蔓荆子、灵仙、荆芥、甘菊、苦参、紫参、沙参、木贼、不灰木、炙甘草、沙苑蒺藜、天门冬、赤芍药、定风草、何首乌、菖蒲、胡麻子、草乌（去皮脐）、苍术、川芎、木鳖子各一两，上为末，每服三钱，以酒尽量服下。

第三次治法药

紫花丸。木香、沉香各二钱半，人参一两，当归七钱半，天麻五钱，皂角五钱，麝香一钱半，乳香、没药各一钱，雄黄五钱，辰砂五分，肉豆蔻一枚，定风草一钱半，还童子一两，上药为末，作一处包之，白花蛇一条，酒湿应去头尾皮骨，何首乌、荆芥穗、灵仙、蛇床子二钱，麻黄（留根节）二钱、胡麻子一钱，上六味共蛇浸一宿，以蛇通取出晒干仍还原，酒浸，曝酒尽为度，上药为末，作一处包之。防风、羌活、甘草、细辛、川芎、独活、苍术、枇杷叶、白芍药、赤芍药、白蒺藜、金银花、五加皮、白芷、苦参各五钱，胡麻子、白附子、麻黄、川牛膝、草乌、川乌（泔浸泡）、石菖蒲各二钱半，上药为末，作一处包之。以大风子半斤去壳，新鲜者佳，发油黄色者，不堪用磁器盛之，封其口，顿滚汤中，盖锅密封之，勿令透气，文武火煎，候黑烂为度，杵无楂如油入，以上三包药加糯米饭杵膏黏丸，如梧桐子大，晒干不见火，每五十丸，鸡鸣午时临卧各进一服，茶汤送下，轻者一料可愈，重者三五料断根为度，止吃时菜白粥，余物总忌，庶免再举。

小续命汤

方见中风门。水二钟，煎至一钟，碗底先放麝香少许，去渣，入药，在碗内服之，至数十贴后，加五积散同煎服。

白花蛇煎

白花蛇四两，去头皮骨　白蜜三十两　生姜汁六两　薄荷汁六两　白僵蚕炒　全蝎炒　苦参各一两　白附子炮，三钱

上为末，先下蜜，并生姜汁薄荷汁煎滚数沸，次下诸药末和匀瓦器中，重汤熬成，煎，以无灰酒调下一匙。

乳香犀角丸

乳香研　犀角镑　附子去皮脐　自然铜火煅醋蘸七次，各一钱　没药研　木香　蔓荆子炒　人参　草乌炮，去皮尖　丹砂研铁砂水洗十次，醋一盏，煮铁内，炒出烟尽为度　香附各五分

上为末，酒糊丸如梧桐子大，每服十五丸，米汤送下，临卧服。

四神散

雄黄　雌黄　硫黄　白矾透明者并用，各等分

上为末，每用时先浴通身汗出，次以生姜蘸药擦患处，良久，以热汤淋洗，当日色淡，五日除根。

乌蛇浸酒方

乌蛇六两，酒湿，去头皮骨　防风去芦　五加皮　桂心　白蒺藜炒去刺，各二两　熟地黄四两　牛膝去苗　天麻　枳壳炒羌活各四两

上以生绢袋盛药，用无灰酒二斗，放缸中浸，密封七日后

开，每日三度温饮一小盏，忌猪、鸡肉。

硫黄酒

用透明锋芒硫黄二钱，乳钵内研细，入酒再研，空心饮其清酒，将渣又研，再入酒饮之，日日如此。硫黄能杀恶虫，是大便下。

五参散

人参　玄参　丹参　沙参　苦参各一两　白花蛇酒湿，去头皮骨，一两五钱

上为细末，每服二钱，食后临卧温酒调下。

故炊帚散

故炊帚　甑带①　履底　蛇蜕皮一条

上以月蚀夜，伺候正蚀时都烧成灰，研令细，每服不拘时，候以温酒调服二钱，仍以醋调药如膏以涂传驳上即消。

虎骨散

虎骨酥，炙黄　乌梅肉　赤茯苓　肉苁蓉酒浸，切焙　甘草炙　芍药炒　鳖甲醋炙　白术炒　人参　豆豉慢火炒　紫菀去土　黄芪蜜炙　常山炒　知母　枳壳炒　犀角镑，各一两　当归　升麻　柴胡　桔梗　前胡　桂心　木香　桃仁汤泡，去皮尖　天灵盖酥炙，各三两

上为细末，每服二钱，温酒调下，空心临卧各一服。

熨法

黑豆五升　芫花一斛　生姜切，半斛

---

① 甑带：首见于《备急千金要方》。《本草纲目·服器二·甑》："江南以蒲为甑带，取久用败烂者用之。取其久被蒸气，故能散气也。"《新修本草·玉石、草、木卷》："甑带灰，主腹胀痛，脱肛。煮汁服，主胃反，小便失禁不通，及淋、中恶、尸疰，金创刀不出。"

上俱炒，旋入醋拌，用青布裹，熨痛处，更番炒熨，以效为度。

黄疸门附发黄，共有十七名

黄疸之病，方书所载有五，皆是脾胃湿热，如盦曲相似①，气不得透，郁而生黄也。载考诸书五名之外，又有黑疸、鼠疸、急疸、五虚疸、阴黄疸、发黄、黄胖等名，及论其湿热有微甚，或兼寒兼蓄血兼内伤，所因不同，故治例不可不分，临病之际，在乎脉症辨之。

生脉二道

微，小。

死脉三道

洪，大，寸口近掌无脉。

不治症七名

口渴，口鼻气冷，形如烟熏黑色，酒疸，脚软，急黄疸，女劳疸腹如水状。

死症二名

喘满死，口渴兼大便利者死。

治法

凡诸疸先用取水法，后用五苓散加茵陈、山栀、黄连，随症加减。

凡黄疸轻者，用小温中丸；重者，用大温中丸，热多加黄连，湿多加茵陈。

---

① 盦（ān 安）曲相似：指黄疸发病的原因，与造曲时湿热熏蒸日久发酵变色一样。

凡诸疸，利其小便愈，假如脉浮，以汗解之。

凡黄疸，便闭，自汗，当下之，以十八日为期治之。

十日以上为瘥及剧者，为难治。

凡黄疸倦怠，脾胃不和，食少，用胃苓汤。

如小便赤加滑石、黄芩、黄连、山栀、茵陈、猪苓、泽泻、苍术、青皮、龙胆草；如女劳疸，加三棱、蓬术、砂仁、陈皮、神曲；如气实人心痛，身发黄，宜吐，用川芎山栀桔梗芽茶薤汁探吐之。

凡诸疸秘方用枣矾丸。

黄疸

脉浮紧，身目面如金色，食已则饥，遍身俱黄，卧时身体带青带赤，憎寒壮热，此因饮食过度，积于脾胃，风湿相搏，热气熏蒸，发阴部其人必呕，发阳部其人必振寒而发热，用搐药瓜蒂散，服茵陈散。

黄汗疸

脉沉，身体俱肿，发热汗出，不渴，状如风水，汗出沾衣，黄如柏汁，此由脾胃热，汗出当风，所闭热结，其汗黄也，服桂枝加黄芪汤。

女劳疸

脉浮紧，身目俱黄，额黑，日晡发热恶寒，小腹满急，小便不利，大便黑，足下热，此因过于劳伤房室之后，入水多渴，腹胀者难治。服硝石矾石散，不愈，再服加味四君子汤。

谷疸

脉紧数，食毕即头眩，心中怫郁①不安，食则腹满，遍身

---

① 怫郁：忧郁，心情不舒畅。

发黄，此因脾胃有热，大饥过食所致，服谷疸丸或三因红丸子。

酒疸

脉沉弦紧细，身目发黄，无热，腹满，欲呕，心烦，足热，或心中懊痛，足胫满，小便黄，面发赤斑，此因饥中饮酒，大醉当风入水，服当归白术汤，用如神散，鼻中取黄水。

黑疸

女劳疸前症，加足下热，变作黑疸，腹满如水状，大便必黑，时溏，非水气也，亦服硝石矾石散。

酒疸因下后变黑，或嗜酒人发黄，外无热，内则小便不利，面目青，大便黑，皮肤不仁，胸中如蒜蒸状，当心足下皆热，久远成黑疸，脉若浮滑，腹满欲呕吐者，必先吐之。脉若沉滑，腹满大便闭者，必先下之。服白术汤。

鼠疸

鼠盗饮食五谷，遗粪在内，人不拣择，误食则生黄疸，诸药不效，用猫涎和解毒丹服之。

急黄疸

卒然发黄，心满而喘，烦躁，目赤痛，命在须臾，谓之急黄疸，但心战发热是也，多致不治。服犀角散。

五虚疸

五疸牵延，加脚软，心忡，口淡，耳鸣，微寒，发热，气急，小便白浊，当作虚劳治之。服养荣汤或小建中汤。

阴黄疸

黄汗染衣，涕唾俱黄，名曰阴黄疸，服蔓青子散，发黄，不欲闻人言，小便不利，名曰阴黄，服秦艽汤。

黄胖

平胃散料一分，香附一分，加神曲麦芽白术丸服。

胃血发黄

或跌仆打伤，或食热物，积瘀血在胃发者，服桃仁承气汤。

食积发黄

恶食少食，嗳气吞酸，腹痛，胸膈微微饱闷，服槟香散或化积丸。

内伤发黄

内感寒邪，劳役形体，饮食失节，中州变寒之病，发黄非伤寒坏病之比，服小建中汤或理中汤足矣，不必用茵陈。

伤寒蓄血发黄

伤寒当汗解，反利，则小腹蓄血，其病身黄，脉沉，小腹硬，小便自利，病人如狂，服抵当汤。

伤寒阳症阴症发黄

当汗不汗，当利小便不利小便或受水湿治法，详见伤寒门。

黄病

一身尽痛，热，小便涩，服五苓散、茵陈、黄连。

抵当汤

水蛭　虻虫各十个　大黄一两　桃仁十二个

上水二钟，煎至七分，食前温服。

白术汤

白术　桂心各二钱　豆豉　枳实　干葛　杏仁　甘草各一钱

水二钟，煎一钟，食前服。

当归白术汤

当归　白术　黄芩　茵陈　甘草各一钱　半夏　杏仁（炒）枳实各钱半　茯苓二钱

上水二钟，生姜三片，煎至一钟，食后服。

秦艽汤

秦艽一两　旋覆花　赤茯苓　甘草各五钱

上分三服，每服水二钟，牛乳一小盏，煎至八分服。

茵陈汤

茵陈一两三钱　大黄四钱　栀子仁二钱

上水二钟，煎至一钟，不拘时服。

桂枝黄芪汤

桂枝　芍药各二钱　甘草一钱　黄芪三钱

上水二钟，姜三片，煎至一钟，食远服。

硝石矾石散

硝石　矾石各煅等分

大麦粥饮为丸，每服二钱，日三服，重衣覆取汗，随大小便去，大便黑，小便黄，是其候也。

加减五苓散

茵陈　猪苓　赤茯苓　白术　泽泻各二钱

上水二钟，煎至一钟，不拘时服。

犀角散

犀角　黄芩　升麻　栀子各一两

上为末，每服二钱，姜汤送下。

治阴黄汗染衣

用蔓青子捣末，平旦井水服一匙，加至二匙，服之以瘥为度。

如神散

苦葫芦子廿一个　苦瓜子去皮　黄黍米三百粒　安息香二根

上为末，以少许吹入鼻中，滴出黄水一升，如黄水不止，即以黍穰烧灰，麝香少许，和匀，吹些少在鼻内即止。

吹鼻瓜蒂散

瓜蒂二钱　母丁香一钱　黍米四十九粒　赤小豆五分

上为细末，每夜吹入两鼻孔内便睡，明日取下黄水，随服黄连散。

加味四君子汤治色疸

人参　白术　白茯苓　白芍药　黄芪　白扁豆各二钱　甘草一钱

上分作二服，水二钟，姜三片，红枣一枚，煎八分，不拘时服。

三因红丸子

青皮炒，二两　阿魏一钱　胡椒三钱　三棱　莪术各一两，用米醋煮为末

陈米粉打糊，丸如梧桐子大，每服二百丸，白滚汤下。

小温中丸

白术五两　苦参夏加冬减　山楂各二两　茱萸夏去冬加　针砂炒红，醋淬七次，再炒另研，各十两　苍术　川芎夏减　神曲各半斤　香附便浸，一斤

上为末，醋糊丸，桐子大，食前盐汤下。一方有栀子，无术、山楂、苦参、茱萸。

大温中丸

针砂制同前，十两　陈皮　苍术　青皮　厚朴　三棱　莪术　黄连　苦参　白术各五两　生甘草三两　香附便浸，一斤

制法同上。

枣矾丸

绿矾半斤，火煅通红

上为末，红枣肉为丸，如梧桐子大，每服五十丸，或酒或

姜汤下。

谷疸丸

柴胡　谷芽　枳实　厚朴　栀子　大黄各一钱

上为末，水发为丸，绿豆大，白滚汤送下。

养荣汤

当归身　陈皮　甘草蜜炙　白芍药　白术　麦门冬各一两

茯苓　茵陈各五钱

上水一钟，每服四钱，姜三片，枣一枚，煎服。

五苓散见泄泻门

胃苓汤胃即平胃散，苓即五苓散

四君子汤见脾胃门

槟香散见积聚门

小建中汤见伤寒门

化积丸见积聚门

理中汤见霍乱门

桃仁承气汤见诸血门

解毒丹开末卷

霍乱门有十四名

霍乱之作，与死为邻，其症内有所积，外有所感，阴不升阳不降，乖①格②而成，先心痛，先吐，先腹痛，先泻心腹，齐痛，吐泻并行，热乘胃则吐，湿伤脾则泻，风动肝则转筋，此三气杂合，乃为霍乱。而有湿、干、转筋、中恶霍乱四者之分，如吐泻并行，邪气得出，庶几十存八九，若不吐不泻，邪无所

---

① 乖：不顺，不和谐。

② 格：阻碍，隔阂。

出，多至危亡，至于治疗得痊之后，不善调理，且有一死，在于其中。若饮食太早，脾胃损极，不能消化，谷入于胃则危必矣。须待饥甚，始可与浓米饮渐渐加至薄粥，则无咎也。

生脉一道

大。

死脉三道

沉，细，迟。

不治症二名

少气，不语。

死症五名

转筋入腹，食谷太早，卵缩，舌卷，干霍乱九死一生。

治法

凡霍乱临时无药用方法，生蒜头研细，涂两脚心。

凡霍乱，用盐熨法。开后

凡霍乱，热多欲吐，用加减五苓散。

凡霍乱，寒多不饮水，用加减理中汤。

凡霍乱，六一散通疗脾胃受伤风湿热三邪。

凡霍乱，寒月理中汤。

凡霍乱，暑月黄连香薷饮，井水浸冷服。

凡霍乱，夏月多食果瓜饮冷；乘风不化所致者，六和汤。

凡霍乱转筋，男子以手挽其阴，女子以手牵其两乳，近两旁，此《千金》妙诀。

凡霍乱转筋入腹，用淋足法或盐塌法。

凡霍乱，欲吐不吐，欲泻不泻，用梓木煎汤吐，虽吐再用，吐为妙。

凡霍乱，切勿与饮食，虽米汤饮之，立死，必吐泻，过一二时，饥甚方吃稀粥。

干霍乱

吐泻不得出，服厚朴汤。

湿霍乱

吐泻易出，服五苓散或良姜饮。

中恶霍乱

外邪干内，正气饮食不化，气道不得先通，心腹卒痛，吐泻烦闷，精神冒昧不识人，服丹珠丸。

转筋霍乱

热气燥烁于筋，故筋转而痛，先用盐塌法，后用附子汤淋足。

中寒霍乱

用藿香正气散。

中暑湿霍乱

转筋烦渴闷乱，服二香散。

霍乱寒多肉冷脉绝

服通脉四逆汤。

干呕不止

服韭白汤。

吐泻不止

服回阳散。

吐泻过多

服四顺附子汤。

绞肠沙 即干霍乱

其症心腹绞痛，冷汗出，胀闷欲绝，俗名绞肠痧，用吐法，以盐半盏，滚汤数碗，泡盐令患人多饮，将鸡翅毛扫咽喉即吐，所饮盐尽立愈。

霍乱已死腹有暖气

用灸法，以食盐安脐中，艾火灸二七壮，仍灸气海穴。

霍乱面青黑命欲临死者

服活命散。

霍乱后虚烦不得眠

服寝济汤。

诸药制度 法开末卷

活命散

防风　羌活　独活　干姜　细辛各一钱　官桂五分　草豆蔻
肉豆蔻　川芎各一钱半　吴茱萸　干木瓜各七分

上为细末，白滚汤调下二钱。

二香散

藿香　白术　厚朴　陈皮　茯苓　半夏　紫苏　桔梗　白
芷　香薷　黄连　扁豆各五钱　大腹皮　甘草各二钱半

上分作四服，每服姜三片，葱白三根，水二钟煎至一钟，
不拘时服。

回阳散

天南星为末，每服三钱，生姜五钱，红枣三枚，水二，煎
八分，温服，未醒再服。

四顺附子汤

附子生用　白姜　人参　甘草各等分

上水二钟，煎一钟，空心服，如腹痛加桂，小便不利加茯
苓，仍有炒盐熨脐中。

加减理中汤

人参　干姜　白术各二钱　甘草一钱

上水二钟，煎至一钟，不拘时服。

薤白汤

薤白切细，一握　生姜切细，半两　陈皮去白，三钱

上水二钟，煎至一钟，分作二次温服。

回生散

陈皮去白　藿香去土，各五钱

上水二钟，煎一钟服。

寝济汤

麦门冬　人参各一钱半　淡竹叶八分　附子炮，二分半　半夏　甘草各五分

上水二钟，姜三片，粳米百粒，煎至一钟，不拘时服。

通脉四逆汤

吴茱萸三钱　附子二钱　桂心　当归　甘草各一钱　白芍　木通　细辛各五分

上水二钟，酒半钟，生姜三片，红枣一枚，煎至一钟，不拘时服。

盐熨法

炒盐二碗，布包安胸肚腹上，以熨斗盛火熨，令气透则醒。

盐塌法

用盐三合，以水五升，煎取三升，浸青布塌在转筋上，浸手足在胸胁转筋，洗之；若转筋入腹者，倒担病人头在下腹中，平乃止，极者，引阴阴缩者必死，煎一大缸盐汤，暖浸之。

丹砂丸

丹砂五分　附子研末，一钱　雄黄豆大，三块

上用巴豆七粒去壳，油后入丹、雄、附，炼蜜为丸，如麻

子大，每服三丸，不拘时白滚汤下，如未利，再服，利不止，冷粥食之即定。

厚朴汤

厚朴　枳壳　高良姜　槟榔　大黄各一两　朴硝三钱

上分作六服，每服水二钟，煎至八分温服。

附子汤

附子一枚　川椒　生姜各二钱　葱切碎，一两

上水一斗，煎数沸，入盆中，淋洗转筋处。

六和汤

白术　半夏　砂仁　杏仁　人参　甘草各五分　赤茯苓　藿香　白扁豆姜汁拌炒　木瓜各一钱　香薷　厚朴各二分

上水二钟，生姜三片，大枣一枚，煎至一钟温服。

藿香正气散

大腹皮　白芷　茯苓　紫苏　藿香各三两　厚朴　白术　陈皮　苦梗　半夏曲各二两　甘草炙，二两半

上为末，每服五钱，水一盏，姜三片，枣一枚，煎六分温服。

四逆汤

甘草炙，二两　干姜一两半　附子五钱

上㕮咀，每服五钱，水一钟，煎七分，不拘时温服。

黄连香薷饮

黄连七分半　香薷三钱　厚朴钱半

上水二钟，煎至七分温服。

理中汤

人参　甘草　白术　干姜各等分

上水二钟，煎至一钟，食前温服。

洗足法

用大蓼一握，水煎熏洗立效。

六一散即益元散，开痢疾门

五苓散见泄泻门

良姜饮开末卷

加减五苓散开末卷

内伤门有十九名

东垣论劳役饮食伤之为病，亦有发寒发热表里之症，恐治之失，故作内外伤辨，而内伤之名著矣。内伤之症，皆由喜怒、劳役、饥饱致伤脾胃而然也。内伤饮食乃伤其气，外伤风寒乃伤其形，伤内为不足，伤外为有余，经云饮食劳倦则伤脾，形寒饮冷则伤肺，书曰饮食自倍，肠胃乃伤，亦有老幼并修，善常齐或壮年而禀气不足者，脾胃已虚久矣。脾胃既虚，寒邪易入，饮食不能消化，停积于中，旧食未消，新食又入，新旧相杂，诸病而作，或有近似外感之症，随以外感而治，其死可必，故立内外伤，辨如黑白之分明矣。

内伤总脉

上手脉来空大无力，左手寸口微涩，是内伤。

右寸脉比左寸大两倍，伤轻，右关数大劳。

右寸脉比左寸大三倍，伤重，右关沉滑食。

胃脉弱，饮食不节，寒暑失宜，胃脉隐代邪。

外感六淫，右手寸脉平常，左寸微涩，是内伤。

死症二名

劳役病大热，与中热外感相似，误与白虎汤服之，死。

血虚肌热烦躁，误与白虎汤服之，死。

辨验内伤外感法

内伤，出言懒怯，寒热间作，无汗，怕些小贼①风。

外感，出言壮厉，寒热齐作，有汗，怕一切风。

内伤，食减，口不知味，腹中不和，手心热。

外感，食不减，口能知味，腹中和，手背热。

内伤，近暖处就不怕寒，鼻流清涕。

外感，近烈火，只是怕寒，鼻干不利。

内伤，口鼻中气短促，喘，午后病少加。

外感，鼻中气不能出，并从口出粗厉。

内伤，四肢倦怠嗜卧，半眠半起。

外感，初病便着床枕，非扶不起。

内伤，头疼、自汗、身热，间或有之。

外感，头疼、自汗、身热，常常有之。

内伤，久病必不渴，伤重始则微渴。

治法

大抵有内伤重外伤轻者，必显内症多，则是内伤重外感轻，当补养，为发表为次。

大抵有外感重内伤轻者，必显外症多，则是外感重内伤轻，当发散，先补养为次。

凡病内伤者，十有六七，但有夹痰夹外邪夹热郁于内而发者，皆以补元气为主。如夹痰，用补中益气汤加半夏、姜汁、竹沥。气虚热甚，少加附子以行参芪之功。

老人、幼子、斋素人、虚弱人、久病人内伤

凡遇天气大热，在路途劳形得病者，或田野劳形得病者，

---

① 贼：原无，据《伤寒论》（明万历二十七年赵开美本）补。

或少食劳役过而得病者，其症肌体壮热躁盛闷乱，大恶热发渴饮水，身亦疼痛，初受病时，与中热外感有余之症相似，误与白虎汤服之，旬日必死，须验其口鼻中气短促上喘，午后病少加，服补中益气汤随症加减。

内伤肌热、躁热、困渴引饮，目赤面红，昼夜不息，脉洪大而虚，重按全无，经云：脉虚血虚，又云血虚发热症，像白虎汤症，惟脾脉不长，常实为异耳，如误与白虎汤，服之必死，此病得之于肌困劳役，服当归补血汤。

内伤饮食，劳役者多，但有夹痰夹邪，有热郁在内者，皆以补中益气汤为主，夹外感，看何邪加何药疏邪，夹痰加半夏、姜汁、竹沥，热甚加附子，以行参芪之功。

内伤发斑

因胃气虚甚，是火游行于外，亦有痰者，火则补而降之，痰热微汗以散之，切不可下。

内伤烦躁

因血少，不能润理，宜养阴，烦躁不眠者，服六乙散加牛黄。

如近似伤寒，烦躁不绝声，汗后复热，脉细数，五七日不睡，服补中益气汤，倍加人参、竹叶，甚者加麦门冬、五味、知母。

如近似伤寒至五七日后，烦躁，吃水者，服补中益气汤，加附子。

如近似伤寒三战后，劳乏烦躁昏倦，服四君子汤加当归、黄芪、知母、麦门冬、五味，甚者脉细数，无序，三更后吃水至天明，此乃元气虚，加竹沥大剂服之。

内伤舌黑燥

舌黑燥，大便滑泄，食在大肠，烦躁，夜不安，宜服防风、当归饮子下之。

内伤燥渴

内伤病退后，燥渴不解者，有余热在肺，服人参、黄芩、炒甘草，少加姜汁，冷服，虚者用人参汤。

七情内伤

因劳心思虑损伤精神，头眩目昏，心虚气短，惊悸烦热，服人参、当归、麦门冬、白芍、酸枣仁、茯神各一钱，五味十五粒、山栀（炒）、生地、甘草、陈皮、川芎。

强食内伤

或因人强与饮食或自纵口福，其症心腹满闷，恶食嗳气，服枳实丸加麦芽、神曲、山楂，甚加槟香散。

忧思内伤

因忧思之时，食物结在胃中，腹皮底彻痛，心下痞满，不思饮食，服木香化滞汤。

寒冷内伤

天气寒冷，又食冷物，胃口痛，上肢两胁咽不通，服草豆蔻丸。

热内伤

因食极热之物，痞闷，兀兀欲吐，烦乱不安，服二黄丸。

饮食劳役内伤

其病腹胁满闷，短气，口无味，遇夏虽热尤寒，饥常不饱，不喜冷物，服升麻顺气汤。

大内伤

因脾胃俱虚，其病怠惰嗜卧，四肢不收，体重节痛，口干舌干，饮食无味，大便不调，小便频数，食不化，洒淅恶寒，怏怏不乐，面色恶，服升阳益胃汤。

久病内伤

因病久不能食，大便或结或溏，服白术和胃丸。

寒药内伤

或久病人服寒药过多，胃脘微痛，服益胃汤。

中焦内伤

因中焦火衰受寒，饮食不美，心腹疼，大便滑泄，腹中雷鸣，霍乱吐泻，服沉香温胃丸。

虚冷内伤

因虚积冷，心下坚痞，两胁胀满，心腹痛，噫宿腐气，服如意丸。

瘀血内伤

吐瘀血，亦名内伤，服承气汤加苏木、桃仁。

承气汤

大黄　芒硝　杏仁泡，去皮尖　枳实　桔梗　黄芩炒

上加铁锈水、白水各半，煎诸药后，入酒一小盏，大黄芒硝再煎数沸，服，下恶物为度。

葛花醒醒汤

葛花　白豆蔻　砂仁炒，各五钱　干生姜　青皮　白术炒，各三钱　泽泻炒　神曲炒，各二钱　白茯苓　人参　猪苓　橘红各一钱半　木香五分

上分作四服，每服水二钟，煎至九分，热服，得微汗，酒病自去矣。

当归补血汤

黄芪、当归各等分

上水煎服。

木香化滞丸

木香　红花各三钱　当归尾　陈皮各二钱　甘草　草豆蔻各五钱　柴胡四分　半夏一两　枳实二钱

上作四服，每服用水二钟，生姜三片，煎至九分，食远服。

升麻顺气汤

升麻　柴胡各八分　黄芪一钱　半夏六钱　陈皮　归身各一钱　甘草五分　草豆蔻二分　人参八分　神曲　黄柏各五分

上水二钟，生姜三片，煎至九分服。

益胃汤

黄芪　陈皮　升麻各五分　柴胡　人参　白术　黄芩各三分　益智仁一钱　当归五分　甘草　半夏各二分　苍术一钱

上水一钟半，姜一片，煎至八分，食前热服，忌食生冷、硬物、酒、面。

升阳益胃汤

羌活　独活　防风秋旺用三味，各五钱　柴胡　白术　茯苓渴者不用　泽泻各三钱　黄芪二两　人参　半夏　甘草各一两　白芍五钱　黄连五钱　陈皮四钱

上分作八服，用水二钟半，生姜三片，煎至一钟温服，服药后如小便罢，病加剧，去茯苓泽泻。若喜食，初服药一两日，不可饱食，恐胃再伤，药力尚少，胃气不得转运升发也，须薄味之食、美食以助药力，慎不可淡食，以损力而助邪气降沉。但可小劳，不可大劳碌。

如意丸

枳壳炒　槟榔　橘红　三棱　半夏　干姜　黄连　蓬术各二两　巴豆二十一粒

上将巴豆同众药同好醋煮干，拣去二十一粒巴豆，余药焙

干为末，薄糊丸如绿豆大，每服十丸，加至十五丸，姜汤送下，食后服，孕妇不可服。

草豆蔻丸

神曲五钱　草豆蔻　白术　枳实各一两　陈皮　干生姜　青皮各五钱　黄芩冬月少用　半夏三钱　麦芽　盐少许

上为末，汤浸蒸饼为丸，如绿豆大，每服五十丸，白汤送下，量所多少加减服之。

二黄丸

黄芩二两　黄连一两　升麻二钱　枳实五钱　柴胡　甘草各二钱

上为末，水浸蒸饼丸如绿豆大，每服七十丸，白滚汤送下。

白术和胃丸

厚朴　半夏各一两　白术一两二钱　陈皮八钱　槟榔　枳实各二钱半　木香一钱　人参七钱　甘草三钱

上为末，水浸蒸饼丸如梧桐子大，每服三十丸，温白汤下。

沉香温胃丸

沉香　甘草　吴茱萸　人参　当归　良姜　木香　茯苓　白术　白芍各五钱　附子　巴戟　干姜　茴香各一两　官桂七钱　丁香三钱

上为末，用好醋打面糊为丸，如梧桐子大，每服七十丸，米饮空心送下，一日服二次，忌食生冷。

枳实导滞丸

茯苓　白术　黄芩　黄连各二钱　枳实　神曲各五钱　泽泻二钱　大黄一两

上为末，如以上法丸，每服七十丸，食后白滚汤送下。

槟榔丸治伤食心腹膨胀

槟榔　木香各二两半　陈皮一两　牵牛　枳实各五钱

上为末，醋糊丸，如梧桐子大，米汤送三十丸。

备急丸治心腹卒暴百病

大黄　巴豆　干姜各五钱

上为末，蜜炼同药杵千下，丸如小豆大，每用三丸，老幼虚人一二丸，白滚汤送下，以利为度。若中恶气心腹胀满，卒痛如锥刀刺痛，气急口噤，尸卒死者，以缓水化药三丸送下。若酒服之，或不下捧起头咽下，须臾未瘥，再与三丸服之，待腹中鸣转即吐下便愈。如口噤亦须折齿灌下。忌食芦笋、猪肉、冷水、油腻数日。

瓜蒂散

方见脾胃门，若两尺脉绝，无可用，此吐法，轻用恐损元气，令人胃气不服，若止，是胸中塞满闷乱不通，以指探吐，如不吐，以长鸡毛探吐，如食不去，方用此药吐之。

防风当归饮子

柴胡　人参　茯苓　甘草各一两　大黄　当归　防风　芍药各五钱　滑石三两

上作四服，每服水二钟，生姜三片，煎至九分，去滓通口，不拘时服，如痰嗽加半夏。

枳术丸见脾胃门

槟香散见积聚门

人参汤开末卷

六一散见痢疾门

关格门有二名

此门与呕吐小便二门，互相查考治病。

关格二症多致于危，最难治也。凡治诸病下手便论关格标本缓急，关者，热邪在下焦，其症手足冷，小便不通，无出之由，曰关；格者，寒邪在胸膈，其症外热液汗不通，汤水不入，呕吐，无入之理，曰格。关格即系标本缓急。书曰：急则治其标，缓则治其本。假如人患十分重病，先要问起胸膈宽与不宽，小便利与不利，如云不宽或不利，先治关格为急为标，后治重病为缓为本。又要以关格二症分为标本，以小便不通为急为标，先通利小便，后治胸膈不宽为缓为本。阴气盛阳气不相营，曰格；阳气盛阴气不相营，曰关。阴阳俱盛，曰关格。关格者，不得尽命而死，惟求速治为贵耳。

关病脉<small>气口脉来比人迎大四倍</small>

格病脉<small>人迎脉来比气口大四倍</small>

治法

关病即是小便不通，见小便门；格病即是胸满呕吐，见呕吐门。

呕吐门<small>附恶心，有二十八名</small>

此病与关格小便二门互相查考治病。

呕、吐、哕，皆属胃家所主，究其三者之源，皆脾胃虚弱而致，分其腑之气血多少为异耳。呕者，胃病，其经多气多血，故有声有物也；吐者，太阳病，多血少气，故有物无声也；哕者，少阳病，多气少血，故有声无物也。诸呕吐不出，乃是火与痰热，外或六淫之扰，内或七情之变，胃若受病，饮食不化，气血不和，则贼风虚邪犯其阳，饮食饥饱伤其阴，而成呕吐，其症危之至速。又谓之关格标本缓急，故列于前。

总脉

呕脉缓吉，浮洪为气，浮大为风，浮数为热，沉迟为寒，浮匿为积。

难治脉

朝食暮吐，脉来紧涩。

不治症一名

胃虚，呕不食，兼恐怖。

死症二名

女子呕吐甚者，死；诸大吐，渴饮水者，死。

治法

凡呕吐，多服生姜自然汁为主。

凡呕吐，虽有胃症，不可用泻药。

凡呕吐，用芦管入鼻孔内，吹皂荚末少许，令嚏出即止。

诸大吐渴饮水者死

急以童便，徐徐饮之。

胃寒呕吐

胃中停寒，其症喜热不食，胃口上下绵绵而痛，服理中汤加丁香。

胃热呕吐

胃受邪热，其症喜冷，心烦不食，服竹茹汤。

寒热呕吐

胃口有热，胃中有寒，呕吐不止，服炮附子丸。

胃虚呕吐

服藿香、丁香、人参、陈皮、生姜，水煎服。

胃风呕吐

欲吐不吐，饮食不得进，用防风、天麻、生姜汁，水煎服。

平日脾胃虚呕吐

用二陈汤加藿香、砂仁、人参。黑瘦、阴虚、火动、肺热四等人，去人参加白术。

久病呕吐，胃虚不纳谷

用人参、黄芪、白术、香附各二钱，水二钟，煎八分，临服加生姜自然汁，半盏温服。

干呕者

服豆蔻汤。

干呕而利者

服黄芩、半夏。

干呕欲死者

用半夏一两二钱半，汤泡七次，生姜一两，每服五钱，水一煎六通口服。

食已即吐

用大黄甘草汤。

朝食暮吐

早晨食，至晚呕吐，四肢冷不食，服大养胃汤。

宿食呕吐

中脘有宿食留饮，其症吞酸，心疼，口吐清水，嗳宿腐气，服枳术丸加半夏、陈皮。

痰饮呕吐

中脘伏痰，小便清白，右胁微疼，恶心头晕不快，或发寒热，服旋覆花汤。

食冷呕吐

食冷物，凝滞胃间，呕吐不止，服丁香丸。

呕吐闭利

大便闭或利，时觉腹痛，食不下，三乙承气汤。

伤暑呕吐

服香薷饮。

夏月呕吐不止

服五苓散加姜汁半酒盏，如脾胃虚加白术。

七情呕吐

喜怒忧思悲恐惊之气郁积在内，其症寒热眩晕，胸满不食而吐，服大藿香散。

欲呕不呕，欲哕不哕无奈者

服竹茹汤加陈皮、半夏、姜汁。

孕妇呕吐，名曰恶阻 方见女科

霍乱呕吐 方见霍乱门

脚气呕吐 方见脚气门

呕而心下痞者

用半夏泻心汤。

哕

胆病，有声无物吐出，名哕，服竹茹汤加陈皮。

恶心

欲吐不吐，心中兀兀如畏舟注船之状，名曰恶心，服白术汤加姜汁数匙，如胃中有痰，加半夏、陈皮、黄芩、黄连，并用姜汁拌炒。

三乙承气汤

大黄　枳实　厚朴　芒硝　甘草各二钱

上水二钟，煎至一钟服。

大养胃汤

厚朴　生姜各一两　肥枣两半　白术　山药　人参　川芎　陈皮　当归各五钱

上分作九服，每服用水二钟，煎至一钟，空心服。

竹茹汤

竹茹一两　葛根三两　半夏　甘草各一两

上分作五服，每服用水二钟，生姜三片，煎至一钟服。

旋覆花汤

旋覆花一钱　半夏　橘红　干姜各钱半　槟榔　人参　白术　甘草各一钱

上用水二钟，生姜三片，煎至一钟，不拘时服。

草豆蔻汤

草豆蔻　藿香　枳壳　陈皮　白术　山萸各五钱　桂心　丁香各一钱

上分作七服，每服用水二钟，枣二枚，粟米少许，煎八分食后服。

白术汤

白术三两半　半夏一两　干姜五钱　丁香二钱

上为末，姜汁丸如梧桐子大，每服三十丸，白滚汤送下。

炮附子丸

附子　青皮各一两

上为末，米饮丸如梧桐子大，大黄末为衣，每十丸加至廿丸，白滚汤送下。

丁香丸

丁香　木香　胡椒　藿香各三钱　甘草　干姜　肉桂各二钱

上为末，米糊丸如绿豆大，每二十丸，干嚼不用汤水。

理中汤见霍乱门

枳术丸见脾胃门

五苓散见泄泻门

二陈汤见痰饮门

香薷饮见暑门

大藿香散开末卷

半夏泻心汤开末卷

小便门 有三十一名，附八条

此门与关格、呕吐二门，互相查究治病。

小便不通　小便五淋　小便出血　小便出粪

小便不禁　小便遗尿　小便频数　小便尿多

小便不利　小便肿痛　小便不举　小便囊脱

阴户疳虫

小便不通，名曰闭，乃热也，淋者，滴也，古谓之癃，名称不同。小便涩痛，放出如粟之状，名曰淋病，小腹痛引脐中，缘热入膀胱，不能渗泄故也，古云心肾气郁，则小肠、膀胱、三焦不利，而成五淋之患，热在脬①中，煎熬日积，轻则凝如脂膏，重则结如砂石。有云冷淋者，误也。殊不知淋沥疼痛，忍之，身必憎寒战栗，有是乎冷，若遂作为冷，此不明耳。小便诸症皆可易治，惟小便不通死之甚速，又谓标本缓急与关格呕吐二门合为一体者也。

小便不通生死脉

与小便淋沥病脉相同。

---

① 脬：膀胱。

小便死症一名

男女忍尿不出，名曰胞转。

淋症生脉二道

大，实。

淋症死脉三道

虚，小，涩。

淋病死症一名

下焦气血干者，死。

小便不通治法开后

小便五淋治法开后

小便不通小腹急满，尿不得出，不痛者，是小便不通；痛者，非也，乃小便淋病也

小便不通兼口渴

是热在上焦气分，服清肺饮。

小便不通口不渴

是热在下焦血分，服滋肾丸。

男女胞转

因饮食时忍小便，或忙时忍小便，或房事忍小便，皆致胞转，脐下急满，小便不通，此症临危，面青黑多致危。用头发烧灰一合，醋调服加葵末。又方：用皂荚打碎，浓煎汤坐脚桶中，浸洗小便。

小便不通

用独囊蒜一枚，栀子二十一个，盐花少许，共捣贴脐中，良久即通，未通，涂在阴囊上，立通。

又方：用萝卜子一合，擂极细末，调烧皂荚末二钱，服之立通，外用食盐，安在脐中，切蒜瓣加在盐上，铜杓盛热汤郁

之。又方：用皂荚煎浓汤，浸洗小便，以通为度，汤冷易之。

小便久不通

用桃枝方。

妇人小便不通

妇人生产胯破，终日不得小便，但漏湿，服补胯饮。

阴囊肿胀，大小便不通

用白术、木通、陈皮各半两，为细末，每服二钱，姜汤送下，五更空心服。

小便孔通胀满欲死者

用葵子二升，水四升，煮一升顿服，入猪脂如鸡子大，一块更佳。

小便五淋 <small>小便滴沥涩痛出，如脂膏沙石者，是淋病，不痛者非也，乃小便不通</small>

热淋

小腹胀满，小便赤数涩痛，服四汁饮。

膏淋

小便肥如膏，服磁石丸。

血淋

遇热则发，甚则溺血，其候鼻头色黄，小便难，服当归汤。

石淋

茎中痛，尿不得卒出，用导水法，又方小便时沙石下。

劳淋

尿似膏出，遇劳碌则发，痛引气冲，服地髓汤。

气淋

小便涩，常余沥，服瞿麦汤。

五淋欲死

服地髓汤。

上盛下虚成淋

服清心莲子饮。

诸病后体虚成淋

服地肤子汤。

小便出血又名曰小肠泻

见诸血门。

小便出粪名曰交肠

因气不循常道，清浊混淆，粪在小便而出，服五苓散、调气散各一钱，阿胶五分，黄连、木香末各二分，前汤送下。

小便不禁是常常尿自出而不觉也

有虚热、虚寒之分，虚寒用秘元丹，虚热用六味地黄丸加杜仲、石脂、五味，减泽泻。

小便遗尿睡中尿出不自知，小儿多有此症

用鸡肠散加桂心。

小便频数是不时撒尿，又不多也，故老人多频数，乃膀胱血少，火偏旺也

用牡蛎、山茱萸、五味子之类。

小便频数

小便常欲撒尿，如稠米泔色，服桑螵蛸散。

小便频数

小便常撒尿如有疝气，痛连小腹，呼叫不已，肾经积冷所致，服益智仁汤见泄泻门。

小便尿多是下元虚

服八味丸，即五苓散减泽泻一半，加阿胶一两，破故纸、

肉苁蓉各五钱，炼蜜为丸，如梧桐子大，每服二钱，空心米汤下。

小便尿多

有喜盛致小便多，日夜无度，服分清饮或七气汤。

小便不利撒尿不尽，不爽快也

小便不利

津液偏渗肠胃，大便泻，小便涩，服五苓散加木通。

小便不利

热搏下焦，随湿不行，治宜渗利。

小便不利

脾胃气滞，不能通调水道，下输膀胱，治宜顺气。

小便不利

渴多饮水，服清肺饮。

小便不利

茎中疼，小腹急痛，服蒲黄、滑石等分为末，酒服三次。

小便痛肝经气滞兼热

用甘草梢缓其气，若病淋作痛，似难一概论，必须清肺气而清浊自分，如气虚用四君子汤，血虚四物汤，各加黄柏、知母、滑石、石韦、琥珀。

小便肿痛

用苦参、大黄、荆芥、皂荚煎汤熏洗。

小便不举由命门火衰清气虚冷，亦有火郁而致者

服加味地黄丸。

小便囊脱阴囊肿烂

用紫苏末、香油调敷。

阴丸冷多汗

两丸冷，阴汗如水，小便后有余滴尻臀并小便冷，恶寒喜热，膝下亦冷，服固真汤。

阴户疳虫

女人阴户生疳有虫，用麝香、杏仁研末，以小袋贮药，纳入阴户中。

阴囊痒

用甘草煎汤，冷浸洗后，以海螵蛸末敷。

小儿小便难，热肿缠如螺肉状

用伏龙肝即灶底泥，韭菜汁调敷。

小便不通治法

如因肺燥不能生肾水，小便不通者，用车前子、茯苓。

如不因肺燥、膀胱有热，小便不通者，用黄柏、知母。

如因脾湿不运而精气不升，故肺不能生肾水，小便不通者，宜健脾燥胃，用苍术、白术。

如气虚则渗泄之令不行，小便不通者，用人参、白术、升麻、木通、山栀先服，后吐，就参芪药中探吐，黑瘦人去参。

如血气则气不升，小便不通者，用四物汤先服，后吐就四物汤中探吐。

如痰多则气闭不运，小便不通者，用二陈汤先服，后吐就二陈汤加木通、香附探吐。

如实热则热结下焦，小便不通者，用八正散，大便动，小便自通。

如气不利则气滞而不行，小便不通者，用木香、青皮。

如热郁小便不通者，用赤茯苓、黄芩、泽泻、车前子、瞿麦、滑石、木通。

如气血两虚兼热，小便不通者，用八物汤加黄柏、知母。

小便淋病治法

如肾虚成淋，当补肾精利小便，不可独用利药。

如死血成淋，用四物汤加桃仁、丹皮。

如老人气虚成淋，用人参、白术、木通、山栀、牛膝。黑瘦、阴虚火动、肺热等人去人参，倍加白术。

如痰热滞中焦成淋，用二陈汤加木香服之，以鸡羽毛喉中探吐。

如诸淋疼痛或有脓血，用琥珀、没药、海金沙、蒲黄各等分为末，甘草煎汤送下三钱，不愈再服葵花根，水煎服。

瞿麦汤

瞿麦穗三分　黄芩六钱　木通一钱　竹叶一把　茅根　冬瓜子各五钱　滑石二两　葵子二合

上除滑石外，分作三服，每服用水二钟，煎至一钟，入滑石末六钱，搅匀食前温服。

当归汤

当归　淡竹叶　灯心　竹园荽　红枣　麦门冬　乌梅　木龙又名野蒲　甘草各五钱

上用水十钟，煎至七钟，患此疾，多渴，随意饮之。

地髓汤

上用牛膝浓煎，饮之极效。

地肤子汤

地肤子　猪苓各一钱半　海藻　甘草梢　瞿麦　通草　黄芩知母　枳实　升麻　葵子各八分

上用水二钟半，生姜三片，煎至一钟，不拘时服。

四汁饮

葡萄_{自然汁}　生藕_{自然汁}　白蜜　生地黄_{自然汁，各五合}

上和匀，每服一盏，瓦器内慢火熬沸，不拘时服。

补脬饮

黄丝绢_{生者，一尺剪碎}　牡丹皮_{白者}　白及各一钱

上用水二钟，煮绢烂如饧①，空心顿服，半日不可开言，如说一声话就不效。

清心莲子饮

石莲肉　白茯苓　人参　黄芪_{各二钱半}　甘草　车前子　地骨皮　门冬_{各一钱}　黄芩_{二钱半}

上分作二服，每服用水二钟，煎至九分，食前服，如发热加柴胡一钱。

清肺饮

茯苓　猪苓　泽泻_{各二钱}　车前子　琥珀　木通　瞿麦　萹蓄_{各一钱}　通草　灯心_{各五分}

上用水二钟，煎至一钟，食远热服。

磁石丸

磁石_{火煅醋淬，二十一次}　泽泻　肉苁蓉　滑石_{各一两}

上为末，炼蜜为丸，如梧桐子大，每服三十丸，不拘时温酒送下。

鸡肠散

鸡肠_{烧存性}　牡蛎　白茯苓　桑螵蛸_{各三钱}　辣桂　龙骨_{各钱半}

上分作二服，每服用水二钟，生姜三片，枣一枚，煎至九

---

① 饧：糖稀。

分，食前服。

桃枝方

桃枝　柳枝　木通　旱莲子　汉椒　白矾枯，各一两　葱白一握　灯心一束

上用水三斗，煎至斗半，用瓦瓶一个，热盛一半药汁，熏外肾周回，无风处熏药，冷换热，通则止熏。

涂脐方

大蒜一枝　栀子仁廿一个　盐花少许

上捣摊纸上，贴脐良久即通，未通涂阴囊上立通。

又方：用皂荚半斤，打碎煎汤一斗，盛脚桶内熏浸通。

导水法 治石淋

用蝼蛄七个，以盐一两，同于新瓦上铺盖焙干，研为末，每服一钱，温酒调下。

涂脐法

大田螺十五个，水养待田螺口中吐出泥，澄去上面清水，以底下浓泥入腻粉五分，调涂脐上，尿立通。

八正散

甘草　大黄　瞿麦　木通　滑石　扁竹　车前子　山栀各等分

加灯心，水煎服。

分清饮

益智　萆薢　石菖蒲　乌药各等分

上水二钟，煎至一钟服。

调气散

白豆蔻　丁香　檀香　木香各一两　藿香　甘草各四两　宿砂二两

上为末，每服二钱，白滚汤送下。

滋肾丸

黄柏　知母各一两　肉桂五分

上为末，水丸如梧桐子大，每服一百丸，白汤下。

固真汤

升麻　羌活　柴胡各一钱　甘草炙　泽泻　龙胆草　黄柏

知母各钱半

作二服，水煎温服。

四物汤见诸血门

四君子汤见脾胃门

二陈汤见痰饮门

八物汤即四物汤四君子汤

桑螵蛸散开末卷

五苓散见泄泻门

七气汤开末卷

加味地黄丸见疰夏门

六味地黄丸

山茱萸　山药各四钱　牡丹皮　泽泻　茯苓白，各三钱　熟

地黄八钱

上为末，炼蜜丸，如梧桐子大，每服五十丸，白汤送下。

秘元丹

砂仁　灵砂各一两　龙骨三两　诃子一个

上为末，糯米粥丸如麻子大，酒下二丸或三丸。

大便门附脱肛，有一十五名

水谷入胃，腐化轻清津液之气，上输于脾，重浊糟粕之物

下归于大肠，故大肠名为传送之官，或因体虚，或因摄养乖戾，三焦气涩不通，运棹不行，糟粕壅滞肠间，遂成闭结之患。又曰肾主五液，津液润则大便如常，须视虚实，分别燥涩与闭结，如一概用通利之剂，反致病之不瘳也。

总脉

脾脉沉数，连尺部，为热结。

两尺部虚沉细迟，为阴结。

右尺部脉浮为风结，多面黄可候。

治法

凡大便闭结，西北二方人，以开结为主，东南二方人以润燥为主。

凡大便闭结，久病之人，腹中有实热者，用润肠丸，慎勿峻利。

凡太阴不得大便，如食腹满响是也，用木香槟榔丸。

凡胃中停滞寒冷之物，大便不通，心腹作痛，用备急丸。

凡实热大便闭者，用大承气汤。

凡大便不通，服承气汤，不利用四物汤，加枳壳、槟榔、桃仁、红花即开。

凡大便燥者，润涩者滑之，热者凉之。

凡大便闭者通之，结者开之，实者下之。

凡大便不通，依各病条下药，不愈随用通幽汤，小提盆敷药二法。

凡大便闭不能食，小便清，用厚朴汤主之。

七情气闭

喜怒忧思悲恐惊之气郁不行者，服三和散。

风闭

外因肺受风邪，传入大肠，名曰风结，服疏风散，又大风病或中风病大肠结而不通者，服麻仁丸。

气闭

一切气滞、后重、迫疼、烦闷、胀满、燥结，服六磨汤。

血闭

一切失血，大肠枯结者，服四物汤加麻仁。

燥闭

火多之人，津液少，大肠结者，服生地升麻汤。

寒闭 又曰阴结

年高肠冷，或痃癖冷，气结滞不通，服皂角丸。

热闭 又曰阳结

积热，或伤热，或肺热移大肠结者，服承气汤。

产后闭

产后失血，大便闭者，不可服峻利之剂，恐伤气血，反重，服地黄丸加麻仁。

大实大满，心胸高起，气塞不通

服承气汤。

身热烦躁，大便不通

服大黄饮子。

饮食停滞，腹胀痛闷，呕恶吞酸，大便闭结

服脾积丸。

大便闭结极甚，昏不知人

用大田螺二个，盐少许，连壳捣，置脐一寸三分，布紧缚之，即通，未通再用乌桕木根三寸，磨井水服，多研烂，敷脐亦可。

年老虚弱人闭结

服地黄丸加麻仁。

大便出尿

用小便出粪，方见小便门。

脱肛

蕴热肛门，闭结，肺经虚寒，肛门脱出，亦有妇人产育用力，老幼久痢，气热、气虚、血虚，皆致此疾，必须温肺补肠胃，久则自然收矣。内服吊肠丸，外用五倍子为末，每用三钱煎汤浸洗，临卧用瓜藤煎汤浸洗，送上即收。又方：用木贼草烧灰为末，掺入肛门，按进即愈。

治法

气虚四君子汤，血虚四物汤，虚热加条芩，虚寒加干姜炒黑，产妇久痢同上。

吊肠丸

白术　甘草　黄连　白芍药　桔梗　玄参　条芩各等分

上为末，醋丸如梧桐子大，每服五十丸，空心白滚汤送下。

大黄饮子

大黄二钱　杏仁　枳壳　栀子仁各一钱半　川升麻一钱　生地黄钱半　人参　黄芩各七分　甘草五分

上用水二钟，生姜五片，豆豉二十一粒，乌梅一枚，煎至一钟，不拘时服。

润肠丸

杏仁　麻仁　陈皮各一两　防风　阿胶各五钱

上为末，炼蜜和丸，如梧桐子大，每服五七十丸，食前紫苏汤送下，壮者荆芥汤送下。

脾积丸

蓬术三两　三棱二两　青皮一两　南木香半两　良姜五钱　皂角三大握

上为末，用巴豆半两，研如泥，渐入药末，研匀面糊丸，如麻子大，每服五丸，加至十丸，用橘皮煎汤送下，食远服。

疏风散

枳壳五钱　防风　羌活　独活　槟榔　白芷　威灵仙　蒺藜　麻仁　杏仁　甘草各一两

上为末，每服二钱半，生姜五片，蜜一匙，水一钟煎服。

脾约麻仁丸

麻仁另研，五两　大黄一斤　厚朴　枳实　芍药各八两　杏仁五两半

上为末，炼蜜和丸，如桐子大，每服二十丸，临睡用白汤送下，大便利即止。

通幽汤

甘草　红花各二分　当归身　桃仁泥　升麻　生地各一钱　熟地二钱

上用水二钟，煎至一钟，磨槟榔五分，食前热服。

六磨汤

沉香　木香　槟榔　乌药　枳壳　大黄各等分

上各件，热汤磨服。

皂角丸

皂角去子　枳壳各等分

上为细末，炼蜜和丸，如梧桐子大，每服七十丸，不拘时米饮下。

穿结药

蟾酥　轻粉　麝香各等分　巴豆少许，另研

上研极细，用孩儿乳汁和丸，如黍米大，每服二三丸，不拘时姜汤下。

小提盆散

墨一钱　沧盐三钱

上研匀，每用一钱，竹筒刺入肛门立透。

敷药

用丹生大螺一二枚，以盐一匕，连壳生捣碎，置病者脐下一寸三分，用宽帛紧缚之，即大便。如未效，乌桕木根三寸，研，井水服亦效。就多研烂敷脐下亦可。

掩脐法

上用连根葱一二根，带土生姜一块，淡豆豉二十一粒，盐一匙，同捣碎，作饼子，焙热，掩脐中，以绢帛扎定，良久气透自通。

木香槟榔丸见积聚门

备急丸见脾胃门

生地升麻汤开末卷

四物汤见诸血门

厚朴汤见疟疾门

三和散见气门

地黄丸即六味地黄丸，见小便门

卷之三

痨瘵有七十名，不治证二十名

痨瘵之证非一端，嗜恣不节，起居无时，七情六欲之火时动于中，饮食劳倦之过屡伤乎身体，渐而至于真水枯竭，阴火上炎，发为蒸蒸热；或寒热进退，似疟非疟，名曰蒸病是也。虽名状多端，大抵不过寒热来往，咳嗽、吐痰、咯血、自汗、盗汗，荏苒不愈。

痨瘵

为尪羸成痨瘵之候，此阴虚之极，痰与血相共病，所谓有虫蛔者，有传尸者，身体羸瘦者，属淫火肉脱恚虚者，属气衰共难，故古有云传变二十四种或三十六种及九十九种等皆是也，今夫七十名，不治证二十名以证之。

总脉

凡此病，先诊胃气，和缓脉为第一义，古人云神气是也。

生脉八道

寸口脉浮而迟，浮则为虚，迟则为劳，虚则卫气不足，浮则荣气衰①，脉直上冲者，逆虚。

恶脉二道

脉微濡相传为痨极，微弱相传为七伤。

皆是不治之恶脉也。

---

① 浮则荣气衰：原作"浮则荣气衰脉"，据文意改。

治法

凡痨瘵发热，有气虚血虚之分，昼甚而自汗倦怠，当补中祐气，血虚则盛于下午，脉数疾、口燥渴当养血滋阴，今人但见发热，即用柴胡，不知柴胡走泄之药，惟肝胆有实火者，宜之哉。

肾阴虚，骨痿不能行，宜加味虎潜丸，气虚则生脉散，不言白术，血虚则三才丸，不言四物汤。

凡虚弱人，须以人补，人河车、人乳、红铅俱妙。

凡缓心和气人可用粗暴药者，恐及助火，可慎矣。

凡虚而热在外者，八物汤加软柴胡、地骨皮。

凡虚而有痰者，八物汤加陈皮、贝母或姜制半夏、花粉类。

凡虚而脾不运者，八物汤去地黄，加陈皮、山楂、神曲、香砂之类，此治虚劳，示其端倪耳，临病增损，原无一定法。

忌食

湿面、鸡肉、生冷、鱼鲜、油腻、狗脊、笋、莙荙、茄子。

不治证二十名

肉脱骨立痨

抓惑耳哑痨

吐虫气少痨

尸瘵脉绝痨

赢惫无智痨

虚劳吐血痨

滑泄不禁痨

精竭血枯痨

飞尸遁尸痨

肺痈失音痨

久嗽肺痿痨

喷血虚微痨

五脏崩损痨

咯血煤黑痨

羸瘦绝谷痨

脉脱绝汗痨

喘促脱脉痨

控干暴热痨

声嗄①干枯痨

上吐下泻痨

灸焫②法 七条

崔氏四花六穴灸法 见末卷

专治男妇五劳七伤，气血虚弱，骨蒸潮热，形容憔悴，咳嗽痰喘，五心烦热，四肢困倦，如诸风体弱，诸气尪羸，久病痼疾，形体虚弱者，并宜灸之。

肾俞二穴 在第十四椎下两旁各一寸半，上一膈对是，治虚劳耳聋、肾虚水肿、腰痛、小便浊，好独卧，身冷如水，遗精溺血，五劳七伤，脚膝痿疼，针三分，灸三壮

大椎一穴，在第一椎　　　　膈俞二穴，在第七椎

胆俞二穴，在第十一椎　　　三焦俞二穴，在第十三椎

胃俞二穴，在第十椎　　　　旋俞二穴，在第二十椎

方治法

□殡痨

---

① 嗄：声音嘶哑。

② 灸焫：指灸法。《黄帝内经素问·异法方宜论》："脏寒生满病，其治宜灸焫。"王冰注："火艾烧灼，谓之灸焫。"

令人半卧半起，甚则寒热往来，积聚为痛，服河间柴胡饮子。

花风病

寒热进退而不乐，或咳嗽时发，沉沉不语，恰类痴或腹中疼，服柴胡抑肝散。

火热痨

热蒸久不愈，遂变骨蒸瘦弱，秦艽鳖甲散或十味人参散。

风痨

感外邪连日不愈，发蒸热生，咳嗽，声音不清，参苏饮或加减泻白散。

疟碎痨

疟疾连岁不愈，及骨蒸盗汗，壮热或憎寒，服鳖甲饮或人参养胃汤。

痰碎痨

咳而喘鸣，一身麻痹或虚浮，时吐痰沫，服导痰汤或青州白丸子。

寒热痨

午后潮热，不食，时咳嗽，夜卧不安，服地骨皮枳壳散。

忧思痨

思虑伤气，善惊好怒，时蒸热而咳嗽，服良方润神散。

酒癖痨

酒客者，胁下生酒鳖痕，往来寒热，蒸蒸不止，服葛花解醒汤或枳椇子煎汁。

阴虚火蒸

房劳伤精液则虚火舜焰，而咳痰稠黏，失精，服拯阴理劳汤。

肺痿

劳证久嗽不止，渐变肺痈肺痿，服济生方、桔梗汤或葶苈散。

饮食痨

内伤脾胃，元气惫脱，渐为咳嗽，生蒸热者，服升阳顺气汤兼保和丸。

滞气痨

一气不流行则颊下为肿块，往来蒸热，服分气紫苏饮。

血痹痨

令人肤腠甲错类，皮骨立，脱肉而蒸热，服金匮大黄蟅虫丸。

毛发痨

血枯血干，骨蒸不治则毛发秃落而不生，古云鬼舐头，服人参养荣汤或发生地黄丸。

虫蛔痨

唇赤色，筋脉挛痹而青筋贯串于小腹，好食土块，服理中安蛔汤或三因神授散。

梅毒痨

传染于梅毒，不愈，筋骨疼痛，破烂有日，遂为痨。服仙异令奇良汤。

暑痨

感伤于顽暑不治，则生郁蒸，咳嗽不止，自汗，服参术调中汤。

变蒸癖

儿孩时暴热，俗云变蒸，若不发于此蒸，则至成童为痨，服紫圆或鳖甲散。

燥痨

为秋燥所感，延至蒸者，咳嗽虚羸，遂败脱，服清燥汤。

邪祟痨

登神庙古冢发狂热谵言，妄语不止，往来寒热，累日不愈，服五蒸汤。

肺痨

洒洒恶寒，甚则蒸郁而咳嗽，吐辛酸汁，目中如有所见，服清肺汤。

心痨

令人烦心，欲饮水不渴，或狂走发惊而咳嗽，小便频频失，服火剂汤。

脾痨

沉沉而不乐，呕吐不止，日晡所蒸热，腹中鸣动，时痛时止，肥气汤。

肝痨

令人怒或腰胁痛，不能于伏仰，小便涩少，如癃，时蒸热而咳，服秦艽鳖甲散。

肾痨

筋骨疼，遗精，独闭于窗户，好静，或咳而吐血，服鳖甲地黄汤。

胃痨

舌下苦，不得咽唾或早晨发咳不止，十指不用，乐令建中汤。

小肠痨

忽忽惊忘，大便苦难，卒发烦躁，小便频，咳而吐苦酸汁，猪苓汤。

胆痨

面目惨青，口苦，精神不守，目视不了明，时时惊恐而咳，服鳖甲散。

大肠痨

短气而四肢虚肿，鼻不闻香臭，时滑泄无度，服参苓白术散。

膀胱痨

小腹微痛，胞胀瘕或小便涩痛余沥，腰中冷，如坐水中，服紫菀汤。

三焦痨

咳胀满不欲饮食，气逆面肿，不小便，大便滑泄，服黄芪汤。

浮肿痨

经络既虚，受于风湿，皮肤闭塞，荣卫不利，服补中治湿汤。

秘结痨

肠胃有风热故也，肠里肥满则秘结不开时，烦热，服润燥汤。

淋闭痨

发达甲胆之气，废则下流而不升，故发淋闭而不通，令阳气上升则瘥，服升阳益胃汤。

小便不利痨

膀胱津液之府，而主水，膀胱虚则胞中冷，故小便难，服金匮肾气汤。

白浊痨

劳伤于肾，则肾气虚冷，故小便数而白赤浊，或时茎中痛，服萆薢分消饮。

下血痨

劳惫及于脏腑内，崩流传于下肠，则下流与鲜血，服槐花散。

呕逆痨

劳伤不安，则脾胃失职，胃为水谷之海，今既伤败，不胜水谷，故呕逆，服安胃汤。

烦闷痨

由阴阳俱虚阴衰阳胜，阳胜暴则乘于心部，故烦闷不安，服清心抑胆汤。

舌肿痨

心候舌也，血虚为郁热所乘，又脾之大络，出于舌下，心脾有热，故令舌肿，服升麻柴胡汤。

唾血痨

崩损涌喷，遂为唾血，时烦热，进退不止，或咳唾带红丝血，服花蕊石散。

凝唾痨

虚劳久则津液凝结于咽喉，是肾气不足故也，液为唾，上焦热蒸故也，服贝母散。

梦泄痨

肾虚为邪所乘，邪客于阴，梦交接虚惫不制精液，故泄精，服樗树①根丸。

尿精痨

肾气衰惫故也，肾藏精，气从于阴，故因小便而精漏，服金锁匙丹。

---

① 樗树：椿树，苦木科，臭椿属。

尿血痨

劳衰而蕴于蒸，热血渗于胞，更湿蒸则为尿血，且涩痛不可忍，服琥珀散。

失精痨

肾脏败，胱不能藏于精，故精自然漏失，尤七损之一也，服秘精丸。

目暗痨

肝血虚则目暗或雀目寒热，发作蒸蒸，盗汗或善怒，时不明，服平肝散。

不眠痨

脏腑尚虚，荣卫不和，阴气虚，卫气不行于阳，不入于阴，故不眠，服三因温胆汤。

惊悸痨

心者，藏神而主血脉，劳伤血脉则令心气悸动，谓之惊悸痨，服天王补心丹。

髓筋痨

劳伤血脉，则肤腠空疏而血筋横解，髓脉败乏，不能于步履，服还少丹。

皮剥痨

皮肤粟起而不闭于汗孔，自汗濡衣，夜间盗汗，腠理麻溃，澡洗汤。

痹厥痨

一身顽痒麻痹，而不知于痛痒，渐至劳羸，气息虚微，蠲痹汤。

疝结痨

郁疝者，少阳甲胆病也，不治则劳郁而生，血筋之病，乌苓通气汤。

偏枯痨

劳损人体虚，易感于风邪，邪气乘虚客半身，故手足不遂，云偏枯痨，服人参补气汤。

濡湿痨

感冒于水湿连日不治，则蒸郁而不散，或脾泄滑肠，遂变生劳羸，服升阳益胃汤。

滞下痨

痢疾二三岁，延及数岁不愈，遂成劳疾，往来蒸热，咳嗽，云痢痨，伏龙肝丸。

羸虚痨

血液干涸不润泽，四肢柴瘦，骨立如鬼，能食而不能于坐卧，獭肝丸、还少丹。

疲神痨

谋虑不决，而曲蕴神气，善忘，舌本强而不能言语，嗌咽闭，服天王补心丹。

癥瘕痨

积聚盘结而不迁，或心下痞塞，龙股搏结而阴痛，遂发寒热，服枳壳散。

鼻衄痨

肺劳连日不治，发衄不止，往来蒸热，咳唾稠黏红痰，声复，服麦门冬散。

阴冷痨

肾脏虚脱，则阴茎濡弱，而骨节痿弱，步履艰难，精冷故也。

阴痿痨

肾开于窍阴，肾败衰则不能于荣养，故阴器痿缓而不用，妇人阴痛，肾气丸科。

阴疮痨

肾经虚而多会于阴邪，或下疽破烂不收，故常疡疾，云阴疮痨，服何首乌汤。

疮疡痨

疮痍多日不愈，血气愈虚，四肢瘦弱，夜则咳嗽，盗汗不食，云痍痨，人参养荣汤。

小儿耳痨

幼儿耳疾，连日不愈，渐四肢瘦细，腹大头细，遂成劳嗽，有五种五脏之日，治法钱氏为宜。

婴孩丁奚痨

由哺食过度，脾胃衰弱，血气减少，不荣肌肉，而柴辟羸露，獭肝丸。

产妇褥痨

产后虚羸，喘促如虎，四肢柴瘦，水谷之精减损，无以荣其血气，服当归羊肉汤。

崩血痨

产后败血凝滞，令人浮肿或蓄血妄行为崩漏，不可作水治，行其气血，服猪腰饮。

传疰痨

劳蛔伏匿于肠，顿觉憔悴，梦寝颠倒，尸魂扬扬传旁人，早不治，服青桑枝汤。

河间柴胡饮子 治一切积热、肌骨热、往来寒热及伤寒

柴胡、人参、黄芩、甘草、当归、芍药、大黄各等分

上咬咀，每服七钱，水三盏，煎一盏。

柴胡抑肝散 治寡居独阴无阳，意心萌而多不遂，发热

苍术　香附　山栀　地骨各三两　赤芍　丹皮各钱半　柴胡
二钱半　青皮二钱　川芎七分　神曲　生地　连翘各二分

水煎，空心温服。

八味人参散

人参　白术　茯苓　半夏　甘草　当归　赤芍　葛根　柴
胡各一两　黄芩半两

水煎服。

参苏饮 见末卷

加减泻白散 见末卷

人参养胃汤、导痰汤 见痰饮门

青州白丸子 见中风门

地骨皮枳壳散 治骨蒸壮热肌肉消瘦

地骨皮　枳壳麸炒　秦艽　柴胡　知母　当归　鳖甲醋炙，
各等分

每服七钱，水二盏，用桃、柳枝头各七盏，姜二片，乌梅
一个，煎八分临卧服。

良方润神散 治痨瘵，憎寒壮热口干

人参　黄芪　桂枝　麦门　淡竹叶　炙甘草各等分

入麦同煎，温服。

葛花解醒汤 治饮酒太过呕吐酒痰

白蔻　砂仁　葛花各七钱　木香五分　青皮三分　白茯　陈
皮　猪苓　人参各钱半　白术　神曲　泽泻　干姜各二钱

水煎或为末服。

丹溪曰治酒病用痰火消热药过多，不效者，须从治之，用
药中加枳椇子、黄连，多加姜汁。

拯阴理劳汤治阴虚火动，皮寒骨热

生地姜汁炒，二钱　当归　麦冬　牡丹　陈皮各一钱　白芍
人参六分　薏苡　莲肉各二钱　五味二分　甘草四分　枣一枚

水煎，徐徐服。

桔梗汤治肺虚咳嗽脓血咽干

桔梗　贝母　薏苡各七分　百合蒸，五分　当归　枳壳　瓜
蒌仁　桑白皮各七分　黄芪一钱　甘草节　杏仁炒，去皮　防己
各七分

水二盏，姜五片，煎服。

葶苈散治肺虚气急

甜葶苈炒，一两　百合　白附子　北五味子　甘草节　人参
款冬　百药煎　紫菀各半两　朱砂另研，二钱半

上为细末，每三钱灯心汤下。

升阳顺气汤见末卷

保和丸见末卷

分气紫苏饮见末卷

大黄䗪虫丸见末卷

人参养荣汤见末卷

发生地黄丸见末卷

理中安蛔汤见虫门

三因神授汤治传尸痨气

川椒二斤去子，并合口者炒出汗

上为细末，米汤下一钱，必麻痹晕闷，少顷，如不能禁，
以酒糊丸，梧桐子大，空心服五十丸。

仙异令汤治癞毒筋骨疼痛

土茯苓　防风　木瓜　木通　薏苡　白鲜皮　金银各七分

皂子四分

水煎服。

参术调中汤见咳门

千金方紫圆见末卷

鳖甲散治虚劳

鳖甲醋炙　当归　赤芍药　柴胡　桔梗　甘草炙　人参各一两　麝香五分　杏仁去皮　胡黄连二钱　官桂去粗皮，半两①　地骨一钱　木香　黄连一钱　真酥三两　白砂蜜各三两

上为细末，用青蒿一斤，童便五升，加酥戌膏梗和为丸，梧子大，每十五丸，温酒下。

清燥汤见末卷

清肺汤见末卷

五蒸汤治骨蒸劳热

甘草炙，七钱半　茯苓二钱二分　人参一钱半　竹叶钱半生地黄　葛根各二钱二分　知母　黄芩各二钱半　石膏三钱七分

上㕮咀每八钱，水二钟，粳米钱半，温服。

火剂汤见末卷

胞气汤、秦艽鳖甲汤、鳖甲地黄汤同上

乐令建中汤治脏腑虚损

前胡　细辛　当归　白芍　人参　橘红　桂心　麦冬　黄芪蜜炙　茯苓　甘草炙，各八分　半夏五分

上作一服，水二盏，姜枣水煎。

猪苓汤见末卷

鳖甲饮、参苓白术汤见脾胃门

---

① 半两：原文缺，据《普济方·卷二》（文渊阁本、《四库全书》本）补。

紫菀汤、黄芪汤、补中治湿汤、润燥汤、升阳益胃汤、金匮肾气汤、萆薢分消饮同上

槐花散治肠风下血脏毒

槐花炒　侧柏叶杵　荆芥穗　枳壳麸炒，各等分

为末每服二钱，空心米饮调下。

安胃汤治脾胃虚弱呕吐

人参二钱　藿香　丁香各一钱　陈皮八分

上为细末，每服二钱，姜汤调服。

清心抑胆汤

升麻柴胡汤

花蕊石散治五脏崩损渗血

花蕊石火煅存性为粒

上用童便一钟，煎温调末三钱，甚者五钱，食后服。

贝母散治久嗽虚寒不已

贝母姜汁制　五味子　桑白皮　黄芩　陈皮各二钱　半夏　甘草炙　桂心　柴胡　木香各钱半　杏仁去皮，十四粒　干姜炮，二分半

上㕮咀，姜三片，水煎。

樗树根丸治梦遗精滑

樗树根皮一两半　良姜三钱　黄柏　芍药烧存性，各二钱

上为末，神曲糊丸梧子大，每三十丸。

金锁匙丹治男妇精泄

茯苓　茯神各二钱　远志　龙骨煅，三钱　左股牡蛎煅，四钱

上为末，酒糊丸桐子大，每四十丸。

琥珀丸治五淋小便

琥珀　海金沙　没药　蒲黄各十分

上为末，每服三钱，食远通草汤服，为丸可。

秘精丸治元气不固遗精

大附子　龙骨煅　肉苁蓉酒浸一宿　牛膝酒浸　巴戟各一两

为末，炼蜜丸梧子大，每三十丸。

王肝散见末卷

三因温胆汤　天王补心丹　还少丹见末卷

燥洗汤治一切风疾瘙痒

干荷叶　藁本　甘松　白芷　威灵仙　苍耳草　忍冬藤

每用三两，煎水一桶，去滓，浴数次自愈。

蠲痹汤治手足冷痹腰痛沉重

当归　赤芍　黄芪　姜黄　羌活各二钱　甘草五分

上水盏半，姜五片，红枣一枚。

乌苓通气汤　人参养荣汤　伏龙肝丸　獭肝丸

枳壳散治五种积气、三焦痞塞

枳壳　益智　陈皮　三棱　莪术　槟榔　肉桂　肉豆蔻

厚朴　青皮　木香　干姜各五分

作一服，姜枣水煎。

麦门冬散治鼻衄

麦门　生地　白芍　蒲黄各一钱

上水二盏，姜五片，煎八分，食后温服。

何首乌汤　当归羊肉汤

猪腰饮治产妇蓐劳

猪腰　白芍　当归

水煎。

青桑枝散治蛔取虫

青桑枝　柳枝　桃枝　梅枝各四寸，各七茎　青蒿　石榴皮
赤箭　鬼臼各半两

上用童便一升半，葱白七茎，煎至一半，另入安息香、阿
魏各一分，煎一盏，调辰砂一分，麝香一分服。

虚损有二十二名，不治证十名

虚损之证多由色欲过度，喜怒不节，起居不时，饮食恣欲，
有所劳伤，皆损①其元气，气衰则火旺，火炎则乘其土，而胃
气散解不能滋养百脉，灌注脏腑，卫护周骸，故虚损之证生焉，
病则百脉横解，腰脚疼软，胸满气短，心烦不安，耳鸣目眩咳
嗽，寒热夜作，盗汗遗精白浊，飧泄食少无味，不为肌肤或睡
中惊悸，午后潮热，倦怠无力，此皆虚损之候也。

生脉二道

缓而有力，缓而有神。

虚脉三道

细而虚，微而濡，弱而微。

不治证十名

百脉至空虚死，血脱兼脉实死，

绝谷而脉盛死，卒然发大热死，

皮肉共脱者死，瘦衰骨立者死，

腰尻生眠疮死，大孔如竹筒死，

坚卧发虚喘死，口鼻气清冷死。

---

① 损：原文脱，据《古今医统大全》（明隆庆刻本）及文意补。

治法二十二名

肺虚损 短气而面虚肿，鼻干不闻于香臭，服十全大补汤。

肝虚损 面目干黑，口苦，精神不守，眼目不明，服三才丸。

心虚损 忽忽喜恐①，大便苦难，或时鸣溏，口疮，服天王补心丹。

脾虚损 舌木，苦不得于咽唾，四肢浮肿，服黄芪建中汤。

肾虚损 背难以俯仰，小便不利，色赤黄而余沥，服补肾丸。

气虚极 令人内虚，五脏不足，正气少，不欲言语，服补中益气汤。

血虚极 其人无颜色，眉发坠落，忽忽善忘，服八物汤。

筋极虚 数转筋，十指爪甲皆痛，不能于久立，服虎潜丸。

骨虚衰 令人酸瘦，无润泽，饮食不成于肌肤，服还少丹。

肌虚极 羸瘦，无润泽，饮食不为于肌肤，服补肺汤。

精虚损 令人少气，噏噏然内虚，毛发秃落，服肾气丸。

三焦损伤 虚损及上中下失养，上吐下泻，百疾生，服人参养荣汤。

病后虚惫 大病之后，脏腑尚虚，荣卫不和，生废病，服升阳补气汤。

脱汗极 脏腑损败绝汗不止，百脉大虚，当归六黄汤。

咳嗽损 五脏之虚咳不止，则皮肤冻漏而自汗，服蛤蚧散。

过食损 过食于生冷或饱食无置，脾胃再败，服调中益气汤。

---

① 忽忽喜恐：《诸病源候论》《活人事证方后集》均为"忽忽喜忘"。

思虑损　谋虑不决而劳伤心肺，则百损时来，服归脾汤。

恐惊损　触事易怒，肝虚肾损之脱虚也，服宁志丸。

妇人败血　产后蓄血，生病则崩漏带下之败虚，服芎归胶艾汤。

邪祟伤　被附鬼魅狐猫，渐虚衰，则百证随时生，可投大补剂。

外伤损　伤损打仆汤火伤之类，不愈渐渐及脱虚，与内损同治，可随宜。

随证药方

十全大补汤　三才丸　天王补心丹　建中汤

补肾丸

黄柏　龟板各二两　杜仲炙　牛膝　陈皮　干姜各五分　五味子八钱

上为细末，姜汁糊丸或酒糊丸，温酒或白汤下。

补中益气汤　八物汤　虎潜丸　还少丹　补肺汤　肾气丸
人参养荣汤

升阳补气汤　当归六黄汤

人参蛤蚧散治虚劳咳嗽

蛤蚧酥炙　人参　百部　款冬　紫菀各半两　贝母　黄芪阿胶炒　鳖甲酥炙　柴胡　半夏　杏仁去皮　肉桂　甘草炙，各一两

上㕮咀，每服五钱，水二盏，姜三片，水煎服。

归脾汤　宁志丸　芎归胶艾汤

吐酸有十名

经云：诸呕吐酸，皆属于热。或云少阳之胜吐酸，酸者肝

木之味也，由火胜金，金不能平木，则肝木自甚，故为酸，譬如热天饮食则易于酸矣，是以肝热则口酸也。

总脉

脉微迟者从寒治，脉数弦者热之甚，洪而数为热痰在膈，时吐酸水饮成反胃。

治法十名

火郁吐酸　火郁于上部则木邪发动，吐酸，木味酸故也，服吴茱六乙散。

寒郁酸水　久病脾胃虚弱，虚郁故吐酸水，服补中益气汤。

脾胃虚吐水　中脘宿食留饮，酸螫心疼而吐酸，服麴末丸。

痰逆涌酸　痰饮郁积于上膈，则吐出痰沫，服二术二陈汤。

伤酒吐酸　一时宿酒吐酸，胸痛，古云酒客病，葛花解醒汤。

湿蒸吐水　水湿感伤于人，则气滞烦热而吐酸，服连芩茱萸汤。

气郁吐水　郁胃于六气，则默默不语，时烦逆而吐，服大七气汤。

反胃吐苦　顽痰逆于中脘，心下盘郁而吐食及呕苦汁，服半夏泻心汤。

虫蛔吐酸　虫蛔动摇，则腹痛发作而吐水，服理中安蛔汤。

馔食①吐酸　妊娠恶心阻食，心下痞，亦时吐酸，服安胎散。

治病药方

丹溪茱萸六乙散治吞酸自利

吴茱萸一两泡为末　六乙散一两

---

① 馔食：饮食。

上以粳米饭丸梧桐子大，每服五六十丸，白汤下。

补中益气汤　二术二陈汤　大七气汤　半夏泻心汤　理中

安蛔丸　安胎饮

葛花解醒汤

曲末丸治中脘宿食

神曲　陈皮　苍术炒，各三两

上为细末，姜汁煮神曲糊丸。

连芩茱萸丸见末卷

痰饮门有二十二名，不治证十名

痰之为疾诚多也，何则人之血气流行，无一息之间断，终有壅滞，津液积郁而成热，痰遂生焉，因证而观病，则火之变出也，明矣，未有痰病而不因火而成者也，留饮积蓄而不散，亦为病，其证候千百而多端也。

总脉二道

上关脉滑大缓，有神；缓滑而有流理神气。

恶脉二道

沉滞而涩滑，微芤而软滑。

不治证十名

痰咳小便则发微喘，痰中带败血脉沉，

绝食脉芤大而喘急，卒中作声如索锯，

顽痰吐沫液涸亡者，黑痰带血声音哑，

痰临腹中窄狭或疼，痰下流为泄脱汁，

厥痰绝汗眩而脉大，肺虚甚自汗下泻。

治法二十二名

气痰　湿在肺经，谓之气痰，服小半夏汤。

火痰 湿在心经，谓之火痰，服滚痰丸。

风痰 湿在肝经，谓之风痰，服化痰汤。

湿痰 湿在脾经，谓之湿痰，服二陈汤。

寒痰 湿在肾经，谓之寒痰，服桂苓术甘汤。

酒痰 因酒饮所得为酒痰，服青黛二陈汤。

悬饮 喉中有物，咯不得谓之老痰，服瓜蒌汤。

溢饮 饮水流于四肢，当汗不出，服泽泻汤。

支饮 心下支饮呕吐涎沫，服五苓散。

伏饮 振振恶寒，身睏惕惕然，服半夏橘皮汤。

留饮 在心下饮僻，在胁下痰块，服五饮汤。

积痰 留饮积蓄不散，心下痞，服半夏泻心汤。

食积痰 因厚味炙煿过多，服茯苓丸。

眩晕痰 头眩，眼前黑暗如坐舟车，服天麻汤。

嘈杂痰 凡人胸膈时如火如炙，服三仙丸。

烦躁痰 似热非热，似寒非寒，心烦，茯苓半夏汤。

癫狂痰 忽然发狂，语言错乱，服驱痰饮子。

小儿惊风 多是痰，随证取宜。

中风不语 痰饮流入经脉，偏枯麻痹，随证进剂。

妇人惊悸 产后触事为惊，随证进剂。

老痰 顽痰流在周骸，为百怪疾，滚痰丸。

郁痰 气滞为结痰，宜开郁顺气，服分心气饮。

药方

小半夏汤 治心下支饮

半夏五钱　生姜二钱半

水煎入姜。

滚痰丸　化痰丸　二陈汤　桂苓术甘汤　青黛二陈汤　瓜

姜枳实汤

泽泻汤治支饮头眩

泽泻五钱　白术二钱

上水二盏，煎七分，食远温服。

五苓散　半夏泻心汤　五饮汤

半夏橘皮汤治痰饮

陈皮半两　半夏二钱半

上水二盏，姜五片，煎八分温服，有热加甘草。

茯苓丸治痰饮胁痛

半夏　茯苓各一两　枳壳炒，半两　风化硝三钱半

上为细末，姜汁糊丸，梧桐子大。

半夏白术天麻汤　分心气饮

三仙丸治痰饮，胸膈不利

南星　半夏　香附子制，各五两

上用南星、半夏泡过为末，用生姜自然汁和，用楮叶或荆叶包住，外以蒲色盒之令发黄色，收之再星二两，香附一两，同为细末，煮丸如绿豆大，每服四十丸，食后姜汤下。

茯苓半夏汤治胃虚有痰

茯苓　半夏　白术　神曲炒，各一两　麦芽钱半　陈皮　天麻各三两

水煎，姜一片。

驱痰饮子治痰饮头痛

南星　半夏　陈皮去白　青皮各五分　生姜七片　枣一枚
水煎。

八味顺气散　导痰汤　分心气饮

聚门<small>有十四名</small>

巢氏曰：积聚痼结者，是五脏六腑之气已积聚于内，重因饮食不节，寒温不调，邪气重沓，牢固坚结者也，若久即成瘕。今夫积聚之候，因七情五志及饮食内伤而成者多矣，《素》《难》所释之意，盖以五行生克之理推其理势之所有者，演而成文，初不必论其情感，亦不必论其还不还与其然否也。读者但以所胜传不胜，及旺者不受邪，遂留结为积，治之可矣。按有形为积，或聚或散为聚，有食积，有痰积，有虫积，有血积，云癖云癥云瘕云块，其大略也。

总脉<small>四道</small>

脉快而紧者，积聚也；脉弦而紧细，瘕癥也。

脉浮而牢急，亦积也；脉牢强平者，吉脉也。

恶脉<small>二道</small>

虚弱而沉者死，沉迟而中散死。

法则

凡大积大聚，其可犯，衰其大半而已。

凡坚者削之，留者攻之，结者散之，客者除之，上者下之，摩者浴之，薄者却之，开之发之，适事为故。

凡治积不可峻用下药，正气虚者愈损真气，积久不去，必先服补药数次，然后攻之，或用磨积药渐而消除融化可也。

凡积块在皮里膜外，须用补气行气开之，达痰加补气药，先须断厚味。

凡积病下之不退，当用消积药融化开则消。

灸法

命门俞<small>二穴</small>　章门<small>一穴</small>　期门<small>二穴</small>　气海<small>一穴</small>　关元<small>一穴</small>

治法

肝之积 号肥气在左胁下，如覆杯，右头足，久不愈，令人发咳逆疟[①]，服肥气丸。

心之积 名伏梁，起脐上，大如臂，上至心下，久不愈，令人烦心，伏梁丸。

脾之积 曰痞气，在胃脘，大如覆盘，久不愈，如覆盘久不愈，令人四肢不收，发黄，服痞气丸。

肺之积 号息贲，在右胁下覆盘如杯，久不愈，令人洒淅寒热，喘逆骨痿少气，服息贲丸。

肾之积 称奔豚，发小腹上至心下，若豚状，上下无时，久不已，令人骨痿少气，奔豚丸。

食积聚 脾胃不和，中满鼓胀或心下上脘时疼痛，服三棱丸。

酒积癖 口唇干燥，目黄，小水[②]不利，咽膈亦不通，食少，服草豆蔻丸。

气积聚 嗳气吞酸，心下痞结而不通，大便亦秘，夜不睡，服木香化滞汤。

痰僻积 唾涕稠黏，肩背痛，不能回顾或手足麻痹，服导痰汤。

血瘀积 小腹急痛，发作有时，引胁下，服桃核承气汤。

蛲蛔癖 肚腹斗大□□，循之戚戚隐痛，服芫花汤。

茶饮茶癖 心腹胀满气刺疠痛，服茶癖饮。

禾瘕 嗳气吞酸，腹急痛，发作有时，服保和丸。

---

① 令人发咳逆疟：原文为"令人发咳逆□疟"，据《难经·五十六难》改。

② 小水：小便。

鳖瘕 腹中癖结而如鳖形，是多食鳖肉及炙烂等触冷不消故生，取白马尿服之果愈。

附发瘕 徐文伯宁德秀笃好医术，宋明帝宫人患痛牵心，发则气绝，诸医以为肉瘕，文伯视之曰：此发瘕也，以油灌之，即吐物如发梢长，引之长三尺，头已成蛇，又能摇动，悬柱水沥尽，惟余一发而已，遂愈。

蛇瘕 隋有患者，曾饥而吞食，则下至胞，便即吐出，医作噎疾膈气反胃三候治之，无验。有太医任度视之曰：非此三疾，盖因食蛇肉不消而致斯疾，但揣心腹上，有蛇形也。病者曰：素有大风，曾求蛇肉食，风稍愈，后患此疾矣，遂以芒硝、大黄合而治之，微泄利则愈，医皆请其验而知蛇瘕也。

瓢癖 果园①刘子平妻腹中有块如瓢，十八年矣，经水断绝，诸法不治，戴人令一月之内涌四次，下六次，所去痰约一二桶，其中有不化之物如葵菜者，烂鱼肠之状，觉病积如割，渐渐而平，及积既尽，块痕如凹如臼，略无少损，至是而面有童色，经水复行。

饮癖 许叔微患饮癖三十年，始因少年夜座写文，右向伏几，是以饮食多坠左边，中夜必饮酒数杯，又向左卧。壮时不觉，三五年后，觉酒止从左下有声，胁痛食减嘈杂，饮酒半杯即止。十数日，必呕酸水数升。暑月止右边有汗，左边绝无。遍访名医及海上方，间或中病，止得月余复作。其补如天雄、附子、矾石辈，利如牵牛、甘遂、大戟，备尝之矣。自揣必有癖囊，如潦水之有科臼，不盈科不行。但清者可行，而浊者停滞，无路以决之，故积至五七日必呕而去。脾土恶湿，而水则

① 果园：原脱，据《儒门事亲·卷八积块》补。

流湿，莫若燥脾以去湿，崇土以填科臼。乃悉屏诸药，只以苍术一斤，去皮切片为末，生油麻半两，水二盏，研滤汁，大枣五十枚，煮去皮核，捣和丸梧子大。每日空腹温服五十丸，增至一二百丸。忌桃、李、雀肉。服三月而疾除。自此常服，不呕不痛，胸膈宽利，饮啖如故，暑月汗亦周身，灯下能书细字，皆术之力也。初服时必觉微燥，以山栀子末沸汤点服解之，久服亦自不燥矣。

药方
肥气丸

当归头　苍术各两半　青皮炒，一两　蛇含石醋炙煅淬，七枚　三棱　莪术　铁华粉三两

上为细末，醋煮米糊丸绿豆大，每四十丸，当归头浸汤酒下。

伏梁丸

茯苓去皮　厚朴　人参　枳壳炒　三棱煨　半夏炮　白术各等分

上为末，面糊丸如梧桐子大，每服五十丸，食远米汤送下。

痞气丸

大乌头炮去皮尖，一分　附子　赤石脂煅　川椒　干姜　桂心各半两

上为末，炼蜜丸梧桐子大，朱砂为衣，每服十丸，米汤下。

息贲①汤

半夏　桂心　人参　吴茱萸泡　桑白皮炙　葶苈　甘草炙，

---

① 息贲：病名，指肺积。《难经·五十四难》："肺之积，名曰息贲。在右胁下，覆大如杯。久不已，令人洒淅寒热，喘咳，发肺壅。"杨玄操曰："息，长也。贲，鬲也。言肺在膈也，其气不行，渐长而通于膈，故曰息贲。一曰：贲，聚也，言其渐长而聚蓄。"（见《难经集注》）

各半钱

上水二盏，姜五片，枣一枚，煎一盏，食前服。

奔豚汤

甘李根白皮焙　干葛　川芎　当归　桑白皮炙　黄芩　甘草炙，各钱半　半夏二钱

上水二盏，姜三片，煎一盏，食远服。

三棱丸消积聚，去米面、五壳等积

陈仓米一两，巴豆新者五枚，去壳，同米慢火炒巴豆，变色，去巴豆不用　陈皮　三棱煨　砂仁　麦芽各二两　南木香一钱

上为末，醋糊丸绿豆大，每服十五丸至二十丸，食远，姜汤送下。

草豆蔻丸治酒积，胃口痛，咽膈不通

草豆蔻煨　白术各二两　麦芽炒　神曲炒　黄芩　半夏炮，各五钱　枳实炒，二两　橘红　青皮各三钱　干姜二钱　炒盐五分

上为极细末，汤浸蒸饼为丸，绿豆大，每服百丸，煎水下。

木香化滞汤

治因忧气食湿面结于中脘，腹皮微痛，心下痞满，不思饮食，食后不散，常常痞气。

木香　柴胡　橘皮　草豆蔻各钱半　当归　枳实麸炒，各一钱　半夏三钱　红花　甘草炙，各五分

上水二盏，姜三片，煎八分，食远服。

导痰汤　桃核承气汤见末卷

芫花汤上半月头向上易治，下半月头向下难治。治先以肉汁及糖蜜食引虫头向上，用芫花汤

苦楝根皮　槟榔子　鹤虱　芫花各等分

上水盏半煎，减半空心温服。

茶癖饮治茶积

石膏　黄芩　升麻各等分

上为末，砂糖水调下二钱。

保和丸治一切饮食所伤，胸腹饱闷不安

山楂肉二钱　神曲炒，二钱　半夏　茯苓　陈皮各一钱　莱
菔子炒，一钱　连翘　麦芽炒，一钱

上为细末，神曲糊为丸，麻子大，每服三五十丸，白汤或
清米饮送下。

白马尿方治鳖瘕及鱼蟹积

用白马尿汁一升，鸡子白三枚。

煎至二合，空心顿服，不移时当吐些小鳖而瘥。

诸气门有二十一名，不治二名

人者，小周天地也，周流于人之一身，以为主者气也，阳
胜则阴来，阴退则阳复，一升一降，无有穷已。若内不伤于七
情，外不感于六淫，其为气也，何病之有。今曰滞气、曰短气、
曰乏气，皆是肺受火邪，气得上炎之化，有升无降，而熏蒸于
清道，以变现于若干之病魔。耳鸣呼气，疾之起种种不同，经
不言乎？凡气之变未尝不详，岂理之尽与夫？五志过极，七情
交攻，卒戾失常，即清者遽变而为浊，行者抑遏而反常，表气
失护卫而不和，内荣无健悍而亡降，当斯时乎，随其所感疾状
应之为治者，须审虚实新久或求所起之因滞于何经，可施治焉。
若概以耗气之药，惟能却气之标，而不能制气之本，岂有可治
之理乎。古所谓气有余便成火者，以性属阳故也，依是以取矩
无误耳。

总脉五道

下手脉沉，便知是气。长则气治，缓长而安；短是气病，实大而轻。所为贵有脉行流理。

恶脉四道

涩短则气病，大数则病进。形瘦脉大，胸中多气，死。形肥脉细，少气不足以息，死。

不治证二名

冷气之候，脏气虚生内寒，其形腹胀，吐食或腹痛，气逆而喘，面青惨，厥冷，脉微涩者，死。

乏气之候，虚极人荣卫减耗，脏腑败脱，气不足，呼吸气短，面青黑，脉虚弱，而时一止危。

治例

《原病式》曰：上气脉燥而喘者，属肺，肺胀欲作风水，发汗愈①。

凡气刺痛，皆属火，当降火药中加枳壳，禀受素壮而气结痛，加乌药。

凡气从左边起者，肝火也，泻青丸加青皮主之。从右边发者，肺火也，泻白散主之。

凡气不归元，破故纸为主，白术亦可，以其能和胃，胃和则气归元。

凡气不升降，香附半斤，橘红六两，甘草一两，为粗末，姜枣煎汤，每服四钱，大效。

凡肥人气滞必有痰，以二陈、二术、香附、川芎，燥以润之。

---

① 发汗愈：《素问玄机原病式》（明嘉靖刻本）为“发汗则愈”。

瘦人气滞，心有火且燥，宜降以润之，苏子、莱菔子、栀子、归、芍之类。

凡妇女性执多懦，属阴气易于动，如痞闷胀痛，上凑心胸，或攻筑胁肋，腹中结块，月水不调，或眩晕呕吐，往来寒热，一切气候，正气天香汤或四七汤酌用之。

凡清浊不分，鼓胀浮肿，二便不利，无非破气分利。似难执方，因时制宜可也。

凡阴虚气滞，四物汤加玄参、黄柏、知母。

凡禀壮，气实、气不顺而刺痛，当用枳壳、乌药，不已加木香。

凡调气用木香，性温，气上升加气郁而不达，固宜用之，如阴火冲上，阻塞有如气滞邪，用之反助火邪，用知母、黄柏、木香。

凡七情忧结，遂成郁气者，难治，必须自能醒戒，服药方可。

凡诸腹胀大，须利小便兼理脾气之药，不可轻用大戟、芫花、甘遂、巴豆、牵牛泄泻，耗其正气，则邪气愈盛，病必难治。

子和治一书生，劳苦太过，大便结燥，咳逆上气，时喝喝然有声，唾呕鲜血，以苦剂解毒汤加木香、汉防己煎服，时时啜之，后以木香槟榔丸泻其滞气，不月余而痊。

又治一妇人之思不眠，子和令触其怒，果怒，是夕困睡，捷于影响，喘息低仰，其脉滑，手足温者，生；脉涩而四肢寒者，死。

治法

喜气

气和志达，荣卫通利，故气清，若滞结而不顺则病，服四磨饮。

悲气

心系急，肺叶举而上焦不通，荣卫不散，服正气天香汤。

怒气

上焦气逆，甚则呕吐及飧泻、大仆，云怒则阳气逆，而肝木乘脾土，服建中汤。

恐气

上焦闭塞，则气乱不下降，故气不流行，耳聋头眩而小便频频，服治气汤。

冷气

腠理闭而气不流理，则气收大仆，所谓身冷则卫气沉，服温中分气丸。

火气

腠肤开而荣卫废，则通身汗出，气泄，故津液随汗脱而气乱，服三黄汤。

惊气

心无所依，神无所归，虑无所定，故气烦乱，以不归着，三因温胆汤。

思气

心有所思谋，则神有所归藏，思气留而不行，故闭结默默然，服三香正气汤。

劳气

喘息汗出，内外皆越，故气耗散，神疲劳役，久则气奔，服调中益气汤。

忧气

思虑过度不通且抱悲，则阴缩急而为筋挛、为麻痹，妇人血崩，服大藿香散。

郁气

六郁气淫于胸膈，则膨胀，发滞于手足，则四肢浮肿，小便赤涩，服沉香降气汤。

滞气

阴阳不和，中脘窒塞，则五膈吐噫不止，不能饮食，口干，五膈宽中汤。

刺气

气攻而属火，禀受素极而气刺痛，肝气之郁逆也，服指迷七气汤。

上气

滞结之气上逆而喘促不安，面目虚肿，胸中痞闷，不欲饮食，服半夏汤。

清气

经曰清气在下则生飧泄，浊气在上则生䐜胀，服升阳顺气汤。

少气

呼吸微弱而少气，胸膈不通者，水气在脏腑，阴气在内，故少气，服胜金散。

奔气

肺为五脏上盖，主流行，若受邪则气道不利，故奔气，服治气汤。

结气

为忧愁所生也，心有所积，神亦有所止，气留而不行，故结于内，服分气紫苏饮。

短气

无寒热而短气不足以息，肺虚则气少弱而令息短，服紫沉通气汤。

游气

五脏不和则三焦气满，满则气逆于内，不宣通，其病烦满虚逆，服小降气汤。

疑气

七情郁结于内则肝气不舒，再为谋虑郁塞，心气滞由狐疑无置，服压气散。

考按

吴括苍[1]云：有一任子因亲贺寿，过饮甚醉，送宿花轩，夜半酒渴，欲茶，门户深闭，彼无奈何，遂将口哺石槽中吃水碗许，天明起观槽中俱是小红蛆，心陡然而惊，郁郁不散，心中如有蛆物，胃脘便觉闭塞，日想月疑，渐成痿膈，遍请诸医，调治不愈，一日延予诊视，病者备告予，乃悟之，彼是疑心，遂生意，用红绒线分开剪断，如红蛆形状，用巴豆二粒，同饭捣烂入线丸，如十粒丸，予令病人暗室内服之，置宿桶内于水，须臾欲泻，令病人坐桶，泻出前物，荡漾如蛆，然后开室令伊亲视，其病从此解疑，调理半月，其患瘳矣。

吴括苍云：龙泉李廷用，曾有一风魔僧至彼求食，李家施饭僧，遂与茶饭，廷用从外而入，口渴饮茶，而小苍头将僧吃茶碗倾茶捧至，廷用不悟饮之，细观僧人烈肤眉脱，是麻风也。廷用心疑，鼻上遂痒，擦起红肿一块，则遍身皆痒，忧郁快快无奈之何，因得明者，陈君解其疑，廷用悟，其患止矣。（《辨疑录》）

---

[1] 吴括苍：吴球，字茭山，括苍（今属浙江）人。博学慕古，少时即研究经书，精于医。尝著《诸证辨疑》，或称《诸证辨疑录》。又有《用药玄机》《活人心统》《方脉生意》《食疗便民》，均未见行世。

治方药剂

四磨饮_{治诸气}

沉香　乌药　枳实　槟榔子_{各等分}

上四味，白汤磨服。

正气天香汤_{治诸气滞结}

香附子_{二钱}　陈皮_{去白}　乌药　紫苏_{各一钱}　干姜　甘草_{各三分}

上水盏半，煎七分，不拘时，空心温服。

建中汤_{补土气，制风木}

赤芍药　肉桂　饴糖_{各十分}

上水盏半，加大枣一枚，生姜二片，煎七分服。

治气汤

枳壳　青皮　紫苏　半夏_制　茯苓_{各八分}　甘草_{四分}

上水盏半，姜三片，煎服。

气郁作痛加川芎、香附、厚朴，食积气痛加木香、砂仁、神曲，胸膈饱闷加莱菔子、香附。脐①寒痛加吴茱萸、良姜、附子，气郁成火加黄连、山栀子。

温中分气汤_{治三焦气不升降，胸膈满闷}

南星　半夏_{各一两}　香附_{二两，三味各姜制}　白术　茯苓_{各半两}　木香　青皮　陈皮　良姜　干姜_{各一分}

上为细末，酒水糊为丸，梧桐子大，每服三十丸，无时姜汤下。

三黄汤

黄连　黄芩　大黄_{各等分}

---

① 脐：原文为"杞"，此据文意改。

上剉剂温汤，空心服，无时。

三因温胆汤治胆虚寒僵仆、目黄、失精

酸枣三两 茯苓二两 半夏 麦门冬各一两半 甘草 桂心
远志 黄芩 人参 草薢各一两

上每服四钱，长流水服。

三香正气散治呕吐清水、胸膈壅滞

木香 丁香各三分 香附子 陈皮 厚朴姜汁炒 益智仁
缩砂仁 甘草各六分 乌药 蓬莪术 干姜炮，各四分

上水盏半，姜三片，枣一枚，煎七分，不拘时俱温服。

调中益气汤

大藿香散治七情伤感气郁

藿香叶 半夏曲 人参 白术 茯苓各一钱 木香磨服，五
分 桔梗 枇杷叶去毛，各十分 官桂 甘草炙，各三分

上水二盏，加姜枣煎一盏，温服无时。

沉香降气汤治一切气不升降，一名沉香升麻散，见前

沉香 槟榔各二钱 人参 大腹皮洗 诃子各五钱 白术
乌药 香附子炒 紫苏叶 厚朴姜制 神曲炒 麦芽炒，各一
两，京三棱炮 蓬莪术 益智仁各一两 陈皮去白 姜黄 甘草
炒，各四分

上为细末，每服二钱，食前用沸汤调服。

五膈宽中汤治七情四气伤于脾胃

香附十六两 厚朴一斤 青皮 陈皮 丁香 砂仁各四两
木香三两

生姜水煎或为细末，姜盐汤点服。

指迷七气汤治七情相干，阴阳不得升降

香附子二钱 藿香 桔梗 蓬术 青皮 陈皮 官桂 甘

草各五分　益智仁　半夏各一钱

上水二盏，姜五片，煎八分，食远温服。

半夏汤治上气呕逆，不能食

半夏制，一钱　陈皮　白术　甘草炙，各五分　桂心四分人参　厚朴姜炒，二钱

上水盏半，姜五片，枣三枚，煎八分温服。

升阳顺气汤治七情所伤及劳役

人参一钱　黄芪二钱　陈皮　半夏　升麻　柴胡　当归　黄柏各七分　草豆蔻四分　神曲炒，一钱　甘草五分

上水盏半，姜三片，枣一枚，煎七分服，恐则气下者尤宜服之。

胜金散治男妇五脏诸气抢心，不语欲绝

天台乌药酒浸，一两　茴香　青皮　良姜各一两

上为细末，每服二钱，空心温服调服，妇人姜汤童便调下。

分气紫苏散治一切诸留滞气

枳壳一钱　青皮　紫苏　半夏制　茯苓各八分　甘草四分大腹皮　桑白皮　麦门冬　南木香磨汁　厚朴八分　槟榔　桔梗香附子　藿香

上水盏，姜三片，枣二枚，煎八分，食远服。

紫沉通气汤治三焦气滞不能宣通

紫苏叶　枳壳　陈皮　赤茯苓　甘草　槟榔子各一钱　沉香　木香磨汁，各四分　麦门冬　五味子　桑白皮　黄芪　干生姜　薄荷叶　荆芥穗　枳实麸炒，各八分

上水二盏，煎八分，空心温服。

小降气汤治气不升降，上盛下虚，痰盛壅滞

象紫苏　天台乌药　白芍药　陈皮各一钱　甘草炙，五分

上水盏半，姜三片，枣一枚，煎七分，食远温服。

压气饮治上气呕逆，疏利太过，虚气上攻，短气

木香　人参　白茯苓　藿香叶　陈皮　枳壳麸炒　甘草各一两　附子炮，一枚

上为细末，每服二钱，煎紫苏木瓜生姜汤调入银器内，重汤煮五七沸，温服。

血证门有三十六名，不治证四名

经曰：荣者，水谷之精也，和调五脏，洒陈于六腑，乃能入于脉也，源源而来，生化于脾，充于心脏，受于肝，宣布于肺，施洒于肾，灌溉一身，目得之而能视，耳得之而能听，手得之而能摄，掌得之而能握，足得之而能步，脏得之而能液，腑得之而能气，是以出入升降，濡润宣通者，由此使然也。注之于脉，少则涩，充则宏。常以饮食日滋，故能阳生阴长，聚汁变化，稍微而赤为血也，生化旺则诸经恃此而长养，衰耗竭则百脉由此而虚，可不谨养哉！故曰血者，神气也，持之则存，失之则亡，是知血盛则形盛，血弱则形衰，神静则阴生，形役则阳亢，阳盛则阴必衰，又何言阳旺则生阴血也。盖谓血气之长，阴从乎阳，随气运行于内，苟无阴以羁束则气何以树立，故其致病也易调治也难，以其比阳常亏而又损之，则阳易亢阴易乏之论可以见矣。诸经有云：阳道实阴道虚，阴道常乏，阳常有余，阴常不足，以人之生也，年至十四而经行至，四十九而经断，可见阴血之难成易亏，知此阴气一伤所变之证，妄行于上则吐衄，衰涸于外则虚劳，妄反于下则便红，积热膀胱则癃闭溺血，渗透肠间则为肠风，阴虚阳抟则为崩中，湿蒸热瘀则为滞下，热极腐化则为脓血，火极似水，血色紫黑，热胜于

阴，发为疮疡，温滞于血，则为痛痒，隐隐皮肤则为冷痹，蓄之在上则人喜忘；蓄之在下则人喜狂，随恐跌仆，则瘀恶内凝，恶内凝若分部位，身半以上，同天之阳；身半以下，同地之阴，此特举其取其所显之正者。

总脉三道

寸口脉微而弱，血气俱虚也。

关上脉微而芤，血气俱病也。

血病脉沉细者，生有神者亦生。

恶脉三道

血病上气，脉数浮大者死。

血衰喘气，脉滑实大者危。

脉极虚芤迟，为血虚衰败失精。

不治证四名

喷血，脉实大而涩，绝食吐泻者。

咳血，脉数，大小便不利，气喘乏力者。

衄血，身大热，脉微细者。

亡血，身大热，烦而大汗不止，脉涩微者。

治例

凡血证上行，或唾或咳或呕或吐，皆逆也，若变而下行为恶痢，顺也。上行为逆，其治难，下行为顺，其治易，无病人忽然下痢，其病进，今病血证上行而复下行，恶痢其邪欲去，是知苦也。

凡四物汤为治血之总剂，而不能治气虚而不生血者，若脾胃虚而血不生，当从仲景之神，以人参气分之药，阳旺则生阴血也。

凡闽广岭南多蛊毒中之者，下血如鸡肝，或脏腑俱坏，惟心未伤，用马兰根末水服方寸匕，随吐毒极神。

凡九窍出血皆可用墙头苔藓，可以塞车前草汁，可以滴火烧连房，用水调锅底黑煤，可以吃石榴花片，可以塞生莱菔汁，可以滴火烧龙骨，可以吹。

凡病后咳嗽，吐血，脉大而乱，属上焦阳络伤，下血溺血为阴络伤，俱危。

世传经验方，下血用乳香、没药、血竭、儿茶各一钱，巴豆霜五分，丸绿豆大，空心酒下，神效不可言。

凡饮酒人下血日二三次，四物加条芩、防风、荆芥、白芷、槐花、升麻，不应加橡斗灰二三钱，煎成药中调服佳。

凡血症不断酒色厚味，纵止必发，终成痼疾。

凡诸见血皆是阳盛阴虚，君相二火亢甚煎逼，其血而出诸窍也，悉宜四物汤加知母黄柏，补阴降火之剂为主。

丹溪曰：经云人年四十而阴气自半，起居衰矣，又曰男子六十四而精绝，女子四十九而经断，夫以阴气之成正供给三十年之运用，已先亏矣。人之情欲无涯，此难成易亏之阴气若之何而可以纵欲也。

凡怒气劳气皆能致血证，但怒气致血证者则暴甚，故经云抑怒以存阴者是矣，否则五志之火动甚，火载血上，错经妄行也。

凡血证饮食过多，啖炙煿辛热或坠随车马伤损所致者，为不内外因。

凡上焦一切血症稍止，即服六味地黄，最不可缓，庶绝病根，有血症者，终身不可脱，妙在泽泻、茯苓，浅见者谓泻肾，殊可恨。

凡诸失血过多，体倦食少，及血不止，扶正气为急。人参一钱，黄芪二钱，五味子十三粒，芍药、麦门冬、甘草、归身各五分，加郁金末亦可。

凡试血法

吐在水碗内，浮者肺血也，沉者肝血也，半浮半沉者，心血也，各随所见，以羊肺、羊肝、羊心煮熟，蘸白及末，日日食之。

凡气虚不能摄血，吐血不止，身凉，脉微弱，丹溪法用人参一味为末，鸡子清投新汲水调下一钱，服效。一法加四君子、芎、归。

凡吐血，势不可遏，胸①中气塞，上吐紫黑血，此瘀血内热盛也，桃仁承气汤加减下之，打仆、内损、有瘀血者必用。

凡吐血脉洪大，用犀角地黄汤调郁金、黑栀子灰或荆芥穗灰不已，三黄补血汤。

治法

血滑

血脱不止者或因病久而滑，或岁久气衰而滑，或因气虚，或因误用攻击，以致气陷下而滑，凡动血之固多由于火，及火邪既衰，而仍有不能止者，非虚即滑，当以固涩为主，宜胜金丸。

下血

虽因大肠积热，亦当分虚实，不可纯用寒冷药，血色清而鲜者，为肠风，属胃与大肠之积热，服槐角丸。

肌衄

血从毛孔出，名肌衄，皮肤虚也，水中白不拘多少，瓦上

---

① 胸：原作"胃"，据《伤寒论》改。

用火逼干，研令极细，每服二钱，入麝香少许，温酒下，服三黄补血汤。

血汗

病人汗出污衣，皆血汗，因大喜伤心，是喜则气散，故血随气上，或妇人产褥多此证，治之服葎草①汁。

大便血

阴结便血，非伤寒之比，邪在五脏则阴脉不和，脉不和则血留，而结阴为内结，不得外行，无所禀，渗入肠间为便血。

瘀血

有暴吐，紫黑成块者，是热伤血结于中吐出，服黄连汤加桃仁、红花。

吐血

衄血、吐血、下血三证虽去，多是从脾胃与大肠、肝脏来也。是经气血俱多，身冷脉微为无妨，服藕汁饮，胸中气塞，上吐紫黑血，此瘀血之内蓄盛也，服桃核承气汤。

痰涎血

涎唾中有血，不嗽或时喉中吐出鲜血，古方谓出于脾胃，是必胃热所致最多。服一方。

溺血

小便痛者，为血淋，不痛为尿血，宜分新久虚实，不可例用寒冷，壮盛人属肝火，服当归龙荟丸。肾虚血随溺出，脉洪数无力，服知柏四物汤。

咯血

不嗽而咳出血也，咯与唾少异，唾血出于气上，无所阻也，咯

---

① 葎草：桑科葎草属植物葎草的全草。功效：清热解毒，利尿消肿。

血出于痰郁，于喉咙之下，滞而不得出，咯而自出，服救脉散。

唾血

出于肾脏之虚，痰中带出血丝二三条是也，劳瘵之证也，服生地黄饮子。

衄血

阳热怫郁于足阳明，而上热，则血妄行，血衄，服四生丸。

咳血

咳血止从肺出，他无可言耶，曰肺不独咳血，而亦唾血，盖肺主气，气逆为咳，肾主水，水化液，为唾，肾脉上入肺，循喉咙夹舌本，其支者从肺上络心，注胸中，故二脏相连，病则俱病，于是皆有咳唾血也，亦有可分别者，服是齐白术散。

耳衄

耳中出血为阴虚，阳盛者升无降，血随气上出耳窍，法当补阴抑阳，降气则血归经，服柴胡清肝散。

血淋

多咳之人肾阴虚损，血随溺而出，脉洪数，茎中有痛为淋，或属下焦胞热赤涩，服五淋散。

藏毒血

风湿入于肠胃，下血不止，色清是风，如豆汁者，湿蒸可酌量，服胃风汤。

肠澼下血

其血另作一派，唧出有力而远射，四散如筛，腹中大痛，乃阳明热毒所作，服升阳除湿防风汤，或槐花散。

酒血

酒毒积热，结蓄大肠而下血者，名酒血，宜清解于肠胃，服枳椇槐角丸。

呕血

脉大发热，喉中痛者，属气虚，因怒呕血者，服栀子平肝之药，脾统血，肺主气，劳神多言，脾肺致伤血，妄行者忌冷剂，服园参丸。

血溢

心火热极，则血有余而热气上逆，甚则为上下血溢，热势亢极血变紫黑也，服黄连解毒汤。

舌衄

舌上无故出血不止，名舌衄，是心火自灼之候也，服麦门冬汤。

牙宣血

有三因，一因阳明胃热，一因少阴肾虚，一因厥阴风壅，非此三者，牙不出血也。戴氏曰：风壅牙宣，消风散搽之，肾虚者为下虚上盛，宣盐汤下安肾丸，用黑锡丹，仍用姜盐炒附米黑色为末，揩擦俱妙不可言也，服消风散、安肾丸、黑锡丹。

腘中血

曾沧州治一人，偶拔腘中疮，出血汩汩如涌泉，竟旦不止，困甚，其二尺脉如蛛丝，他部皆无，予曰夫脉气血之先也，余血妄行，故荣气暴衰，二尺尚可按，当益荣以泻阴火，以四神汤加防风、荆芥连进，脉渐出，更服十全大补汤，遂愈。

心漏

病后虚弱之人，胸前有一细孔，常出血水，名曰心漏，遂败之，服鹿茸丸。

血郁

蓄血郁滞于上部，则随逆气而越出于上窍，法当补阴抑阳，逆气下降则血归经，服生地黄饮。

痔血

粪前者，名近血，自大肠出，四物汤加槟榔子、槐花、枳实、条芩，以泻大肠；粪后者名远血，自小肠出，四物汤加木通、黄连以泻小肠，或服樗皮汤。

肝血

厥阴肝经之热内蓄而不散，则风木妄动，郁火扇炽，而肝脏所贮之血液随上下二窍翻出，其色煤黑或鲜血，服当归厚朴汤。

血积

妇人经水不通，日久成瘕，小腹隐痛或引两胁痛，心腹疼痛，烦闷黄瘦，名云血积，服干漆丸。

血枯

血液干涸而皮肤失润泽，生白屑，肤腠粟立，手足麻痹，妇人居经，寒热往来，服当归饮子。

妇人崩漏

最为大病，年少之人，火炽而血热，或房欲过多，当行经时而交感，俱为此疾，渐变生赤白带下，服冷血地黄丸。

错经妄行

妇人经闭多日，随热蒸之逆气而经水□出于口鼻，名曰错血，服牡丹皮散。

脓血

痈疽发背，发出黄脓，日久四肢懈怠，羸瘦如柴，时发大热者，血虚也，服当归补血汤。

凝血

一名蓄血，人饮食起居失甚，宜皆能使血瘀结不流行，故名凝血，服越桃散。

血箭

郁热不解，生四肢疮，疮口发出鲜血如箭，其血似煤汁，服生地黄饮子。

血痣

瘀血结滞经脉，则肉上生黑子，不痒不痛，似雀瘢，云血痣，服滑石散。

泪堂

肝脏虚则目翳失明，眼中多冷泪，其泪赤色而如鲜血，不急治当下成青盲，服助阳和血汤，并用六味丸科。

治法药剂

胜金丸治男妇血妄行流溢者

小蓟　人参　蒲黄炒　熟地黄酒洗　当归　乌梅　川芎各一钱

上吹咀作一服，水二盏，煎一盏，不拘时温服。

槐角丸治肠胃不调，下血不止。

苍术　厚朴　陈皮　当归　枳壳各一钱　槐角一钱　乌梅三个　甘草五分

上水盏半，煎七分，食前服。

三黄补血汤治面赤善惊上热，六脉大，按之虚，乃手少阴之脉也，此气虚而亡血，泻火补其血以坠浮气

生地黄　熟地黄各一钱　黄芪　当归　芍药各钱半　川芎　牡丹皮　柴胡　升麻各一分

上水盏半，煎七分服，血不止加桃仁十枚，酒大黄量虚实用之，减去升麻、柴胡。

一方治血汗

葎草不拘多少，名葛勤蔓，是蔓生，叶似蓖麻，而小薄有细刺，

花黄白，子如麻子

地榆汤治肠风热证下血

地榆　黄芩　茜根　栀子仁　茯苓　黄连各等分

上为粗末，每服三钱，韭白五寸，同煎。

黄连汤治便后下血，腹不痛，名湿毒下血

黄连　当归各三钱　甘草五分

上水二盏，煎八分，食远服，或加红花、桃仁。

桃核承气汤见前

古一方治痰中有血不嗽者

葛根　黄芪　黄连　芍药　当归　沉香　甘草各十分

上为细末，空心白汤送下。

知柏四物汤治肾阴亏损，血随尿出

四物汤加知母、黄柏、牛膝，水煎空心温服。

救脉散治吐血虚羸，脉虚而洪

人参　黄芪蜜炒　当归　芍药　熟地黄　苍术各一钱　陈皮
升麻　柴胡　苏木　甘草炙，各五分

上水二盏，煎八分，食远温服。

生地黄饮子治诸见血无寒，吐衄血、尿血，属热

生地黄　熟地黄　枸杞子　地骨皮　黄芩　芍药　天门冬
黄芪　甘草各等分

上咬咀，每服七钱，水二盏，煎八分，去渣，食远服，如
脉微身冷恶风加桂五分。

四生丸治吐血衄血阳乘于阴，血热妄行

生薄荷叶　生艾叶　生侧柏叶　生地黄各十分

上烂捣如鸡子大，每服一丸，水二盏，煎一盏，滤去渣，
温服。

是齐白术散

治积热吐血咳血，若因饮酒过度，负重伤胃而吐血者，忌湿面煎煿①之物。

白术一钱　人参　白茯苓　黄芪　山药　百合各六分　甘草五分　柴胡　前胡各三分

上水盏半，姜三片，枣一枚，水煎服。

柴胡清肝散治肝胆二经风热怒火血证

柴胡　黄芩各一钱　黄连　山栀子各七分　当归一钱　川芎六分　牡丹皮一钱　升麻八分　甘草三分

水煎温服，若脾胃虚，去芩、连，加茯苓。

五淋散治肺气不足，膀胱有热，水道不利

赤茯苓六钱　赤芍药　山栀子各二钱　生甘草　当归各五两条芩三两

水煎空心服。

胃风汤治风湿入于肠胃，下血不止

人参　白术　茯苓　川芎　当归酒洗　白芍炒　桂各等分

水煎服。

升阳除湿防风汤治泄泻头痛者

苍术四钱　防风一钱　白术　茯苓　芍药各一钱

水煎温服。

槐角丸加枳椇子方治饮酒人下血，日二三次

枳椇子　槐花炒，各二两　地榆　黄芩　当归　防风　枳壳

共为末，糊丸桐子大，每服五十丸，空心下。

---

① 煿：煎炒或烤干食物。

团参丸治吐血咳嗽，服凉药不得者

人参　黄芪　飞罗面①各一两

上为细末，滴水和丸，如梧桐子大，每服五十丸，用茅根汤送下。

黄连解毒汤治一切火热毒，狂躁烦心

黄连　黄柏　黄芩　大栀子各半两

上剉如麻豆大，每服水一盏，煎至四分，温服。

麦门冬汤治思虑伤心，吐衄血

麦门冬　天门冬　远志去心　当归　白芍药　生地黄　人参　黄芪　蛤粉炒　阿胶　藕节　甘草各一钱

上作二服，每服水二盏，姜一片，煎一盏，不拘时服。

消风散治诸风上攻，头目昏眩

荆芥穗　炙甘草　陈皮　人参　茯苓　白僵蚕　防风　川芎　藿香　蝉蜕　厚朴　羌活各一钱

上水二钱，煎一钟温服。

安肾丸治肾经积冷，下元衰惫，目暗耳鸣

桃仁去皮，四十八个　肉桂去粗皮，十八两　白蒺藜　巴戟天去心　肉苁蓉酒浸　破故纸炒　茯苓　白术　石斛　草薢各四十八两　川乌制，十六两

上为末，炼蜜丸，梧子大，每三十丸，空心温酒盐汤下。

黑锡丹治脾元久冷沉寒固冷

金铃子去皮核　胡芦巴酒浸　木香不见火　附子　肉豆蔻破故纸酒浸　沉香　茴香　阳起石研细，各一两　黑锡去滓　硫黄透明者，各二两

---

① 飞罗面：小麦面。

为细末，一处和匀酒糊为丸，如梧桐子大，阴干，盐汤或枣汤下。

十全大补汤见前

鹿茸丸治心漏、肾虚腰痛

嫩鹿茸去毛酥炙　附子炮，去皮尖　盐花各等分

共末枣肉丸，每服三十丸，空心酒下。

生地黄饮治衄血往来久不愈，甚效

生地黄　熟地黄　地骨皮　枸杞子各一钱

上为末，每服三钱，米汤调下，日三服。

樗皮汤治下血及血痢已，经下后不止，此药能除根

樗根白皮二两　槐角仁四两　枯白矾二两　甘草炙，一两

上为细末，每三钱，清米饮送下。

当归厚朴汤治肝脏之血虚善怒

厚朴　良姜各二钱　当归　肉桂各一钱

上剉，每服三钱，水二盏，煎八分，空心服。

通经丸治妇人室女月信不通

桂心　青皮　大黄酒湿煨　川椒　莪术　干姜　川乌炮，去皮　干漆　当归　桃仁去皮尖，各十分

上为细末，老米糊丸，梧桐子大，每服二十丸，空心淡醋或温酒下。

当归饮子治血热隐疹痒痛，或脓水淋漓

当归　芍药　川芎　生地黄　防风　白蒺藜　荆芥各钱半黄芪炒　何首乌各一钱　甘草三分

上水煎，空心温服。

结阴生地黄膏治便血带下

生地黄汁　小蓟汁　沙糖熬膏约一大碗　阿胶一两　侧柏叶

地榆各一两半

上用四味汁熬成膏，方入柏叶、地榆末和匀，空心米饮调下三匙。

牡丹皮散

下血色清而鲜者，为肠风。

条芩　升麻　牡丹皮　黄连　槐角　青黛　秦艽各十分

上剉，每服三钱，水盏半，煎至八分，空心温服。

当归补血汤治血虚大热类白虎之证者

黄芪六钱　当归二钱

上㕮咀，每三钱，水盏半，煎至七分，空心服。

越桃散治下血痢血

栀子仁　槐花炒　大枣　干姜炒，六分

上为末，每服三钱，米饮调下。

生地黄饮子见前

滑石散治肠下血

滑石　当归　生地黄　黄芩　苍术　甘草各十分

上水煎服。

助阳和血汤治眼发之后损，有上热，白睛赤色隐涩难开而多泪睊等证

黄芪　当归　甘草　防风　柴胡各五分　白芷　蔓荆子二分升麻七分

上水煎，食前空心温服。

灸法

气海一穴。

灸脱血面色白，脉濡，手足冷，饮食少思，强食即呕，宜灸之，效如神。

命门穴在脊骨中与脐对灸七壮即止。

脊中第二十椎下，随年壮灸之。

医案

一人年四十二岁，形瘦，因强饮酸酒，少时腹痛，次传下痢无度，十余日，便后见血或红或黑，腹鸣时痛，诸医以为血热，用芍药柏皮丸未效，仍不欲饮，食则呕酸，形愈瘦，面色青黄不泽，心下痞，恶冷物，口干，有时烦躁不安，脉弦细而微迟，手足稍冷。经曰：结阴者，便血一升，再结二升，三结三升。又邪在五脏，阴脉不和，则血①留之，阴气内结不得外行，无所禀，渗入肠间，故便血也，其脉虚涩，非肠风脏毒也。外灸中脘、三里、气海等穴，内服平胃地榆汤而愈。

丹溪治一人，嗜酒，因逃难下血而痔痛，脉沉涩似数，此阳滞于阴者也，以郁金、芎、芷、苍术、香附、白芍、干葛、炒曲、生姜半夏汤调服。

一人虚损，大便下血，每日三四碗，身黄瘦，以四物汤加藕节汁一合，红花、蒲黄一钱，白芷、升麻、槐花各五分，服之愈。

---

① 则血：原文脱，据《古今医统大全》（明嘉靖三十六年刊本）补。

卷之四

鼓胀门有四十四名

鼓胀者，腹大，胀如鼓，外虽坚满，内则空空无物，腹之虚大也，有单胀、蛊胀，似有虫食于内之义。论曰：太阴所至为中满。又曰浊气在上则生䐜胀；诸湿肿满，皆属于脾。或六淫七情之侵扰，或饥饱劳役房恣致损脾土，则为痞膈，遂使清浊相混，血成瘀热，气化成湿，湿热相搏，合成鼓胀。但病入于脏腑、气血、胸胁、皮肤之中，各有其状，当推其原而疗之。

吉脉一道

脉来浮。

凶脉一道

脉来虚。

不治症九名

唇肿，齿黑，面苍黑，阴囊阴茎俱肿，口张，足肿，足跌肿，不拘何处卒肿，膝大如斗状。

死症五名

面肿有白点肺败，

掌中无纹为心败，

腹满青筋为肾败，

脐突出者为脾败，

脚跟肿胀为肝败。

辨验男子中满胸痞气分法

中满是气虚，

胸痹是气实。

气分病是热饮所隔，气血不行，腹满胁鸣，阳气不通，身冷阳气不通，骨疼，阳先通，恶寒，阴通，则痹不仁，阴阳相得，其气乃行。

辨验妇人气分血分法

气分是先断月经后患水病，名曰气分；血分是先患水病，后断月经，名曰血分。

辨验胃中胀

脾寒，中湿，心痹，肝虚，脾伤，脾热，饮聚，女疸。

辨验小腹胀

面肿，肺水，肺中风，肾虚热，胃寒，肠痈，肾中风，女劳疸，三焦虚寒。

治法

凡鼓胀朝宽暮急，血虚；凡鼓胀朝急暮宽，气虚；凡鼓胀朝暮俱急，气血俱虚。

凡鼓胀产后必大补气血，少佐苍术、茯苓为使，其水自降。

凡虚胀，补脾以养肺，流湿以散气，治以参、术，佐以平胃、茯苓，血虚加四物汤，瘀血加桃仁。

凡鼓胀，补中行湿，利小便，降阴火，生新血，切不可下，用人参、二术、陈皮为主，佐以黄芩、麦门冬制肝，厚朴、木香、木通通气下陷，柴胡提之，血虚加血药，随症加减。

凡中满，泻之于内，此良法也。

凡腹胀，按之不坚，不痛，宜消之，次补之。

凡鼓胀，病浅，脾胃尚壮，略于疏导，不可峻利。

凡鼓胀用禹余粮丸制肝木，补脾土，切须随症加减。

凡饮食失节为胀，受病之始也。

凡鼓胀年深，求速效者，反取祸，须知戒助药力。

凡初得病，是气胀，久久则成水胀。

禁忌

远音乐，断妄想，远地板房，远楼房，却厚味，忌盐、酱、醋。

蛊胀

似有虫食于内之义，其缪固之气结于肠间，难治，服消胀丸或遇仙如意丹。

浊气胀

浊气在上，则生䐜胀，清气在下生飧泻，服木香顺气丸。

气胀

气入血分，逆则为气胀，服木香流气饮。

气虚中满

用四君子汤加川芎、芍药、厚朴、陈皮、甘草。

怒气腹胀

用青皮、陈皮、香附、木香、青黛。

血胀

血入气分，逆则为血胀，其症烦躁，喘急，虚汗厥逆，小便赤，大便黑，服木香流气饮加苏木、红花。

蓄血腹胀，用抵当汤。

风寒湿肿

有伤风湿而肿，有伤冷湿而肿，气血凝涩，脉浮缓，治宜发散风湿。

寒胀

冬月感寒，胸中痞满，脉来沉细，名曰寒胀，服中满分消丸。

暑胀

夏月寒热，胸腹坚满，脉来虚弱，名曰暑胀，服清热分消丸。

热胀

腹胀发热，大便秘实，脉来洪数，名曰热胀，服枳实汤。

胸腹急胀

内有伏热，或因泻痢及热乘虚入脾，脉数，治宜解热。

肠覃

寒气客肠外，与正气相搏，其始如鸡子，至大如怀胎，按之则坚，推之则移，月水不准，女人有此症，治宜导下。

外寒郁内热腹胀

用藿香、麻黄、干葛为主药。

虚胀

皮肤壳壳然而坚不痛，但气满，名曰虚胀，服参香散。

产后腹胀

大补气血，药加白术、厚朴、茯苓、半夏、陈皮、黄芩。

实胀

夹宿食邪实于内，按之坚痛，名曰实胀，治宜疏气涤食，木香槟榔丸。

壮盛脉实人腹胀

是气聚下焦，可攻之，便收拾以白术、厚朴佐之。

久病胀

凡人病久，腹胀满者，脾土已败，是为危证，故用白术四两，饭上蒸，厚朴姜汁拌炒为末，每服一钱，陈皮汤送下，一日服三次。

久胀

腹胀经久，忽泻数升，昼夜不止，方见泄泻门。

鼓胀

饥饱伤脾，脾气若虚，迟于克化，少有停滞，即为胀满，脉来浮滑，治宜消导所滞。

积聚胀

五积久必心腹胀，亦有不待成积即致者，服海金沙丸。

谷胀

因失饥伤饱，痞闷停酸，旦食不能暮食，服大异香散。

诸虫毒胀

方见积聚门。

酒积腹胀

切不可用泻药，用生地、人参、白芍、木通、干葛、厚朴、黄连、海金沙、陈皮、甘草，夜服温中丸。

腹胀夹内伤

服木香顺气汤。

肥胖人腹胀

是湿痰在脾胃，用平胃散、五苓散合而服之。

瘦人腹胀

是脾胃积热，用黄连、厚朴、香附、白芍为主药。

肥白人腹胀

是气虚，用人参、白术、厚朴、陈皮为主药。

三焦胀

大小便不通，卒然胀满，脉来沉伏，名曰三焦胀。

肺胀

虚满咳嗽。

心胀

烦心，短气，卧不安。

脾胀

善哕，四肢倦，体重不胜衣，卧不安。

肝胀

胁痛引小腹。

肾胀

引背央央然①，腰髀痛。

胃胀

腹满，胃脘痛，妨食，问焦臭，大便难。

大肠胀

肠鸣痛，冬寒飧泻。

小肠胀

小腹填满，引腰痛。

膀胱胀

小腹气满，气癃。

胆胀

胁痛，口苦，善太息。

肤胀

寒气客于皮中，空空不坚，腹身大，色不变，按之不起。

鼓胀

腹胀，身皆大，色苍黄，腹筋起。

石瘕胀

寒气结子门，闭塞不通，恶血当泻不泻，衃血留止，日渐

---

① 央央然：不畅也。

大如胎，月水不准，此女子生于胞中，名石瘕，治宜导下。

单胀与蛊胀同

加味枳术汤

枳壳　白术　辣桂　紫苏梗　陈皮　槟榔　桔梗　木香五灵脂各一钱　半夏　茯苓　甘草各五分

每服水二钟半，姜三片，煎至一钟，食前服。

麦门冬汤

麦门冬　甘草各钱半　旋覆花　白茯苓　羌活　白芍药玄参　白术　柴胡　人参　桑白皮　升麻　当归各一钱　木香五分　熟地黄一钱五分　胡黄连三分

上分作二服，每服水二钟，煎至一钟，不拘时服。

大腹木香汤

大腹子　半夏　木香各二钱　枳壳　白芷　肉桂　陈皮白术各一钱　当归　玄胡索　柴胡　芍药　旋覆花　甘草各五钱干姜　人参各三分

上分作二服，每服用水二钟，姜三片，煎至八分，食前热服。

枳实汤

枳实　大黄各二钱　厚朴三钱　桂心八分　甘草一钱

上水二钟，姜三片，煎八分服。

参香散

人参　官桂　甘草各七分　桑白皮　桔梗　陈皮　枳实麦门冬　大腹皮　半夏　青皮各一钱　茯苓　香附　紫苏子木香各钱二分

上分作二服，每服水二，姜三，煎一，食前服。

大异香散

三棱　莪术　半夏曲　陈皮　藿香　桔梗　枳壳　香附益智各一钱半　甘草五分

上分作二服，每服水二姜三，煎一，食远服。

平胃散

陈皮　甘草　苍术　厚朴各等分

上水二钟，生姜三片，煎至八分，食远服。

三白散

白牵牛一两　桑白皮　白术各五钱

上为末，每服二钱，空心姜汤调，小儿五分。

神效木香散治二十四种鼓病

木香　沉香各二钱　砂仁　苦葶苈　益智　连翘各三钱　甘遂四钱　椒目　桑白皮　枳壳　白牵牛炒半　木通　黑牵牛炒半　陈皮　青皮　泽泻　大黄炒，各五钱　槟榔　胡椒各一钱

上为末，醋糊丸如梧桐子大，每服五钱，空心五更嚼葱白汤下消上，次服橘皮送下消中，第三服桑白皮汤送下消下，倘有余肿，沉香汤送下，忌盐、酱。

消胀丸

木香　茯苓　厚朴　泽泻各一两　滑石　黑牵牛去头末，各六两

上为末，水丸如梧桐子大，每服五十丸，食前白滚汤送下。

遇仙如意丹

白茯苓　青皮　陈皮各一钱　石菖蒲　人参　白豆蔻　丁香　三棱　莪术　白术　砂仁　官桂　远志　木香各三钱　牵牛取头末炒，八两　山药　甘草各五钱　香附童便浸炒，五两

上为末，醋糊丸，如梧桐子大，每服一百二十丸，临睡白

滚汤送下，看老少虚实加减服。水臟每服三百丸，妇人月事不调，腹中有恶物，并宜服之，利后饮水一口即住，利后可服，甘露饮补之。

海金沙丸

沉香三钱　海金沙钱半　轻粉一钱　牵牛炒头末，一两

上为末，用独头蒜，丸如梧桐子大，每服三十四丸，空心用灯心木通汤送下。

中满分消散治中满寒胀

川芎　泽泻　黄连　人参　青皮　当归　生姜　麻黄　荜澄茄　柴胡　干姜各二钱　益智　半夏　茯苓　木香　升麻各三钱　黄芪　吴茱萸　草豆蔻　厚朴　黄柏各五钱

上分作十服，每服水二钟，姜三片，煎至八分，食前热服。

中满分消丸消中满热胀

人参　白术　甘草　姜黄各一钱　茯苓　生姜　砂仁各二钱　泽泻　陈皮各三钱　黄连　半夏　枳实各五钱　厚朴一两　黄芪一两二钱　知母四钱　猪苓一钱

上为末，蒸饼，陈米粉糊为丸，如梧桐子大，每服百丸，白滚汤送下。

禹余粮丸

蛇含石三两　针砂五两　禹余粮三两，同针砂炒

以上三味为主，其次量人虚实，入下项药。

木香　牛膝　蓬莪术　桂心　川芎　茴香　三棱　白蒺藜　羌活　茯苓　干姜　青皮　白蔻仁　陈皮　附子　当归各五钱

上为末，汤浸蒸饼为丸，如梧桐子大，每服五十丸，空心温酒下。

木香顺气丸

京三棱　石三棱　莱菔子　槟榔　半夏　白茯苓　陈皮　人参　鸡爪三棱各一两　白豆蔻　缩砂各半两　木香一两　黑牵牛取头末，五两

上为末，姜汁面糊为丸，如梧桐子大，每服五十丸，食后姜汤送下。

木香流气饮

半夏二两　香附子　厚朴　紫苏叶　青皮　甘草各一斤　蓬莪术　肉桂　丁香皮　槟榔　大腹皮　藿香叶　草果仁　木香各六两　白芷　赤茯苓　麦门冬　石菖蒲　干木瓜　人参　白术各四两　陈皮去白，二斤　木通去节，八两

上咬咀，每服四钱，水盏半，姜三片，枣二枚，煎七分，热服。

温中丸

白术二两　干姜　半夏各一两　细辛　胡椒各五钱

上为末，炼蜜丸如梧桐子大，每服五十丸，空心姜汤送下。

木香顺气汤 见诸气门

清热分消丸 见卷末

木香槟榔丸 见诸气门

大橘皮汤 见水肿门

涂脐膏 即取水法，见水肿门

四君子汤 见脾胃门

四物汤 见诸血门

抵当汤 见黄疸门

五苓散 见湿门

水肿门有二十八名

水气肿胀，与皮胀形症相似，治各不同，另立篇目。水气本于肾末于肺，肾病为浮肿，肺病为喘呼不得卧，诸脏皆可患水，故有十水之名。及论阳水、阴水，老少虚实，不可便用大戟、芫花、甘遂、巴豆之药，大利其水，暂取一时之效，水去则脾土愈败，临症详审，不致危殆也。

生脉三道

洪，大，实。

死脉四道

微，细，虚，小。

死症十二名

肚脐凸出死，缺盆平者死，虚者死，腹大脉实死，足心平者死，唇焦死，脚肿入腹死，手掌无纹死，背平死，腹起青筋死，肿从四肢后入腹者死，滑泻者死。

辨验水肿法

看验之法，在何部分，微肿先见于目下如卧蚕之状，颈脉动时，咳，股间寒，足胫肿，腹乃大，其水病已成，以手按肿处，随手而起，即此候也，湿肿气肿初起，颇相似，但以手按，或凹不即起者，湿也，水肿有湿热相兼，朝急暮宽，是气虚，朝宽暮急，是血虚，朝暮俱急，是气血俱虚。

禁法

禁食羊头、蹄肉，食之百无一愈；远音乐，远楼板房，断盐、酱、厚味。

治法

凡水肿，利小便，顺气，和脾，水自行。

凡少壮病肿，脉浮大，宜导去其水。

凡老弱病肿，脉微细，宜补中行湿。

凡腰以上肿者，宜发汗之。

凡腰以下肿者，宜利小便。

凡十种水肿并用神效丸。

一青水先从左胁肿起，根在肝 大戟；

二赤水舌根或脚跟肿起，根在心 葶苈；

三黄水从腰腹肿起，根在脾 甘遂微炒；

四白水从脚肿起，根在肺 桑白皮；

五黑水从外肾肿起，根在肾 连翘；

六玄水从面肿起，根在肾 芫花醋炒；

七风水从四肢肿起，根在胃 泽泻微炒；

八石水从肾肿起，根在膀胱 藁本；

九膏水从小腹肿起，根在小肠 巴豆去油；

十气水或盛或衰，根在腹 赤小豆。

取水法

地龙　猪苓去皮　针砂各一两

为细末，擂葱涎调成膏，敷脐中，约一寸高，绢帛束之，以小便多为度，一日两易。

涌水 肺移寒于肾

囊裹里浆或遍身肿满，按腹不坚，疾行则濯濯有声，或喘咳不定，服葶苈丸。

阳水

遍身肿，烦渴，小便赤，大便涩，脉沉数，服五皮散，磨入生松脂，不愈，再服疏凿饮。

阴水

遍身肿，不烦渴，大便溏，小便少，脉沉伏，服木香流气饮。

水在上_{肺病}

喘呼不得卧，服甘草麻黄汤。

水在下_{肾病}

跗肿腹大，服五苓散。

湿气似水

见湿门。

脚气似水

见湿门。

通身虚肿

见湿门。

湿热为水

湿热内甚，心腹胀，小便不利，大便滑泻，服大橘皮汤。

水气热胀

见痞满门。

脾肾俱虚发为水肿

四肢俱浮，心腹坚胀，小便不通，两目下肿，服复元丹。

男子阴肿

大如升，核痛，用马鞭草捣涂之。

女人阴肿

妇人阴户肿硬，用松实半斤剉碎炒热，布裹熨之，冷，再炒再熨。

脬囊肿

用五苓散水煎服，洗，再温再洗，仍与五苓散加灯心煎服。

浮肿

脾寒久不愈，传为浮肿，治宜祛寒益脾土渗湿。

遍身浮肿

肺气膈于膜，运行不得，脉浮，治宜调肺通气。

泄泻后通身肿似水

或胕肿或水气者，服茯苓汤。

脾胃湿盛伤冷似水

泄泻胕肿如水气者，服胃苓汤。

大橘皮汤

大橘皮两半　木香一钱　滑石六钱　槟榔三钱　猪苓　泽泻
白术　桂枝各五钱　茯苓一两　甘草二钱

上分作六服，每服水二钟，煎至一钟服。

五皮散

五加皮　地骨皮　大腹皮　茯苓皮　生姜皮各二钱半

上水二钟，煎至一钟，食远服，忌生冷油腻坚硬之物。一
方去五加皮，加陈皮、桑白皮。

神助丸 治十种水气，面目、四肢浮肿

黑牵牛头末　泽泻各二钱　猪苓　椒目各二钱半　葶苈五钱

上作二服，每服水二钟，葱白三根，煎至一钟，入酒半盏，
清早向东立服，如人行十里，又以浆水葱白煮稀粥，候葱烂，
入酒五合，量人所饮多少，须服一升，自早至午，当利小便三
四升，大便微利，喘定肿减，隔日再服。

十水丸

远志　椒目　肉豆蔻　菖蒲一寸九节　羌活　大戟各一两
猪苓　干葶苈　白牵牛头末　泽泻各五钱

上为末，面糊为丸，如梧桐子大，每服三十丸，食前米汤

送下。

葶苈丸

干葶苈　黑白牵牛半生半炒　白术各五钱　羌活　桑白皮　赤茯苓　汉防己　陈皮　泽泻　郁李仁汤泡去皮米炒紫色另研，各三钱

上为末，炼蜜为丸，如梧桐子大，初服十丸，加至三十丸，空心晚间食前陈皮汤送下，一日服二次，以利为度。

敷药

大戟　芫花　甘遂　海藻各等分

上为末，醋面和药，摊绵纸上，先用甘草口内嚼，后用此药贴肿硬处，以布裹住。

甘草麻黄汤

麻黄四两　甘草二两

上咬咀，每服三钱，水一钟煮麻黄，再滞后入甘草，煎七分，取汗，慎冒风，老人、虚人不可轻用。

茯苓汤

黄芩钱半　当归二钱　肉桂　甘草各二分半　猪苓　茯苓各三分　泽泻五分　芍药七分半　苍术　柴胡　生甘草　升麻各一钱

上作一服，水二煎一热服。

木香流气饮见鼓胀门

胃苓汤胃即平胃散，苓即五苓散

疏凿饮见卷末

五苓散见湿门

复元丹见末卷

咳嗽门 有五十七名

咳者，无痰有声，是肺气伤而不清；嗽者，无声有痰，是脾湿动而生痰。咳嗽者，有痰有声，因伤于肺气，又动于湿也。凡有痰者，寒少热多，咳嗽始关于肺，终则聚于胃，使人多涕唾，五脏咳嗽不已，传之于六腑，六腑咳嗽不已，面浮气逆，遂成水肿，而不救也。

生脉 二道

浮，软。

死脉 五道

小，沉，伏，大，坚急。

不治症 九名

干咳嗽，肺胀嗽，肺痈嗽，肺痿嗽，多房室，多性躁，多怒，多忧，多思。

死症 六名

水肿，形脱，热不去，腹胀，呕，泻。

治法 开后

日夜嗽

是六腑气乘或外邪日夜无度，嗽不得安卧，服紫金散。

五更多嗽

胃中有食积，至此时，火气流于肺，诸邪或痰皆然，用药与上半日多嗽相同。

上半日多嗽

胃中有火，有食积痰，服贝母、石膏、黄连。

下半日多嗽

属阴虚，即痨嗽，服四物汤为主，加知母、黄柏。

黄昏多嗽

是火气浮于肺，不可用寒药，用滋阴药加五倍子、五味子、诃子之类，饮而降之。

喉哑嗽

是寒包热，此言乍感邪而嗽，治宜散寒祛热。

声嘶嗽

血虚受热，服四物汤加青黛、沙参、桔梗、紫菀。

语声不出嗽

诸咳嗽喘急，语言不出，服人参散，年久多服见效，杏仁煎。

又内外夹邪，语声不出，服天门冬丸。

肺破嗽

嗽出，声音觉破锣声，唾血，服阿胶散。

干咳嗽

有痰郁火邪在肺，用补阴降火药加桔梗开之，如瘦人腠理疏，多汗，血液少而为燥热，故多成痨，有声无痰也，治宜降火补水。

肺痈嗽

咳，口中辟辟燥，咳，胸中隐隐痛，曰肺痈，服桔梗汤。

肺痿嗽

心火克肺，咳，口中有浊唾涎沫，胸膈痞满，咽嗌不利，名曰肺痿，服人参平肺散。

肺胀嗽

咳，动喘满，气急息重，名曰肺胀，或左或右，不得睡，此夹瘀血凝气而嗽，用四物汤加桃仁、诃子、青皮、竹沥。凡人发喘而嗽，必为肺胀，欲作风水症，汗之则愈。

虚嗽

肺气虚或久嗽，用五味子、款冬花、紫菀、马兜铃。

脾肺虚寒嗽

服参苏饮。

脾胃虚寒嗽

喘急坐卧不安，服人参清肺汤。

气血虚嗽

发寒热，自汗，喘急，痰涎，服宁肺汤。

实嗽

肺气壮实，或有火邪，用黄芩、天花粉、桑白皮、杏仁。

上盛下虚嗽

膈壅痰实，喘，嗽，咽干不利，服降气汤。又方：加减泻白散。

久嗽

嗽如面浮者，服滴油散。

风入肺或积痰于肺脘中或夹湿，用雌黄丸。

多年不已，常自汗，服药不效，服宁肺散。

劳嗽

或左或右，止可一边眠卧，转一边嗽甚，不得卧。盗汗出，兼痰多，作寒热，服补肺汤。

老人嗽

久嗽不已，睡卧不得，服杏仁煎。

伤风嗽

咳嗽声重，身热头疼，恶风自汗，日夜嗽，服消风百解散或橘苏散。

伤寒嗽

头疼身热，鼻塞无汗，恶寒，烦躁不渴，服麻黄汤。

又因形寒饮冷或冬月坐卧湿地，或胃风冷秋冬水中感之，嗽急而喘，亦服前汤。

伤冷嗽

因冷雨水淋身嗽，用喝药。

伤暑嗽

烦热引饮，面垢自汗，或吐涎沫，声嘶咯血，服黄连香薷饮。

中暑嗽

身热自汗，肺虚，服清暑益气汤。

伤湿嗽

骨节烦疼，四肢重著，洒淅，服白术汤或五苓散。

伤燥嗽

咳嗽不已，胸膈疼痛，唾中有血，皮肤干燥，细疮痒，大便秘涩，涕唾稠黏，服五味子散。

伤火嗽

有声有痰，面赤，火邪在中，咳喘上壅，涕唾出血，甚则七窍皆出，服黄连解毒汤。

伤热嗽

喘急，面赤，潮热，手足寒，服加减小柴胡汤。

寒热嗽

肺经寒热不调，痰涎不已，服八味款花散。

寒热往来嗽

寒热往来，肺气不利，嗽喘满，痰涎盛，喉中呷呷①，服

---

① 呷呷：象声词，鸭叫声。

款花散。

肺嗽

嗽时发喘息有声，甚则唾血，服麻黄汤。

心嗽

喉中如梗状，甚则咽肿喉痹，服桔梗汤。

脾嗽

上胁下痛，痛引肩背，甚则不可动，动则咳极，服升麻汤。

肝嗽

两胁下痛，痛甚不可转侧，两胁下满，服小柴胡汤。

肾嗽

腰背相引，痛甚则咳涎，服麻黄附子细辛汤。

胃嗽

嗽时呕，呕甚长虫出，服乌梅丸。

胆嗽

呕苦水如猪胆汁，服黄芩半夏生姜汤。

大肠嗽

嗽则遗尿，服赤石脂禹余粮汤。

小肠嗽

嗽时矢气，服芍药甘草汤。

膀胱嗽

嗽则遗溺，服茯苓甘草汤。

三焦嗽

因前五脏嗽不已传六腑，六腑咳不已传三焦。

腹满不欲食，多涕唾，面浮肿，气逆，服异功散。

气逆散

嗽时气上喉中，如水鸡声，服射干麻黄汤。

七情嗽

喜怒忧思悲恐惊或因一件成嗽者,七气汤。

饮食嗽

饮酒过度,煎炒辛热伤肺,咽痒痰多,喘息,胁痛不得安卧,服紫菀汤。

喘嗽

肿满欲变水气者,服白术木香散。

痰嗽

停痰留饮,胸满,头目眩,服和中化痰丸。

嗽时面青脉弦,四肢满,小便涩,多怒,服青州白丸子。

嗽时面赤,脉洪,烦热,心痛口干,服滚痰丸。

嗽时面黑,脉沉,小便急痛,足寒,服温中丸。

嗽时面黄,脉缓,肢体沉重,嗜卧,腹胀,服白术丸。

嗽时面白,脉涩,气上喘促,洒淅寒热,喜悲不乐,服玉粉丸。

嗽时发热,吐泻,用黄连(炒)、瓜蒌仁、甘草各半两,白芍药(炒)二两,滑石、半夏各一两,姜汁糊为丸。

治法

凡咳嗽须分五脏六腑,有声有痰无声无痰新久老幼虚实,杂病外感。

凡咳嗽须分四时、五更、上半日、下半日、黄昏、日夜。

凡嗽而无声有痰者,用半夏、五味子、白术、防风、松实、甘草。

凡嗽而有声无痰者,用生姜、杏仁、升麻、五味子、防风、桔梗、甘草。

凡嗽而有声有痰者,用白术、半夏、五味子、防风,久者,加茯苓、阿胶。

凡喘嗽或肥人脉细，气弱少食，有汗者，用苍术调中汤加黄芩、苏梗，痰加半夏、瓜蒌仁、贝母。

凡肺虚喘嗽，懒倦，不食不睡，自汗发热，脉洪大虚沉细，用补中益气汤加五味子、知母、麦门冬，汗多去升麻、柴胡，喘嗽甚，加桑白皮、地骨皮。

凡肺实喘嗽，或火邪，治宜泻肺抑火。

凡新嗽治宜劫。

凡久嗽治宜收敛。

凡杂症嗽随症用药。

凡外感嗽治宜发散。

凡嗽春，是春升之气，用二陈汤加杏仁、知母、五味子、川芎、白芍药、麦门冬、炒黄芩。

凡嗽夏，是夏火炎上，最重润肺益肝，用二陈汤去半夏，加杏仁、五味子、桔梗、桑白皮、知母、黄芩、麦门冬、石膏。

凡秋嗽，是湿热伤肺，用二陈汤去半夏加杏仁、桔梗、五味子、桑白皮、黄芩、栀子、苍术。

凡冬嗽，是风寒外束，用二陈汤加桔梗、麻黄、杏仁、桂枝、生姜、防风，头痛鼻塞，加藁本、川芎。

凡嗽胁痛，用二陈汤加南星、香附、青皮、白芥子、姜汁。

凡嗽心烦，用六一散加辰砂。

凡嗽寒热交作，用小柴胡汤加知母。

凡嗽呕吐喘促，用泻白散加青皮、五味、茯苓。

凡热嗽，胸满，用小陷胸汤。

凡气血俱虚，嗽吐血，用八物汤加知母、麦门冬、阿胶、紫菀。

凡失音咳嗽，用润肺散，诃子、五味子、五倍子合粉蜜调，噙化。

凡夜多嗽，是风寒郁热在肺，用三拗汤加知母。

脉浮大有热，加黄芩、生姜。

凡遇冬便嗽，是寒包热也，用桔梗、麻黄、陈皮、防风、紫苏、木通、黄芩。

凡肺虚受风寒，兼内因，过度咳嗽，恶风，用人参四钱，麻黄一钱半，连根节二三贴愈。

凡腹痛，中脘冷气嘈杂，肠鸣，吐清水，胁肋急胀，用二陈汤加细辛、桂枝、桔梗、芍药。

凡酒嗽用青黛、瓜蒌仁去油，蜜丸，噙化。

凡人壮实，好酒，脉实数，嗽者，用凉膈散。

凡痰多喘嗽，用白术、苍术、半夏、香附、杏仁各一两，黄芩三钱，姜汁糊丸。如痰积，非青黛、瓜蒌仁不除。

凡干咳嗽，乃痰郁火邪在肺，用桔梗开之，用补阴降火药不止，成痨，须用倒仓法。

凡用劫嗽药，五味子五钱，五倍子、风化硝各一钱，甘草二钱半为末，蜜丸，噙化。

凡新久诸嗽用劫药，自胸膈下塞停饮至脏腑，用知母、贝母各一两为末，巴豆三十粒，去油，另研入二药和匀，每用四五分，姜三片，两面蘸药末，对合细嚼咽下，次早下一次，即温补之，小儿用药末二三分。

凡病久嗽，属虚，属郁，气虚用四君子汤，血虚用四物汤，并开郁，用川芎、贝母、杏仁去皮尖，沙参、白茯苓各一钱，橘红、五味、甘草（炙），以上之药为主，四时随症加减，服此则治久虚嗽之法也。

凡食积嗽，食积成痰，用香附、瓜蒌仁、滑石、半夏曲、山楂肉、枳实、黄连（姜汁炒）为丸服。

凡咳嗽见血，多是肺受热邪，忌用人参甘温之药。气虚嗽出血者，不在禁限。

凡先咳嗽而后有痰者，治嗽为重，消痰次之。

凡先有痰而后嗽者，治痰为重，宁嗽次之。

凡酒色过度，损伤肺肾，咳嗽吐痰血，服参芪甘温之药则病日增，服之过多则死。

凡用杏仁，泻肺气，散风热，然性实有热，因于寒者，用之得宜，肺虚久嗽，一二服劫止。

凡用桑白皮，泻肺气，然性不纯良，用之多者宜戒。

凡用瓜蒌仁，秘汗，补肺润肺，能下气，胸有痰，肺受火，逼失降下，今得甘缓润下之功，痰自降，治嗽良药也。

凡用诃子，味酸苦，有收敛降火之功。

凡用五味子，收肺气补五脏，津液虚火热，必用之。

药但有南北之分，用南五味发散风寒，用北五味生津液止渴，此药不可轻用，恐阻邪气在内，必先发散，后用之可也。

凡用半夏、南星，口燥咽干不可用。

凡用马兜铃，能去肺热，补肺。

凡用生姜，味辛能发散。

射干麻黄汤

射干 细辛 款冬花 紫菀各一钱半 麻黄 生姜各二钱 半夏二钱半 五味子一钱

上大枣二枚，水二钟，煎七分，作一次服。

白术木香散

白术 猪苓 甘草 泽泻 茯苓各半两 木香 槟榔各三两

陈皮二两　　桂枝二钱

上为末，每服五钱，姜一片，水煎服。

五味子汤

五味子、桔梗、紫菀、甘草各二钱，生地、桑皮各半两，竹茹三钱，续断二钱

上分作二帖，用水二钟，煎七分服。

加减小柴胡汤

柴胡　半夏　黄芩　五味子　干姜　甘草各等分

上用水煎服。

加减泻白散

桑白皮一两　地骨皮七钱　陈皮　五味子　青皮　白茯苓　人参各五钱

上分作八服，每服用水煎服，入粳米二十粒。

宁神散

粟壳一两，醋炒　乌梅半两

上为末，每二三钱沸汤调下。

补肺汤

桑白皮　熟地各二两　川五味　人参　紫菀　黄芪各一两

上为末，每服二钱，水煎入蜜少许服。

白术丸

南星　半夏各一两　白术一两半

上为末，汤浸蒸饼为丸，如梧桐子大，每服五六十丸，姜汤下。

玉粉丸

南星　半夏各制一两　陈皮去白，一两

上为末，汤浸蒸饼为丸，每服三四十丸，人参姜汤下。

黄芩加半夏生姜汤

黄芩　生姜各三钱　甘草　芍药各二钱　枣二个　半夏半合

上用水煎服。

桔梗汤

苦桔梗三钱　甘草六钱

上用水煎服。

芍药甘草汤

芍药　甘草各四两

上用水煎服。

升麻汤

升麻　白芍药　甘草各二钱　葛根三钱

水煎服。

乌梅丸

乌梅三十个　细辛　附子　桂枝　黄柏各六钱　干姜　黄连一两半　当归　蜀椒各四钱

上酒浸乌梅一宿，去核，煮之与米饭捣如泥，和诸药末，相得加蜜为丸，如梧桐子大，每服三十丸，用白汤送下。

麻黄汤

麻黄三钱　桂枝二钱　甘草一钱　杏仁十个

水煎服。

赤石脂禹余粮汤

赤石脂　禹余粮各二两，打碎

上用水煎服。

麻黄附子细辛汤

麻黄　附子　细辛各一钱

上用水煎服。

茯苓甘草汤

茯苓二钱　桂枝二钱半　生姜五六片　甘草一钱

水煎服。

异功散

人参　茯苓　白术　甘草各等分

上为粗末，每服二三钱，入姜、枣，水煎服。

华盖散

麻黄　紫苏子　杏仁　赤茯苓　桑皮　橘红各一钱半　甘草一钱

上用水二钟，生姜五片，红枣一个，煎至一钟，去滓，不拘时服。

橘苏散

橘红　紫苏叶　杏仁　五味子　半夏　桑白皮　贝母　白术各一钱半　甘草七分半

上用水二钟，生姜五片，煎至一钟，不拘时服。

白术汤

白术三钱　白茯苓　半夏　橘红各二钱　甘草　五味子各一钱

上用水二钟，生姜五片，煎至一钟服。

麻黄汤

麻黄不去节　杏仁不去皮　甘草生用　荆芥穗　桔梗各三钱

上用水二钟，生姜三片，煎至一钟，食远服。

咽喉痛者，煎热后，加朴硝少许。

和中化痰丸

良姜　青皮　干姜　陈皮各半两

上为细末，醋煮，面糊为丸，如梧桐子大，每服五十丸，食后用米汤饮送下。

人参清肺汤

人参　阿胶　杏仁　罂粟壳　知母　乌梅　桑白皮　甘草
地骨皮各一钱

上用水二钟，入红枣一个，煎至一钟，食远服。

八味款花散

款冬花　紫菀　五味子　甘草各一钱半　麻黄　桑白皮　杏
仁各一钱

上用水二钟，煎一钟。入黄蜡一块如皂角子大，食后服。

降气汤

紫苏子　川芎　细辛　当归　白茯苓　厚朴　陈皮　前胡
半夏曲　甘草各一钱

上用水二钟，生姜五片，紫苏五叶，同煎至一钟，去滓食
后服。

桔梗汤

桔梗　贝母　薏苡仁　桑白皮　当归　枳壳　防己各一钱
瓜蒌仁一钱　甘草节　杏仁　百合蒸，各半钱　黄芪一钱半

上用水二钟，生姜五片，煎一钟。不拘时服，大便秘加大
黄，小便少加木通。

紫菀汤

紫菀　款冬花　百合　杏仁　阿胶　贝母　半夏　蒲黄
经霜桑叶各一钱　犀角　人参　甘草各七分半

上用水二钟，生姜五片，煎至一钟，食后服。

杏仁煎

杏仁　胡桃肉各等分

上共碾为膏，入炼熟蜜少许和丸，如弹子大，每服一丸，

食后细嚼生姜汤送下。

人参平肺散

人参　青皮　天门冬　地骨皮　陈皮　甘草各一钱　知母一钱半　桑白皮二钱　五味子三十粒

上用水二钟，生姜五片，煎一钟，食远服。如热加黄芩、紫苏、半夏各一钱。

宁肺汤

人参　当归　熟地黄　五味子　白术　川芎　白芍药　麦门冬　桑白皮　茯苓　甘草各一钱　阿胶一钱半

上用水二钟，生姜五片，煎至一钟，食后服。

人参散

人参　知母　贝母　马兜铃　麻黄　杏仁生用　半夏各一钱半　天仙藤一钱

上用水二钟，乌梅一个，蜜一匙，煎至一钟，临睡服。

紫苏饮子

紫苏叶　五味子　青皮　桑白皮　杏仁　麻黄　陈皮　半夏　人参　甘草各一钱二分

上用水二钟，姜三片，煎一钟，食后服。

款花散

款冬花　桑白皮　半夏　知母各十钱半　贝母　阿胶　麻黄各三钱　杏仁　甘草各二钱

上作二贴，每用水二钟，姜三片，煎七分，不拘时服。

杏仁煎 治嗽失音

杏仁二两　生姜汁　蜜糖各一两半　桑白皮　贝母　木通各一两　紫菀　五味各一两

上剉碎，用水三升，熬至半升，去滓，入前杏仁等四味，再熬成膏，每服一匙，含化。

青州白丸子

大半夏　白附子　天南星　川乌　天麻　全蝎各等分

上为末，用生姜自然汁煮，面糊和为丸，如梧桐子大，每服三十丸，食后用热水送下，瘫痪风用温酒送下，日进三服，常服永无风痰膈壅之疾，小儿惊风服二十丸，用薄荷汤化下。

滴油散

上以直蛤粉一味，新瓦炒令通赤，地上令出火毒，拌青黛少许，同酸齑①水滴麻油数点服即愈。

紫金散

天南星　白矾　甘草各半两　乌梅肉二两

上为粗散，用慢火于银石器内炒，令紫色，放冷，研为细末，每服二钱，临卧时身体入铺卧，内用酸齑①汁七分温汤三分，令稍热，调前药末服之，咽下便仰卧低枕，想药入于肺中，须臾得睡，其嗽立止。

治久咳嗽

上以蝙蝠，去头，烧令焦，为细末，每服二钱，不拘时米汤调下。

天门冬丸

天门冬　紫菀　百合　杏仁　贝母　麦门冬　人参　半夏　桔梗　桂心　阿胶　橘皮　甘草　生干地黄各三两

上为细末，煮糯米粉与黄蜡一两成粥，更入蜜，再熬匀，和前药末，丸如樱桃大，每服一丸，同生姜细嚼下，嗽时服，咳嗽脓血者服之大效。

---

① 酸齑：切成细末的咸菜。

阿胶散

阿胶二分　天门冬　北五味　生地黄　人参　茯苓各一分
白及二分

上除白及别为细末，余药每三钱一大盏，入蜜五匙，临熟
入白及末少许，食后温服。

款花散

上用款冬花一斤晒干为末，到夜上床睡，如烧香一般，置
香炉于布帐中，烧烟起，吸烟入口则咽之，不吸亦可。若泪干
口燥，用冷茶呷之，重嗽数日见效。

三奇散

款冬花　物耳草各一两　熟地黄二两

俱为末，香炉中烧之，用纸作筒子，一头大，一头小，大
头安在香炉上，以口含小头，吸烟尽为度，以冷茶吸之，如有
涎唾之，两服除根。

参苏饮

木香　紫苏叶　人参　干葛　半夏　前胡　茯苓各七钱半
枳壳　桔梗　甘草　橘红各半两

上咬咀，每服四钱，水半盏，姜七片，枣一枚，煎六分，
去滓，不拘时服，以气盛者，去木香。

三拗汤

甘草　麻黄不去节　杏仁不去皮尖，各钱八分

上咬咀，用水一盏，姜五片，煎服，以得汗为愈。

园参饮子

人参　紫菀茸　款冬花　阿胶　百合　细辛　杏仁　天门
冬　半夏　五味　经霜桑叶各一两　甘草半两

上咬咀，每服四钱，水盏半，姜五片，煎七分，食后温服。

温中丸

白术二两　干姜　半夏各一两　细辛　胡椒各五钱

上为末，炼蜜丸如梧桐子大，每服五十丸，空心姜汤送下。

七气汤

半夏五两　厚朴　桂心各三两　人参一两　茯苓　白芍各四两　紫苏叶　橘皮各二两

上㕮咀，每服四钱，水一盏，姜七片，枣一枚，煎五分，空心热服。

凉膈散

大黄　朴硝　甘草各钱半　连翘一钱　栀子　黄芩　薄荷各二分半　淡竹叶五片

上用水一盏，煎至八分，去粗，入蜜一匙，和匀服。

消风百解散

荆芥　白芷　陈皮　麻黄　苍术　甘草各等分

上用水二钟，生姜三片，煎八分服。

黄连解毒汤 见火门

小陷胸汤 见伤寒门

苍术调中汤 开末卷

小柴胡汤 见热门

补中益气汤 见脾胃门

二陈汤 见痰饮门

黄连香薷饮 见暑门

滚痰丸 见痰饮门

姜桂丸 开末卷

清暑益气汤 见暑门

雌黄丸 开末卷

八物散即四君子汤、四物汤

六一散见痢疾门

四物汤见诸血门

五苓散见泄泻门

倒仓法开末卷

喝药开末卷

喘门附哮共二十名

火热动于上，喘急乃作，属肺主之，又曰诸气上而不行，升而不降，痞塞膈中，气道奔迫，喘息有声也，有风寒湿邪气干肺作喘者，有喜怒气郁而生痰作喘者，有脾肾俱虚不能摄养一身之痰而喘者，有脾湿肿满水气乘肺而喘者，有阴血虚少而上喘者，名虽不同，而病皆出于肺，治宜滋阴养血。外感喘者，祛散之；内之气郁而喘者，以顺气为先；肾虚喘者，宜温补；痰盛喘者，当以疏导。临期消息，治之无不愈矣。

生脉一道

脉滑，手足温。

死脉一道

脉涩，四肢冷。

难治症二名

产后发喘，四肢冷兼脉涩。

辨验喘法

喘与胀两症相因，必皆小便不利，喘病则变胀，胀病必变喘，但要识得标本先后，先喘而后胀者，肺主之，先胀而后喘者，脾主之。

肺邪而上喘，则失降下之令，故小便渐短，以致水溢皮肤而生肿满，此则喘为本，肿为标，治当清肺降气为主，行水次之，肺病用燥脾之药，喘反甚。

脾受伤不能制，水湿行浸肌肉，水既上溢，则邪反侵肺气，不得降而生喘，此则肿为本，喘为标，宜实为主，清金次之，脾病用清肺之药，则脾寒胀甚。

治法

凡治喘须分虚实新久。久病是气虚，用阿胶、人参、五味子补之；新病是气实，用桑白皮、葶苈泻之。

凡喘，降气化痰为主。

凡喘，火炎上者，降心火清肺金。

凡喘，阴虚兼痰喘者，宜四物汤加枳壳、半夏。

凡有痰，亦短气而喘，用导痰千缗汤。

凡上气喘而躁者，是肺胀，欲作风水症，汗之则愈。

凡喘不得卧，卧则喘甚，用神秘汤。

凡久喘未发时，扶正气为主，已发攻邪为主。

凡喘急甚，火盛故也，宜温药劫之，后因痰治痰，因火治火。

凡喘急有风痰者，用千缗汤。

凡食积壅滞气喘者，用半夏、瓜蒌仁（去油）、神曲、炒山楂肉、姜汁竹沥为丸，白汤下。

凡忧虑多痰喘者，用四物汤加半夏、陈皮、甘草。

凡喘气实，服参芪药过多，用三拗汤泻之。

凡热痰暴喘将死者，用大黄、黑牵牛（炒）各等分为末，蜜丸服二钱。

凡伤风寒喘者，用三拗汤。

凡肺胀，喘急声哑，痰壅，用大黄、白牵牛（半生半熟）、槟榔各等分为末，每服二钱，水下涎多，加腻粉少许，下涎为度。

风寒冷湿发喘

服华盖散。

伤风发喘

服麻黄散。

伤寒发喘

见伤寒门。

肺气上喘

服人参定喘汤。

肺气不利发喘

服团参汤。

肺气不足发喘

服人参润肺汤。

肺壅有脓发喘

服消脓饮。

脾胃不和发喘

服分气紫苏饮。

邪入六腑发喘

身热不得卧，治宜发表。

虚阳上攻发喘

服苏子降气汤。

酒热上攻发喘

服五苓散去薄桂加黄芩、干葛。

饮食煎煿发喘

服葶苈散加黄连。

痰喘

痰喘不得卧，人扶或倚靠可坐，服千缗汤。

七情郁结发喘

服四磨汤。

堕跌惊恐发喘

服杏仁散。

年久发喘

服安神散。

哮病

大率主痰，戒服凉药，要淡薄滋味，药中多用醋，治宜用吐，虚人不可吐，须带散表药。

治哮年深时作时止

用雄猪肚一个，入杏仁四两，线缝，醋三碗，煮干，取出，先食肚，次以杏仁，新瓦上焙，捻去皮，旋食永不发。又方：用猫儿头骨烧灰，酒下一服即止。

哮喘

壮实人遇秋冬发者，用大承气汤。

哮喘

遇厚味发者，用萝卜子淘净蒸熟晒干为末，姜汁糊丸，如秫大，每服三十丸，津咽下。

神秘汤

人参　桑白皮　木香　茯苓　紫苏　陈皮各等分

上水二钟，姜三片，煎八分服。

补中益气汤

升麻二分　黄芪一钱　甘草五分　苍术四分　柴胡　橘皮各一分　木香一分　人参五分

上用水二钟，煎八分，食前热服。

定喘丹

杏仁另研　马兜铃　蝉蜕洗去上并足翅炒，以上各一两　砒二钱，煅，别研

上为末，蒸枣肉为丸，如菜子大，每服六七丸。临睡用葱茶清放冷送下，忌热物半日。

消脓饮

南星　半夏　生地黄　知母　川芎　防风　贝母　桑白皮　阿胶　射干　桔梗　薄荷　天门冬　杏仁　紫苏　白芷　乌梅　白及各等分　甘草减半

上每服一两，水二钟，生姜五片，煎至一钟，食后服。

安神散

粟壳蜜炒　人参　陈皮各三钱　甘草一钱半

上为末，每服一二钱，食后乌梅汤调服。

加味控涎丸

大戟　芫花　苦葶苈　甘遂各三钱　牵牛一两，头末　巴豆一钱

上为末，滴水和丸，如粟米大，每服三丸，茶清下，汤亦可。

千缗汤

半夏七个泡七次，每个切作四片　皂角一寸，去皮炙　甘草节一寸

上作一服，用水一钟，生姜如指大一块煎至半盏，服数贴瘥。

加减泻白散

青皮二两　桑白皮一两　地骨皮　知母　陈皮　桔梗各半两

甘草各三钱

上剉如麻豆大，每服半两，水二钟，煎至一钟，食后温服，数贴愈。

麻黄散

麻黄　款冬花三钱　杏仁一钱半　肉桂二钱四分　诃子肉一钱　甘草一钱

上作二帖，每贴水二钟，茶一钱，煎至一钟，食前服。

葶苈散

甜葶苈　桔梗　瓜蒌仁　桑白皮　苡仁　葛根各钱半　甘草一钱

上水二钟，加升麻一撮，生姜五片，煎至一钟，食后服。

人参定喘汤

人参　半夏曲　五味子　瞿麦壳　麻黄　阿胶　甘草各一钱　桑白皮二钱

上用水二钟，生姜三片，煎至一钟，食后服。

团参散

紫团参三钱　紫菀茸三钱　款冬花二钱

上用水二钟，乌梅一个，煎至一钟，食远服。

杏仁散

杏仁　大腹皮　人参　橘红　槟榔　白术　诃子肉　半夏　桂心　紫菀　甘草　桑白皮各一钱

上用水二钟，姜三片，紫苏七叶，煎至一钟，去滓，不拘时服。

四磨汤

沉香　槟榔　人参　天台乌药

上各浓磨水共取七分，煎三五沸，不拘时服。

人参润肺汤见咳嗽门

华盖散见咳嗽门

苏子降气汤方见气门

五苓散见泄泻门

分气紫苏饮方见气门

四物汤见诸血门

大承气汤见脾胃门

三拗汤见咳嗽门

暑门 有十四名

炎暑之气，在天为热，在地为火，在人脏为心，且暑者，相火行令夏月，人感自口齿而入，先着于心，伏三焦肠胃之间。凡中之者，其热伤气而不伤形也，乃六淫中无形之火，五行中有形之水，制之则轻如痁疟夏之病，重则面垢发渴昏不知人，或吐或泻，或眩晕顽痹，至甚瞀闷懊侬而死，每岁夏令，天道气虚，人身肖天地，岂不虚乎？故孙真人用人参、五味子、麦门冬，名曰生脉散，当此之时，而服也。益金水以御火土之旺，又令人夏食寒以扶阴气，养其阳也。每夏阳气浮于肌表，散于皮毛，腹中之阴气实而阳气虚矣。洁古治暑分伤暑中暑，最为切当，暑热之时，无病之人在高堂大厦乘风纳凉，静而得之，名曰中暑，行人农夫日中劳役，动而得之，名曰中热，寒邪伤形，暑热伤气，若元气虚极受病有一时不能救者，与伤寒阴毒顷刻害人无异。人之元气虚实不同，治之法，岂可执一者也。

总脉

脉浮大散兼恶臭，身热烦心痛为正邪。

伤暑，脉虚，兼身热，是为贼邪。

死症六名

中热脉弦细芤迟，其症发热恶寒，身重疼痛，毛耸，手足冷，口开齿燥死，五脏中热死。

伤暑服燥热药致发斑、发黄，小便不通，闷乱死。伤暑服冷药死。

面垢发渴，昏不知人，或吐或泻，或眩晕顽痹死，闷瞀懊恼者死。

辨验暑症法

暑症，其脉虚，其症头疼，口干面垢，自汗，倦怠少气或背寒恶热。

治法

凡暑病，道途无汤药，即以热土熨脐中，仍使更换热土，不可移在冷地上卧。

凡觉中暑，急嚼生姜一大块，水送下。如已迷闷，嚼大蒜一大瓣，水送下，如不能饮水，研灌之立醒。

凡夏月暑症不可服燥热药，致斑毒发黄，小便不通，闷乱而死。

凡伤暑切不可服冷药，服之则死。

凡暑病须分伤暑中暑、伤热中热。

凡暑症宜清心利小便甚妙，如自汗不可利小便，宜白虎汤清解之，次分表里症。表症必头疼恶寒，服双解散加香薷。

凡暑症在半表半里，泄泻烦渴，饮水吐逆，以五苓散治之，热甚烦渴，益元散治之，若表里热甚，半夏解毒汤。开卷末

凡虚弱老人冒暑，脉微，下利渴而喜温或厥冷，不省人事，宜竹叶石膏汤加熟附子一片，冷饮。

凡暑症用黄连香薷饮、清暑益气汤、五苓等汤，夹痰加

南星。

如肥白人或元气虚者加人参。

如微热，食不知味，清暑益气汤。

如倦卧脚弱，精神少，头痛，恶热，燥大渴，有汗，服白虎汤加人参。

如暑病，头痛恶寒，拘急，肢节疼，无汗，服大顺散或白虎汤加苍术主之。

如气虚，身热，少食，自汗，脉细弱，或洪大，服补中益气汤加麦门冬、五味子、知母。

中暑

富贵者在高堂大厦，乘风纳凉，名曰中暑，头疼恶寒，身体拘急，肢节疼痛，烦心，肌肤火热无汗，服大顺散。

中暑

行人农夫劳役，名中热，其症头痛，发燥热，恶热，肌肤大热，大渴欲饮，汗大出，无气以动，服苍术白虎汤。

暑伤肺

喘满痿躄，服六和汤。

暑伤心

噎闷昏不知人，服龙须散加香薷。

暑伤脾

昏睡不觉，服人参益气汤。

暑伤肝

眩晕顽痹，服枇杷叶散。

暑伤肾

消渴，服桂苓甘露饮。

以上五脏伤暑则病，中热则死，治之切不可用冷药，唯宜温养，得冷则死。

暑伤脾胃

怠惰嗜卧，四肢不收，精神少，两脚软，早晚痿，日高之后热如火，乃脾胃俱虚，服十味香薷饮。

暑伤心包络

其脉虚，外症头疼，口干，面垢，自汗，倦怠少气，或背恶寒恶热，气甚者迷闷不省，为霍乱，为霍为泻痢，痰滞呕逆，为发黄生斑，若其脉虚浮，暑兼风邪，名曰暑风，服黄连香薷饮加羌活。

暑伤血

四肢倦，精神少，懒动作，胸膈气促，肢节沉疼，或气喘身热，烦，心下膨痞，小便黄少，大便溏频，或利黄沫，或如泔色，或渴，或不渴，不思食，自汗，体重，或汗少，此乃血病气不病，服清暑益气汤。

暑风

夏月卒风不省人事，夹火夹痰，用二陈汤加黄连，实者可用吐法。

伤暑老人虚人素弱人

其脉微，其证下利渴，喜温，厥冷，不省人事，服竹叶石膏汤加熟附子半个，冷饮次服五苓散。

阴虚热厥

四肢如在火中，腹中有热，服竹叶石膏汤。

气虚寒厥

四肢寒冷，腹中有寒，服黄连香薷饮减去黄连。

桂苓甘露饮

桂　人参　藿香各半两　茯苓　白术　甘草　葛根　泽泻

石膏　寒水石各一两　滑石二分　木香一钱

上为末，每服三钱，白滚汤送下。

人参益气汤

黄芪八钱　甘草七钱　人参五钱　升麻二钱　五味子一百四十粒　白芍药三钱　柴胡二钱半

上作四帖，水二钟，煎七分服。

大顺散

甘草　干姜　杏仁　桂各等分

上先将甘草白砂炒，次入姜，下杏仁炒节去砂，静合桂为末，每服二钱，白汤调下。

清暑益气汤

黄芪　升麻　苍术各一钱　人参　白术　神曲　陈皮各五分甘草　黄柏　麦门冬　当归各三分　干葛二分　五味子九粒　泽泻五分　青皮二分

上水二钟，煎八分服。

六和汤

砂仁　半夏　杏仁　赤茯苓　人参　藿香　香薷　厚朴白扁豆　木瓜　甘草各等分

上水二钟，煎至八分，不拘时服。

竹叶石膏汤

石膏五钱　麦门冬　人参各二钱　甘草五分　半夏一钱五分

上用水二钟，姜三片，青竹叶十四片，粳米一撮，煎至一钟，不拘时服。

黄连香薷饮

香薷二钱　厚朴　黄连各一钱

上先将厚朴黄连同生姜捣细，在药罐内慢火同炒，令紫色，取起入香薷，水酒各一钟，煎至八分，去粗水中浸冷服。

治中暑迷闷欲死

用蒜一瓣，生嚼以新汲水送下，如不能嚼，水研灌之，立可效，热死人，切勿与冷水，及卧冷地正如冻死，人须先与冷水，若近火即死。一法行路热死人，惟得置日中，以热汤灌之即活。

枇杷叶散

枇杷叶去毛　厚朴　陈皮　丁香各五钱　麦门　白茅根　干木瓜　甘草各一两　香薷七钱半

上为细末，每服二钱，冷水调服。

龙须散

五味子二两　乌梅肉二两　甘草一两半　飞罗面二两　枯白矾一两

上为细末，每服二钱，新汲水调下，一服愈。

十味香薷饮

香薷　人参　白扁豆　陈皮　白术　黄芪　甘草　厚朴　木瓜　茯苓各五钱

上为细末，每服二钱，白滚汤调服。

双解散

滑石一两　甘草二两　防风　川芎　当归　芍药　大黄　薄荷　麻黄　连翘　芒硝各二钱半　石膏　黄芩　桔梗各五钱　荆芥　白术　栀子各二钱

上为末，每服二钱，水一大盏，生姜三片，煎至六分温服。

补中益气汤见脾胃门

益元散见痢疾门

苍术白虎汤开末卷

五苓散见泄泻门

二陈汤见痰嗽门

痋夏门一名

春末夏初，火气浮泄于表，湿热隆盛，每遇斯时人多见日色，则目昏恶心，肢体困倦，精神短少，身热头疼，脚软少食，脉大，乃是阴虚，元气不足，谓之痋夏。缘客气旺，主气衰，热伤元气而然也。故古人立法夏服补剂者，补天真元气也，用补中益气汤去柴胡、升麻，加黄柏、芍药，夹痰加半夏、陈皮。

加减地黄丸

熟地黄八两　干山药四两　山茱萸四两　牡丹皮三两　人参白茯苓　麦门冬　泽泻各二两　五味子　黄柏各一两

上为极细末，用蜜一斛半，炼蜜滴水成珠为度，入前药末，石臼内杵千下，丸如梧桐子大，空心服三钱，午间服二钱，俱用白滚汤送下，临夜服二钱，或酒或汤或米饮送下，每日准准如三次，俱要饮食，咽之则不发饱，每岁三月预先服起至八月中止。

补中益气汤见脾胃门

湿门有十四名

此门与鼓胀水肿二门互相查考治病。湿乃土气，土乃湿之母，故湿病多从热生，盖火热能生土湿也。六气之中，湿热为病，十居八九，书曰因伤湿热，大筋软短，小筋弛长，软短为拘急，弛长为痿。内之湿，是酒面、汤液、腻物、甘滑炙辣、膏粱过度熏蒸，浊液不行，涌溢于中，重则令人病强直，霍乱吐利，轻则令人痞满，怠惰嗜卧，沉重无力，湿流关节，烦疼注络脉，屈伸不可转侧，滞经络发肿，肉软如泥，按之不起，其脉沉涩，此从上从内而起，治法急食苦以燥之，宜利小便为之治内治下之法也。外之湿是雾露阴雨澡浴为风所开，或涉水为寒所收，汗出迎风，坐卧卑湿之地，令人头重鼻塞。发寒热，身色似熏黄，湿入骨节重痛，足跗浮肿，其脉浮缓，此从下从外而起，急食甘辛之药，宜发汗为之治上治外之法也，全存医之识病分内外虚实六淫七情，所感的在何经受症治之，姑为尽善也。

总脉

沉细微缓涩濡，皆中湿，兼浮脉风湿。

不治症

大下后汗出，喘，小便涩，大便利不止。

死症

中气弱，夹痰，冒风作中风治。

辨验湿法

强直痓，膈中满，吐下，体重肤肿，以手按之不起，其湿不速治，生热。湿热伤大筋则短缩，为拘挛；伤小筋则弛长，为痿弱，湿重体肿不能转侧。

谨戒

远卑湿地、羊肉、鲤鱼、白酒、麸、醋、潮润衣被、猪肝、鳜鱼、胡椒、面、蒜。

治法

凡治湿，理脾胃，清热利小便。治湿不利小便，非其治也。

凡湿病，分湿热寒湿。

湿热脉洪，小便赤灼，身热，烦喘，胸满，发黄或痛。

寒湿脉迟，小便清，大便或溏或泻，身疼，不热汗。

凡治湿病，切不可大下。

凡治湿，用瓜蒂取水法。

凡治湿，用米泔拌苍术（炒）为主药。

凡湿病在腰以上，自外起者，宜发微汗解衣为主，随虚实证候加减。

凡湿病在腰以下，自内起者，五苓散为主，随虚实证加减。

凡渗湿汤治本，论中一应外伤湿病。

凡清燥汤治本，论中一应内伤湿病。

凡湿病非白术不可以去，非苍术不可以去湿郁。

凡用二陈汤加酒炒黄芩、羌活、苍术散风行湿最妙。

凡湿胜，气实人用神佑丸或舟车丸，虚人用桑白皮、白术、葶苈、木通。

凡肥人多湿，用白术、泽泻为主药。

重湿

令人小便不利，大便反快，身痛烦，脉来沉缓，宜急利小便，服大橘皮汤。

风湿

令人一身尽痛，发黄，小便自利，肢体重着不可转侧，额上微汗，不欲去衣被，身微肿，脉来浮，当燥阴土，宜微微发汗，随服麻黄、薏苡仁、甘草、白术，喘加马兜铃、杏仁五粒。

寒湿

身体重着，腰脚酸疼，大便溏泄，小便赤涩，服除湿汤。

暑湿

伤湿复伤暑者，不可发汗，若发汗，令人耳聋不能言，不知痛痒，服四君子汤加香薷、泽泻、木通。

湿热

心腹胀满，水肿，小便不利，大便滑泄，服大橘皮汤。

湿温

凡经发汗过多，风去湿存，两胫逆冷。腹满头目痛，多汗，妄言，其脉阳濡弱，阴急小，服四君子汤、五苓散各半。

湿火

五苓散加山栀、杏仁、黄柏，若从其性治升麻、柴胡。

湿痰

脾胃弱，蓄痰，冒风露，令人涎潮壅塞，口眼㖞斜，半身不遂，昏不知人，与中风相似，但脉沉涩细，若作中风治致危，服白术酒。

酒湿

男子妇人杂症酒湿，服金砂流湿丸。

湿痹

令人关节疼烦满，体重顽麻，脉来沉细，服四物附子汤。

湿伤血

其症身如被杖，乃湿伤血也。

阴湿

脉缓弱，昏迷，腹痛，身重，自汗，失音，不利不禁，用白虎汤、葱白、干姜、附子、白术。

下焦湿

肿痛并膀胱有火邪者，用防己、黄柏、知母、龙胆草去苍术。

肥人多湿

四物附子汤

附子一钱半　肉桂一钱　白术三钱　甘草一钱

上水二钟，煎至一钟，不拘时服。

瓜蒂取水法治伤湿鼻塞头疼

瓜蒂为末，先含水一口，用芦管吹药少许入鼻内，流出黄水效。

白术酒

白术一两，酒三钟，煎至一钟服。

天麻散风湿疼痛黄肿

天麻、全蝎各四钱，熟地黄、木瓜、乌头、当归各三钱，牛膝二钱，乳香、没药、川芎、穿山甲（蛤粉炒，去蛤粉），各一钱

上为末，每服二钱，酒调服。

金沙流湿丸男妇杂症，风湿酒湿

海金沙五钱　木通　郁李仁　木香各一两　泽泻五两

上为末，水丸如梧桐子大，每服六七十丸，生姜汤下，忌麸面，妇人血气不调，当归汤送下。

小便不通，灯草汤下；伤酒生姜汤下，食黄萝卜汤下；心疼韭根汤下，高良姜汤送下；膈气枳实汤下；肢节疼痛温酒送下。

除湿汤

半夏曲　陈皮各一钱半　茯苓二钱　厚朴　藿香　甘草各一钱　白术二钱半

分作二服，每服水二种，姜三片，煎至八分，食前服。

渗湿汤

白术三钱　干姜　白芍药　附子　茯苓　人参各一钱　桂枝甘草各五分

上水二钟，煎至一钟，不拘时服。

清燥汤

黄芪一钱半　黄连一分　苍术一钱　五味子九个　白术　橘红各五分　人参三分　麦门冬　生地黄　当归　猪苓　神曲　甘草各二分　白茯苓二分　黄柏　柴胡各三分　升麻三分　泽泻五分

上用水煎服。

白虎汤

石膏四两　知母二两半　甘草一两　粳米一合

上㕮咀，每服用一两水，二盏半，煎一盏，去滓服。

大橘皮汤见水肿门

五苓散见泄泻门

四君子汤见脾胃门

二陈汤见痰饮门

舟车丸　神祐丸以上二丸，其药峻利杀人甚速，不录

恶寒门一名

此门与火热门互相查考治病。恶寒非寒，明是热症，亦有久服热药而恶寒者，谓之火极似水，热甚反觉自冷者，非寒也，有误服热药而少愈者，为辛温发散，郁遏之气暂开，所以少愈耳。

总脉

脉滑数，但按之鼓击于指下。

辨寒

病人身寒厥冷，非寒也，名曰阳盛格阴。

治法

用升麻、柴胡、泽泻、羌活、黄柏、黄芩，此则通因通用

之剂，甚则大黄、朴硝。

凡恶寒兼发热用柴胡、苍术。

凡恶寒病久，亦用解散郁药。

凡恶寒不得热是无火，此乃明是热症，而反恶寒，为心火不足，宜益心火制泻肾水有余。

凡肥白人久病虚弱，恶寒，是气虚，用人参、黄芪之类。

恶热门一名

此门与虚损门互相查考治病，恶热非热，明是虚证。经云：阳在外，为阴之卫，阴在内，为阳之守，精神外驰，嗜恣无节，则精血耗散，阳无所附，遂致浮散于肌表之间而恶寒也，当作阴虚治之。

总脉
脉数，但按之不鼓击于指下。

辨热
病人身热，非热也，名曰阴盛格阳。

治法
用加减地黄丸方，见痓夏门。

凡恶热不得寒，是无水，此乃明是虚症而反恶热，为肾水不足，宜补益肾水，制泻心火有余。

卷之五

噎膈门_{附反胃共二十五名}

噎者，凡遇饮食，觉有阻滞，咽之不下，乃是六腑所成，气为病也。膈者，膈在心肺之间，上下不通，若格拒之状，是五脏所生血为病也，皆三因气聚成痰，痰之积久，血液俱疼，血液枯槁，在上近咽之下，汤可饮物难食，名曰噎，血液枯槁，在下与胃相近，食可食，良久复出，名曰膈。噎膈日久，胃气大虚，朝食暮吐，名曰翻胃，名虽不同，病出一体，徒有别名，治之则一。男多因下元虚冷，女多由气血虚损，全在切脉，用药先难择治，虽有古方，恐不对病脉理治法，细开五噎五膈条下，贵乎临时审察，此症乃神思间，病非药能疗，惟内观自养，始可获生矣。

生脉

浮，缓。

死脉

沉，细。

翻胃难治脉

紧，涩。

不治症_{三名}

年高，肉脱，粪如羊屎。

死症_{四名}

吐臭痰，吐瘀血，吐寸虫，口沫大出。

治法

凡噎膈大率宜疏气化痰、生血降火和胃之剂，更加童便、竹沥、姜汁、韭汁、牛羊乳六味不可缺也。

凡翻胃腹内有虫，须用驴尿，驴尿有毒不可服多，要热饮。

凡翻胃切不可用香燥药。

凡噎膈用糯米为末，以牛涎拌作小丸蒸熟食之，遂愈，随服调理药。取牛涎法：将荷叶包牛口，使走力乏，涎大出，装用。

凡噎膈用马剥儿灯烧存性一钱，好枣肉、平胃散各一钱，酒调服，食即可下，马剥儿即野甜瓜，味带酸，黄时香，其皮色肉味一似家园甜瓜，如鸡子大，北方多有。

凡噎膈痰实火盛之人，先以瓜蒂散吐之，后用大黄、角黑丑、朴硝等分粥丸服。

凡膈病初起，因内伤外感而致痞塞吞酸嘈杂等症，用辛香燥热之药劫之而愈，复病复劫，延久成噎膈。

凡噎膈，气虚用四君子汤，血虚用四物汤，有热加黄柏，有痰加贝母，宜淡薄滋味。

凡噎膈，有气者，用童便浸香附蒸熟用。

凡噎膈，有阴火上炎者，用黄柏、知母、玄参。

凡噎膈，有积血者，用桃仁承气汤为丸，食后酒送下五十丸，隔一日服一次，十次为止，其药韭汁糊丸。

五噎气结咽间则成五噎，结者结聚之气，其症妨碍饮食，吐之不出，咽之不下

忧噎

关部脉结伏用开郁气药。

怒噎

两关脉俱弦甚用抑气顺气药。

劳噎

关部脉大，无力，人参为主。

食噎

其脉短涩，用消导药，其症食后心下隐隐然，痛不可忍，吐出痛止。

气噎

寸关脉沉涩，用开滞导气药，七情之气，其脉缓涩，用疏气药。

五膈气结胃间则成五膈，其症胸膈痞满，呕吐，烦闷，食不下，嗳气吞酸，时闻食臭，大小便闭

风膈

风邪，其脉浮弦，防风为主，其症食之即吐，此心经中风邪。

寒膈

寒邪，其脉沉迟，炒黑干姜为主，其症痛出饮食，此肝经中寒。

热膈

热邪在胃，右关脉数大，用黄连为主。

痰膈

痰邪在胃，寸关脉沉或浮大，二陈汤为主。

水膈

血气不足，停水积饮在胃脘，即脏冷脾不磨化宿食，食不化，随逆气而吐，右关脉沉无力，用白术、当归、泽泻、葶苈、山楂、姜汁为主。

翻胃

因噎膈日久或食燥热药，大便自结，食不得食，食则反出。

如气虚用四君子汤，右寸口脉无力；如血虚用四物汤，左寸关脉无力，先服秦椒剪红丸去瘀血、痰浊，次服大效散，不愈再于臞仙方内选用。

三阳结为噎

小肠热结则血脉燥。

大肠热结则大便不通。

膀胱热结则津液涸。

以上三阳既结，则大小便不通，气反上行，食噎不下，此皆热症，并服化铁丸。

诸气为噎

怒气饮食噎塞不下，用枳壳、青皮。

劳气为咽噎喘促，用三白汤为主。

思气为中噎，用川芎、贝母、枳实（炒）。

三焦气闭塞，为咽噎不利，用黄柏、枳壳。

阴中伏阳为噎

噎为七情所发，或因三焦传化失常，皆主于气也，或胃脘血液虚少，服通幽汤。

三焦为膈

上焦吐，是气也，其脉浮洪，其症食已暴吐，渴饮水，大便结，气上冲胸作痛，治宜降气清热。

中焦吐，是积也，食与气并作痛，其关脉浮，先痛后吐，或先吐后痛，服木香槟榔丸。

下焦吐，是寒也，其脉沉迟，朝食暮吐，小便清，大便不通，治宜通其闭塞，散其寒气，和中焦。

瘀血为膈

或被人打伤，或坠跌内伤，或好热饮食，或多怒，积瘀血在内，忽吐不食，服桃仁承气汤。

脾败为膈

食罢即吐，朝食暮吐酸臭黄水，服安脾散。

壮年翻胃

用益元散加陈皮、半夏、姜汁、竹沥、甘蔗汁。

化铁丸

五灵脂去沙石　青皮炒　陈皮各一两　陈仓米一合，炒　巴豆三十五粒，去油

先炒五灵脂香透，次下青皮，炒色变，又下陈皮，亦炒色变，陈米同巴豆炒黄色，拣出巴豆，以纸摊在地上，出火毒，各为末，米醋为丸，如绿豆大，每服十五丸，加至二十丸，男用茶送下，女用醋汤送下。

秦椒剪红丸

秦椒　雄黄　木香各五钱　槟榔　三棱　莪术　贯众　干漆　陈皮各一两　大黄两半

秦椒为末，面糊为丸，如梧桐子大，每服五十丸，食前米汤送下。

敞痰丸

半夏曲　枯矾各一两　皂角二两　黑牵牛炒，二两

为末，煮烂和药丸如梧桐子大，每服五十丸，食后姜汤送下。

五膈丸

琥珀一钱　诃梨勒　木香　陈皮　昆布　桃仁　白术各三钱　肉桂　半夏　枳壳　五味子　槟榔　大黄各五钱

为末，炼蜜为丸，如梧桐子大，每服三十丸，空心姜枣汤送下。

五噎散

人参　桔梗　半夏　白豆蔻　木香　沉香　荜澄茄　枇杷叶　生姜　白术各一钱　甘草五分

上水二钟半，姜三片，枣一枚，煎至一钟，食后服。

大效散

田螺壳、黄蚬壳二件，不拘多少，在土中。多年陈者尤佳。各另烧成白灰，研细，每料用田螺壳灰二两，黄蚬壳灰一两，乌梅肉四两，同搜和作，以砂罐盛，盖盐泥固济，火煅令焦黑，存性，取出研细，每服二钱，砂仁汤调下。

安脾汤

良姜一两　百年墙上土三合，敲碎用水二碗，煮干薄切成片　南木香草　陈皮　人参　白茯苓　白术　胡椒　丁香各三钱　甘草五钱

为末，每服二钱，食前米汤调下。

十膈散

人参　茯苓　肉桂　枳壳　甘草　神曲　麦芽　诃梨勒　蓬术　三棱　生姜　陈皮　白术　厚朴　槟榔　木香各五钱

为末，每服二钱，白滚汤调下，如脾胃不和，腹胁胀满，用水一盏，姜七片，枣一枚，盐少许煎服。

通幽汤

桃仁　归身各一钱　生地　熟地各二钱　升麻　红花五分　槟榔末一钱

上水煎，调槟榔末服。

三白汤

白术　白芍药　白茯苓各等分

上用水煎服。

平胃散

陈皮　甘草　苍术　厚朴各等分

上为末，生姜汤调服。

木香槟榔丸见积聚门

四物汤见诸血门

桃仁承气汤见诸血门

二陈汤见痰嗽门

四君子汤见脾胃门

臞仙方开末卷

痞满门有八名

此门与胀门互相查考治病，痞与否同，不通泰之谓。有阴伏阳，蓄气与血不运而成，处心位中央，膜满与胀满，有轻重之分，痞则内觉痞闷，外无胀急之形，胀满，外有形也。前人皆以误下为里气虚而致之。伤寒表邪乘虚入于心下，虽病受邪，亦蓄心下，世俗不明此理，往往用峻快药下之，多致于危，可不痛哉。

总脉

寸脉沉濡，关脉浮弦。

辨分痞满虚实

虚痞，大便利，少食。

实痞，大便闭，能食。

治法

凡治痞，要问曾患伤寒？可曾经下？如伤寒经下，在伤寒门治。

凡治痞，要问曾患杂病？可曾经下？如杂病经下，甘草泻心汤。

凡治痞，宜用升胃气，以气血药煎，用升麻白术炒，当归酒洗。

凡治痞，切不可全用克气之药也。

凡痞满，服通利药必变成中满鼓胀。

凡痞满，有中气虚弱而成其症者，用补中益气汤随痞加减。

凡痞满，有湿热太甚而成其症者，用五苓散去桂枝，加黄芩。

凡痞满，有泻痢失血而成其症者，用四物汤加阿胶、枳实炒。

凡痞满，有伤于饮食而成其症者，用木香槟榔丸加白术炒。

汗下后痞满

服半夏泻心汤，去干姜，加生姜四两。

下后腹中雷鸣痞满

服甘草泻心汤。

一切心下痞

满年久不愈，服大消痞丸。

右关浮弦，恶食，懒倦，虚痞

服枳实消痞丸。

停痰痞满，服消饮丸。

三焦痞滞，水饮停积，胁满

服三脘痞气丸。

忧气结胸中，腹皮微痛，不思食，痞满

服木香消痞丸。

内伤痞满

服补中益气汤。

半夏泻心汤

半夏半升，洗　黄连一两　干姜　人参各三两　黄芩　甘草各三两　大枣十二枚

上用水一斗，煮取六升，温服一升，一日服三次。

甘草泻心汤

即前半夏泻心汤去人参，加甘草一两。

大消痞丸

黄连炒　黄芩炒，各六钱　姜黄　白术炒　甘草　砂仁　干姜　神曲各炒一钱　人参　陈皮　猪苓各二钱　泽泻　厚朴各炒三钱　半夏四钱　枳实五钱

上为末，姜汁糊丸，如梧桐子大，每服五十丸起至百丸止，白滚汤送下。

枳实消痞丸

枳实炒　黄连炒，各五钱　干姜一钱　大麦面二钱　茯苓　甘草炒，各钱半　人参三钱　半夏　厚朴姜制，四钱　白术炒，二钱

上为细末，浓米饮为丸，如梧桐子大，食后白滚汤送下五十丸。

三脘痞气丸

木香　白豆蔻　京三棱煨　青皮炒，各一两　槟榔　砂仁　沉香各五钱　半夏姜汁拌蒸　大腹子　陈皮各二两

上为末，神曲糊为丸，如梧桐子大，每服三十丸，加至六

十丸，食后白滚汤送下。

木香消痞丸

木香五钱　柴胡四钱　陈皮三钱　半夏一钱　干姜　归尾各
三钱　红花五分

上为末，浓米饮为丸服。

木香槟榔丸见大便门

补中益气汤见痊夏门

四物汤见血门

五苓散见泄泻门

消饮丸开末卷

眼科有七十二名

余不专于是科，凡遇斯疾，真心辞之，考究诸书，不得精
详，惟徽州府刊行七十二症，有诗七十二首，不甚尽善，又觅
七十二问与七十二症名，少异，摘而梓之。

第一问：人身中天地所禀贵者何也？

岐伯答曰：人身最贵是眼，眼者，如天之日月，盈衰清朗，
不可不明也。

第二问：人之眼或患者何也？

答曰：善哉，问也。或因酒色，或犯忧愁，或因思虑，或
受悲哭，或食咸酸，使气不营肝经，肝经损，眼即病矣。

第三问：目赤痛者，何也？

答曰：此五积毒流传于肝木。乃肝之外象，受热邪，使血
散乱，流经于目，故赤痛也。当以酒调散、当归散、四顺散、
八正散主之，老人赤肿风症也。

第四问：目赤不痛者，何也？

答曰：此肝之实。肝者血之源，其候于目，肝实则血盛，盛则流注四散，血气上灌冲行于目，血侵于睛，睛受其血，所以赤而不痛也，当以拨云散、当归散、导赤散治之。

第五问：赤而昏者何也？

答曰：此肝之虚也。肝属于木，木生火，火发则木减，火属心，心生血，血生灌①目，皆侵于瞳仁，故赤而昏也，当以当归活血煎、黄芪丸主之。

第六问：大眦赤者，何也？

答曰：此心之实也。五轮分布，大眦属心，心为帝主，位南方，其象火，赤色，大眦赤者，心实也，当以三黄丸、菊花散、急应散主之。

第七问：小眦赤者，何也？

答曰：此心虚也。心者，五脏之主，六腑之宗，上应荧惑星，其病属南方之火，当以朱砂膏、人参茯苓煎、定志丸主之。

第八问：眵出结凝者何也？

答曰：此肺之实也。肺者，西方金，金生水，水满则杯溢，病本肺，生其色，故白。经云泪本属肺，肺之津液出，目为眵结而凝者，肺实也，当以泻肺散主之。

第九问：眵泪不结者何也？

答曰：此肺之虚也。肺属金，金受心之邪，金得火衰而化水，水流溢出，故泪长流而不结，当以阿胶散、艾煎丸主之。

第十问：羞明怕日者何也？

答曰：此脾之实也。脾属土，土化湿，湿气传于肝，肝受脾之邪，上腾于目，目受脾湿气，脾主肌肉，壅热难开，明属

---

① 灌：原文脱，据《明目至宝·卷一》（明万历癸巳刻本）补。

太阳真气，气胜其湿土，湿热相胜，津华灌结，不荣于目，故羞明也，当以密蒙花散、千里光丸主之。

第十一问：视物不明者何也？

答曰：此肝脏虚也。眼有五轮，属五脏，有黑睛，有白睛，有青睛，有赤睛，有黄睛，黄轮属脾，即褐睛也，目本应肝，其色青，属木，脾属土，本木克土，青黄相争，黄不胜青，目睛遭杂而视物不真也，当苍术汤主之。

第十二问：茫茫黑花者如蝇羽何也？

答曰：肾脏太实也。肾属水，其蝇羽象黑也，肾者，肝之母，母能荣子，肝受肾之邪，传经胆，胆者，目之经，肾肺入目，时复茫茫如蝇羽者，肾之实也，当以猪苓汤、苦参汤主之。

第十三问：迎风有泪者何也？

答曰：肾虚也。五轮论曰黑睛为肾经，曰肝属木，木生风，肾属水，水不胜风，目乃神水之源，故迎风有泪也，肾之虚也。当以明目①地黄丸主之，岐伯以晚蚕沙汤、艾煎丸。《素问》曰泪者，肝之液也，迎风泪出者，肾虚也，眵者出肺，又液者出心，流而不觉者出于肝虚也。

第十四问：赤筋附睛者何也？

答曰：此心克肝也。心属火，火主血，肝属木，木主动血，侵于睛者，肝之候也。目者，肝司也。流传于目，即渐灌交，故曰赤斜附睛也，当以大黄当归散主之，有瞳而生赤，斜至眦者，眦是肾热也，缘肾者，少阴之经，化君火者也。

第十五问：白膜遮睛者何也？

答曰：此是肺克肝也。肺属金，肝属木，金克木，金色白，

---

① 明目：原文缺，据《秘传眼科龙木论》补。

木化为风，风邪在肺，其经木旺，白轮胜风轮，白轮者，青轮之复，即渐灌交，是子母邪克子化也。白膜遮睛者，金克木也，当以连翘汤、密蒙花散、蝉花散主之。

第十六问：迎风燥①痒者何也？

答曰：肝之邪自传肺也。肝属风，风燥动，动即痒也。当以二霜膏、青盐膏、苦芥子散主之。

第十七问：早晨昏者何也？

答曰：此头风攻注也。头者，六阳之会。肝脏属阳，早晨真阳欲旺，其目昏者为六阳脉俱朝也。在寅卯之时，寅卯为木，主风，故为头风攻注也，当以芎䓖石膏丸、白蒺藜散主之。

第十八问：日中昏者，何也？

答曰：此痰之所作也。在巳午之时，火旺于心，今火胜肺，肺实壅痰，两晕，晕而昏也。当以半夏丸、辰砂丸、螵蛸丸主之也。

第十九问：夜晚昏者何也？

答曰：脑之损也。脑者，天真之物，行于阴道而不行阳也，故在申酉戌时，寒气欲生，脑损则风寒所至，目睛所昏不甚者，当以灸风府穴。

第二十问：昼日害痛者，何也？

答曰：此阳毒盛也。经曰昼则阳生，夜则阴长，少阳者胆之旺，在寅绝，在申乃一阴之气也，故夜则不痛，昼则痛也，当以泻心汤、乳香丸主之。

第二十一问：夜则痛者何也？

答曰：此阴毒盛也。经曰阴好静，阳好动，血气散漫而行

---

① 燥：原文缺，据《明目至宝·卷一》补。

阴道，寒邪绕之，使邪气火盛，夜气属阴，旺在申后，申时痛至寅时，阴之去也，当以向阳散、补真丸、乳香丸主之。

第二十二问：浮翳遮睛者何也？

答曰：肺经火热也。肺者，西方金，其色白，肺者，气之源，气胜则热，血胜则寒，肺之热，气灌注瞳仁，瞳仁者，目之根，白膜者，肺之苗，根实寒苗胜，白膜遮睛乃肺经大热也。当以泻肺汤、顺气散、三黄丸主之。

第二十三问：旋螺突出睛者何也？

答曰：此睛之损也。睛者，五脏之源，六腑之宗，脏腑积毒，外发痈疽，肝脏偏衰，而发于目，本患疖疮脓血结硬，真睛突出，故曰旋螺突出也，当以救睛丸、蝉花散、珍珠膏、琥珀珊瑚膏主之。旋螺翳者，有赤睛突出，有伤寒阴毒返睛热而出，有小儿疮疹而出。

第二十四问：眼睛倒入者何也？

答曰：此五脏之损也。眼应五行，外显青黄赤白黑，内应心肝脾肺肾，五脏之宗睛深枯入者，五脏之损也，当以真人五补丸主之，枯入者，此五脏六腑之损也。损者，缘五脏虚弱而受眼疾，医以重药消之，故见睛疼。重药者，邪热相随，随药泄下即枯也。

第二十五问：青膜遮睛者何也？

答曰：此外障也。目者，肾水之源，精华之府，五脏积蕴热气攻冲，外发于目，目属于肝，其色青，故主青膜也，当以蝉花散、洗肝散、桑螵蛸丸、退翳复明膏、珊瑚琥珀膏、救睛丸、决明丸主之。

第二十六问：瞳仁背侧者何也？

答曰：此内障也。五行应变，外降为先，气血皆衰，荣卫凝滞，不能荣于目，故瞳仁侧倒也。当以救睛丸、当归鹿茸丸、夜光椒红丸、地黄丸、活血煎、麻黄生犀丸、五肝丸、珊瑚琥珀膏、当归散、五参丸主之。

第二十七问：头晕昏蒙目前赤白星乱者何也？

答曰：此血之聚也。血者，经也，周流百脉，血衰则百脉不旺，六阳不举，头晕昏蒙。头者，六阳之首也。阳经不行则头目昏晕也。当以芎劳石膏丸、当归活血煎、石膏散主之。

第二十八问：不痛痒赤昏者何也？

答曰：此气衰也。荣属阴，卫属阳，阴好静，阳好动，气血流行升降即荣卫通矣，血结则痛疽，气滞则麻痒，痒则不痛不痒，但赤而昏。当以透经匀气丸、通明蝉花散、顺气丸主之。

第二十九问：赤而热痛者何也？

答曰：此血实也。缘经属阳，络属阴，经主血，络主气，气胜则肺壅，血胜则肝实，外应于两目，赤而热痛者，血实也。当以大黄当归散、牡丹丸主之。

第三十问：血侵睛者何也？

答曰：此肝经虚热也。目者，肝之应，津液之道，宗脉之所聚也，有邪热客于肝，肝虚血脉流传于两目，赤而侵睛也，当以五苓散及补肝丸、连翘汤主之，不退则名曰血灌睛注瞳仁泄也。

第三十一问：久昏如遮者何也？

答曰：此卫经实也。卫主气，经云荣在上而为天，卫在下而为地，《素问》清气分轻为天黑气重浊为地，清阳发腠理，浊阴走五脏，肝受卫之邪气，流传于目，故昏而遮也，当以木贼汤、连翘汤主之。

第三十二问：痛而憎寒者何也？

答曰：此卫气之虚也。卫属阴而为阳，荣属阳而为阴，经曰荣者肝之司，卫者肾之府，皆北方壬癸水，卫来归府，故憎寒也。当以附子猪苓汤、白术散、益黄散主之。

第三十三问：痛而体热者何也？

答曰：荣卫之实也。经曰荣属阳，能发热，卫属阴，能发寒，阴阳之道路在上属心与肺，在下属肾与肝，痛而发热者，邪在心，心者，手少阴君火之化而发炎热也，当以洗心散、解肌散、菊花饼子、大黄当归散主之。

第三十四问：乍明乍暗者何也？

答曰：荣之虚也。荣卫者，阴阳之祖，血气之宗，荣卫流利，气血朝行，荣卫相争，荣不及于卫，则复不明乍暗也。当以调气丸、当归艾煎丸、夜光椒红丸主之。乍明乍暗，有随心气者，心喜则明，忧愁则暗，亦皆有之。

第三十五问：左目右目何也？

答曰：此阴经之旺也。经曰有阳中之阳。阴中之阳。阳中之阳者，心也，阴中之阳者，肺也，心经邪热蕴积于肺，肺受心邪，传于目也，左目属太阳，右目属太阴，左目传右目者太阳经旺也。当以木通散、三黄丸、洗心散主之。

第三十六问：右目传左目者何也？

答曰：此阳之症也。脉有阳经有阴经、有阳络有阴络之属，气肺之经，其经系于右目，右目传左目者，是肺经有邪热，络肺太旺。当以泻肺汤、橘皮汤、导赤散主之。

第三十七问：左右相搏者何也？

答曰：此邪气攻冲也。肝脏不足为风邪所使，热气相争，左右往来，脉有偏胜偏邪，故往来相争也。当以蚕纸散、芍药汤、分珠散主之。

第三十八问：赤而痒涩者何也？

答曰：肝者厥阴之经而化风，内邪相攻，风湿相搏，血气痞涩，时复风邪动作而发痒涩也。当以芍药汤、二霜膏、清华散主之。

第三十问：两睑赤烂者何也？

答曰：此风邪湿气攻也，目者精华之宫，魂魄所聚，血脉之源，阴阳之会，经络之宗，风邪克于腠理，湿气相争停于两睑之内，因而浸注湿烂也。当以麻黄省风汤、除湿二矾丸主之。

第四十问：眼睛通黄者何也？

答曰：此酒之毒也。或承渴时饮酒如浆，或饮之腹痛渗入四肢，随经络注流上下往来，夜随血气朝于肝，夜至晨朝于目，故引酒之毒灌注入于瞳仁，使目睛之黄也。当以雄黄丸、管仲汤主之。或有大病之后新痊，血气不足，亦积睛黄，伏暑邪之气，积入于睛轮与白赤有黄也。

第四十一问：目不远视者何也？

答曰：此劳伤五脏也。目者，肝之外候，风邪克之，使精华之气衰弱，肝气不足，致不能远视也，当以补肝散、蝉花散主之。

第四十二问：年年发者何也？

答曰：此乃随天令而病也。经曰冬至之后，少阳旺复得甲子，阳明旺复得甲子，太阳旺复得甲子，太阴旺复得甲子，少阴旺复得甲子，厥阴旺旺各六十日，六六三百六十日，其气一周，假人之太阳经受痛，得于来年夏至前六十日而发也。当以随经流利，假如太阳受病，只流利太阳。

四十三问：拳毛倒睫者何也？

答曰：此肺之损。肺者，五脏之华盖，主于皮毛，经曰一损损于皮毛，聚而毛落，拳毛倒睫者肺之损也。当以补肺汤、阿胶煎主之。

第四十四问：积年细小者何也？

答曰：此脾之损也。经曰肌肉者，脾之主肌肉，消瘦饮食不成，肌肤外感风邪，克于腠理，使肌肉紧急，积毒于目，故细小也，当以人参和脾汤、四物猪肚丸、麻黄省风汤主之。

第四十五问：努肉侵睛者，何也？

答曰：此脾之毒也。脾者，仓廪之官，肌肉之府，毒气攻冲肌肉，壅塞邪气，冲于肝，肝受脾毒，邪传于目，努而出者，或以努力而生，当以大防风丸、三黄丸、青盐膏、蕤仁膏主之，有怒气而生努肉，不可割。

第四十六问：数年赤者，何也？

答曰：风热伤肝也。肝主目，风热伤之，则目昏赤，肌肉虚弱，则风邪热气不去，故积年不瘥。当以麻黄省风汤、当归活血煎、牡丹丸主之，此因赤眼者，以冷药点嗜，血冷凝坟，故数年赤也。

第四十七问：两目非时肿者，何也？

答曰：此风肿也。目者，肝之候，肝不足则风邪上冲目外，两睑结核数年不散，因风而发故肿也。当以犀角消毒饮、洗心散、瞿麦散主之。

第四十八问：珠子脱出者何也？

答曰：脏腑阴阳不和也，目者，阴阳之精，魂魄之主宗，肝脏之候，风热痰饮积于脏腑之间，阴阳不和，蕴积生热，攻冲于目，使睛疼痛，老者风虚乍入于脑，故瞳仁脱出，当以救睛丸、阴阳二和散主之也。

第四十九问：眼前而时黑者何也？

答曰：此肝之虚也，目者，肝之候，脏腑之华，气血之宗，津液血气不足，肝虚不能荣于目，神彩昏乱，时时见纱帛之黑也，当以夜光红丸、补肝虚芎劳丸、救睛丸主之。

第五十问：目中飞火者何也？

答曰：此厥阴经之旺也，其脉起于足大指之端，从之于血，血气太旺，风热相盛，故目中飞火也，当以芍药汤、夜光椒红丸主之。

第五十一问：目涩者何也？

答曰：此脏腑劳动也，或即悲哭或因泪出过极，冷泪不止，津液道闭而不开，液道枯竭，脏腑劳动，邪气胜于肝，冲发于目，故涩也，当以补肝益黄散、二姜丸、三霜丸主之。

第五十二问：大病后微昏者何也？

答曰：此五脏不调也，阴阳否塞，血气不荣，即神光无辉，无辉则茫茫昏矣，大体气血皆虚也，当以人参芍药汤、橘皮煎、黄芪丸主之。

第五十三问：阳毒病后微昏者何也？

答曰：此下之过也，五脏为阴，六腑为阳，六经宣利，脏腑俱虚，脾胃未和，肌肉未解，劳动气血使肝藏肉动，故目微昏也，当以苍术汤、黄芪丸、鳖甲柴胡汤、夜光椒红丸主之。

第五十四问：阴毒病后微昏者何也？

答曰：此热过极也，或服暖药，或烧艾灸，大病已退，风邪冲击，新病复起，肝气大胜，风火相搏，攻目昏也，当以三黄丸、瞿麦散、菊花饼子主之。

第五十五问：因遇水至昏者，何也？

答曰：此水气攻于目也，如过水则两胫先入水，缘足之下者，有太溪穴，太溪之下名曰复溜，复溜之下，名曰涌泉，涌泉之穴者，肾之经也，络于膀胱，其真者从肾上灌于肝，水气攻于两足胫而搏于肝，肝者，目之候，邪气攻之，所以视昏也，当以仙术汤、猪苓散、夜光椒红丸主之。

第五十六问：妊妇眼昏者何也？

答曰：此血之病也，妊孕以血养胎，血不荣肝，又气不足，故目昏也，当以伏龙肝散、灵光丸、椒红丸主之。

第五十七问：产后眼昏者何也？

答曰：五脏气血皆虚也，妊孕时当出败血一斗三升，肌血缓慢，骨节解散，筋脉中绝，真气不足，即五脏不荣，六腑不安，目者，五脏六腑之根苗，根苗衰故昏也，当以椒红丸、当归活血煎、菊花饼子主之。

第五十八问：小儿未满岁，两目赤烂者何也？

答曰：此胎赤也，乃是小儿初生之时，浴汤冷，脏毒不尽，拭之未干，留于两目，睑上外感于风，故两目赤烂也，当以桦皮南星散、黄连散主之。

第五十九问：小儿疮疹初发，入于目者，何也？

答曰：此小儿在腹中，饮其血气，食其胎胞，积毒疮疹入于目中者，脏腑毒发也，当以蝉蜕散、犀角散、密蒙花散主之。

第六十问：小儿眼生障翳者何也？

答曰：眼者五脏之精华，肺之外应于目，小儿纯阳也，外感风热，内有瘘，壅积于肝，冲发于目而生翳障。当以蝉花散、菊花饼子、珊瑚琥珀膏主之。

第六十一问：小儿白障者何也？

答曰：此肺壅痰，实热也，肝属木，木者，青香之物，痰热攻冲，灌注瞳仁，瞳仁内伤，黑睛悉白，渐渐散漫，皆白而为白障也，当以救睛丸、珊瑚琥珀膏、小半夏丸、顺肝丸主之。

第六十二问：小儿青盲者何也？

答曰：此小儿脏腑虚弱，内伏停饮，冷气过极，不宣不通，故作障翳而不见物也，当以决明散、蟹黄散、人参菊花饼、象牙羌活散主之。

第六十三问：雀目者何也？

答曰：此小儿五脏内蕴积热，风邪传血，经络凝涩，阴阳不和，荣卫不通，使目昼明夜暗，昏如雀目也，当以熊胆膏、蝙蝠丸、三黄丸主之。

第六十四问：小儿眼睑生疮者何也？

答曰：此风邪客于腠理，血气相抟，盖以洗浴之时，拭而未干，积毒侵睛，遇风即发，如粟米之状，连睑损烂也，当以二矾丸、省风三白散主之。

第六十五问：睑生风粟者何也？

答曰：脾肺受邪也，脾者肌肉之府，肺者皮毛之源，邪热相搏，脾经虚弱，风热相乘，冲发于目，睑之间如粟米之状，故为之风粟也，当以鲨鱼皮散、熨烙省风汤主之。

第六十六问：青盲有翳者何也？

答曰：肝者，木之源，目者，津液之府，五脏风热相乘于气血，内攻外涩发于目睛之间，而生翳如蝇羽之状，当以决明丸、鲨鱼皮散、象牙犀角散、蟹黄散、人参菊花散、羌活煎、救睛丸主之。

第六十七问：消目之候者何也？

答曰：消者流也。邪风克于目，津液乘之，客热于目，此目常常发痒，冷泪出不绝，名曰消，当以艾煎丸、绫锦散主之。

第六十八问：脓漏者何也？

答曰：目者，五脏之宗，六腑之华，津液之道，风热客于脸上，津液乘之，冷热相攻，瞳仁内损，故成脓也，名曰漏睛，当以救睛百步通神丸。

第六十九问：目偏视者何也？

答曰：阴阳之气血脉之留风热冲于目，脏腑偏胜偏衰，阴阳不和，故偏视也，当以换经汤①、救睛丸、五肝丸主之。

第七十问：眇目②者何也？

答曰：目者脏腑之精，宗脉之聚，血气之源，为风邪停饮，经络偏绝，肌肉否涩，气血凝滞，使目大小不匀，故曰眇目也，当以省风汤、匀气汤主之。

第七十一问：眼目肥者何也？

答曰：此邪热冲肝，五脏内成，肝者上达于目，使瞳仁洩，灌注于外，或白或青或黑或赤或黄，往来不定，谓之肥目，当以五肝丸、神目定华散主之。

第七十二问：或针或割或取翳余痛不止，血出不止者何也？

答曰：目者，经络之苗，五脏之源，血脉之道路，或针割损之即痛不止，血出不止也，当以三白散、乳香散、蝉花散主之。

苍术汤

苍术　玄参　远志　甘草　陈皮　茺蔚子各六分

上用水一钟，煎至六分，食后温服。

猪苓汤

猪苓　木通　滑石　山栀　泽泻　狗脊　地萹蓄　车前子 大黄各四分

上用水一钟，煎至六分，入盐少许温服。

---

① 汤：原作"阳"，此据《明目至宝》及文意改。
② 眇目：视线歪斜，偏盲，眯缝着眼。

苦参汤

苦参四钱　丹参二钱　地肤子一钱

上用水二钟，煎至八分，食远服。

连翘汤

连翘　夏枯草　香附各等分

上为末，每服二钱，清茶调下。

泻心汤

当归　大黄　生地黄　黄芩　甘草各等分

上为末，每服二钱，水一钟，煎八分，热服。

泻肺汤

桑白皮　地骨皮各一两

上入糯米三十粒，水煎服。

木贼汤

木贼　玄参　地骨皮　甘草　当归各等分

上用水煎服。

连翘汤在三十一问内用

连翘　赤芍药　大黄　山栀　当归　荆芥　龙胆草各等分

上用水煎服。

附子猪苓汤

附子去皮脐　猪苓　白术各一两　甘草半两

上咬咀，姜三片，用水煎服。

芍药汤

芍药　川芎　甘草　生地黄各等分

上为末，用酒调服。

麻黄省风汤

麻黄　五味子　防风　天门冬　大黄　桔梗各一两　细辛

芍药各五钱

上咬咀，水煎服。

管仲汤

管仲二两　甘草二钱半

上咬咀，用水煎，食后服。

人参和脾汤

人参　黄芪　防风　茯苓　甘草　诃子　陈皮　地骨皮各等分

上为末，每服二钱，米饮汤调下。

苍术汤在五十三问内用

苍术六两　甘草七钱五分

上为末，空心盐汤调服。

鳖甲柴胡汤

鳖甲醋炙　柴胡　知母　贝母　秦艽　苍术　麻黄　干葛粉　赤芍药各等分

上为细末，无灰酒调服。

当归散

当归　大黄　黄芩　龙胆草　菊花　甘草各等分

上为末，用好酒调服。

酒调散

当归　芍药　甘草　大黄　菊花　连翘　川芎　天麻　桑螵蛸　苍术　羌活　麻黄各等分

上为末，每服二钱，酒调下。

八正散

大黄　瞿麦　滑石　甘草　木通　山栀　车前子　地萹蓄各等分

上入灯心，用水煎服。

四顺散

当归　芍药　大黄　甘草各等分

上用水煎服。

拨云散

菊花　防风　甘草　蒺藜　羌活　柴胡　大黄　山栀各

等分

上水煎服。

导赤散

生地黄　木通　甘草　连翘各等分

上用水一钟，每服七钱，入竹叶三片，煎七分温服。

急应散

千里急　甘草各等分

上每服四钱，水煎服。

菊花散

菊花四两　甘草二两　生地二两　白蒺藜三两

上为末，每服二钱，米饮汤调服。

泻肺散

桑白皮　地骨皮　甘草各等分

上咬咀，每服四钱，入粳米三十粒，水煎服。

阿胶散

阿胶　杏仁　甘草各五分　款冬花五分　糯米二两

上咬咀，用水煎，食后温服。

密蒙花散

羌活　菊花　石决明　木贼草　蔓荆　枸杞子　白蒺藜

青葙子　密蒙花各等分

上为末，每服二钱，食后清茶下。

石燕子散

石燕一对　玳瑁二两　羚羊角一两

上为末，每服二钱，米泔水调下。

回阳散

陈皮　枸杞子　当归　熟地　茴香　破故纸　威灵仙　防风各等分

为末，盐汤调下。

蟹黄散

雄黄　冰片　硼砂　乳香　牙硝　姜霜各等分

上为极细末，每用少许点服。

蛇蜕散

蛇蜕十条，竹枝上烧　蝉蜕一两　黄连一两　甘草半两

上为细末，蜜汤调下，日三服，忌毒物。

瞿麦散

瞿麦　大黄　木通　芒硝

水煎服。

分珠散

栀子　槐花　牛蒡子各一两

春加赤芍药，夏加当归，秋加龙胆草，冬加大黄。

上为末，茶调食后服。

解肌散

赤芍药　干葛　麻黄不去节　升麻　甘草　半夏泡，各等分

上咬咀，用水煎服。

益黄散

丁香二两　陈皮一两　青皮　甘草　诃子各五钱

上咬咀，用水煎服。

白术散

人参　白术　茯苓　藿香　甘草　干姜各等分

上用水二钟，姜三片，煎服。

五灵脂散

五灵脂　大黄　威灵仙　白芷各等分

上为末，用好酒调服。

大黄当归散

大黄　当归　牡丹皮　生地黄　黄芩　芍药　甘草各等分

上咬咀，用水煎服。

洗肝散

山栀　当归　甘草　大黄　防风　川芎　海螵蛸各等分

上用水煎服。

顺气散

生地黄四两　大黄二两　麻黄一两，去节　皂角五钱，炒
瓜蒌少许

上为末，每服二钱，熟水调下。

鲨鱼皮散

鲨鱼皮二两，烧　防风　麻黄　荆芥　诃子　青皮各五钱

上为末，不拘时，用米饮汤调服。

三白散

白芷　白术　白僵蚕各等分

上为细末，每服一钱，姜汤下。

决明散

草决明　川芎　白芷　木贼　菊花　蔓荆子各一两

上为末，用白滚汤调下。

木通散

木通 山栀 茵陈 赤芍 荆芥 大黄 防风 甘草各
等分

上为细末，每服一钱，米泔水调服。

象牙羌活散

羚羊角 犀角 象牙屑 琥珀 甘草 牛蒡子 防风 荆
芥 羌活各等分

上为末，清茶调下。

石膏散

川芎五钱 石膏二两 藁本 细辛 白术 甘草各五钱

上为末，清茶下。

黄芪丸

黄芪 防风 白蒺藜 茴香 乌药 牡丹皮各等分

上为细末，酒糊为丸，如梧桐子大，每服三五十丸，食前
盐汤送下，妇人淡酸汤送下。为丸如弹子大，每服一丸，茶清
嚼下。

芎藭石膏丸

石膏 芎藭 白芷 川乌 附子 羌活 甘草 仙灵脾炒，
各等分

上为末，蜜丸弹子大，辰砂为衣，每服一丸，薄荷清茶
嚼下。

半夏丸

半夏一两 露蜂房炒 南星各一两 僵蚕五钱 朱砂 雄黄
各一分 五灵脂 白矾各一两 蝉蜕一两

上为末，滴水丸，鸡头大，每服八九丸，薄荷清茶汤嚼下。

辰砂丸

辰砂一钱　枯矾　天麻各二两　杏仁四十九个，去皮尖　枳实一两

上为末，水糊丸梧桐子大，每服十五丸，姜汤送下。

螵蛸丸

蝉蜕　僵蚕　羌活各一两　桑螵蛸二两，劈破炙　威灵仙　防风各一两　南星　半夏　当归各五钱

上为末，姜糊为丸，如梧桐子大，每服二十丸，临卧时姜汤送下。

乳香丸

白蒺藜炒　茴香炒　川楝子　地龙　乌药　乳香　没药　黄芪　防风　陈皮

上等分为末，水糊丸，如梧桐子大，每服三十丸，盐汤送下。

补真丸

人参　地黄　川牛膝各等分

上为末，炼蜜为丸，梧子大，每服三五十丸，空心盐汤送下。

加味乳香丸

乳香　没药　川乌炮　京墨煅　灵芝　百草霜各半两　附子一个，炮　木鳖子　南星炮　当归　延胡索　全蝎去尾炙，各一两

上为末，蜜丸弹子大，每服一丸，分四服，薄荷汤磨化服，妇人血气当归酒，临卧服，不可食热物。

救睛丸

苍术泔浸　甘草　枳实　川芎　荆芥　薄荷　当归　蝉蜕

羌活　木贼草各二两　　谷精草　蛇蜕各一两

上为末，蜜丸如弹子大，每服一丸，细嚼茶清汤下。

芎劳丸

苍术二两，泔浸　白芷二两　甘草三钱　细辛　藿香　防风

芎劳各一两　川乌一个

上为末，油饼剂为丸，弹子大，每服一丸，细嚼茶清下。

四物猪肚丸

海螵蛸一两　黄连三两，童便浸一宿

上为末，煮为丸，如梧桐子大，每服四十丸，米饮汤送下。

雄黄丸

雄黄二钱　蒲黄炒　当归　芍药　熟地黄各一两

上为米酒糊丸，陈皮汤下。

二矾丸

白矾飞过　生矾各等分

上为末，糊丸梧桐子大，每服七丸，姜汤送下。

当归艾煎丸

当归　艾叶　防风　桑叶　山药　牛膝　苁蓉各等分

上为末，蜜丸如弹子大，食后细嚼，白汤送下。

调气丸

密蒙花四两　蝉壳一两　石决明水浸　防风　山药或无此味

甘菊花　茯苓皮　青葙子　甘草炙，各一两

上为末，蜜丸桐子大，每服五十丸，茶清下。

补肝丸

羌活　石决明　山药　五味子　细辛　车前子　人参　茯

苓　藁本各等分

上为末，炼蜜为丸，梧子大，每服三十丸，熟水下。

夜光椒红丸

川椒一两　生地黄　熟地黄各二两

上为末，蜜丸弹子大，每服一丸，细嚼温酒下。

真人五补丸

枸杞子　山栀　芍药　薄荷各五钱　苍术　荆芥各四两

上为末，砂糖丸弹子大，每服一丸，细嚼，麦门冬汤送下。

顺肝丸

生地黄四两　大黄　当归各二两　皂角半个　瓜蒌实三十个

上为末，水煎，皂角膏为丸，梧桐子大，每服十丸，新汲水送下。

熊胆丸

黄连二钱　硼砂皂角子大　冰片一字　蕤仁一粒，去油　蜜半两

上五味为末，将竹筒一个，入药在内，油纸缚定，用水三升，新绵，滤汁点。

蝙蝠丸

飞蝠一个，烧　玄参一两　粉一两　桑螵蛸三十个，酒浸

上为末，羊胆汁为丸，如粟米大，每服二十丸，猪胆汤送下。

决明丸

石决明　草决明　玄参　蝉蜕　蛇蜕　防风　甘草　羌活各等分

为细末，炼蜜丸如鸡头大，食后茶清嚼下。

百步通神丸

黄芪半两　知母三两　地骨皮　防风　远志　人参　茯苓　大黄各二两

上为末，炼蜜丸如梧桐子大，每服五十丸，麦门冬汤送下。

五参丸

人参　玄参　丹参　苦参　沙参各等分

上为末，糊丸，麦门冬汤送下。

麻黄生犀丸

麻黄　犀角　防风　枸杞子　当归　石决明　枳实子各

等分

上为末，糊丸，茶清下。

加味三黄丸

黄连　黄柏　黄芩　大黄　门冬　生地黄各半分

上为末，糊丸，白汤下。

乌头煎丸

枸杞子　牛膝各五钱　甘菊花一两　川乌头一两，去皮生用

川乌　荆芥　羌活　地龙去土　当归　薄荷　白蒺藜各五钱

上将牛膝以下十味为细末，川乌头膏子和丸，如桐子大，
每服二十丸，空心茶酒送下。

煎乌头法

用青橘皮五钱，去穰，同乌头黑为末，以水一升三合，浸
一宿，微火煎成膏。

蕤仁膏

蕤仁半两　芜荑一两，去皮　杏仁去皮尖油

上三味，各制入乳钵内，研细入脑子少许，研极细，滤去
粗，成膏子点之。

朱砂膏

朱砂另研　腻粉另研　蕤仁去壳油　杏仁去皮失油　黄连

青盐另研　连翘　川椒去合口者炒，各等分

上为细末，蜜调成膏点之。

二霜膏

生姜四两，研汁　糖霜

上和匀点。

青盐膏

青盐　滑石　黄连　乳香　硼砂各一钱

上为细末，和匀炼蜜成膏，点之。

琥珀珊瑚膏

炉甘石　海螵蛸　丹参　硼砂　当归　白丁香　黄连　没药　乳香　青盐　青矾　轻粉各等分

上为末，蜜熬成膏，点。

退翳复明膏

明泮砂五钱　菻仁三十个　海螵蛸　玄胡索　射干各少许

上为末，蜜调成膏，以丈烟熏，以竹篦挑入砂铫内，水一盏，煎三钱，绵滤粗，点。

当归活血煎

当归　黄芪炙　没药　白茯苓　川芎　羌活　苍术　菊花　熟地黄　麻黄各等分

上为末，蜜丸如弹子大，每服一丸，细嚼，食后茶清送下。

人参茯苓煎

白茯苓二两　续断一两　人参一两　白附炒，五钱

上为细末，炼蜜和丸，如弹子大，每服一丸，细嚼，陈皮汤送下。

菊花饼子

菊花　柏枝各二两　黑豆去皮　苍术各四两　枸杞子炒，一两

上五味，用水一碗，煮干为末，糯米饭为饼子，如棋子大，每服五饼，细嚼茶清送下。

燥门 有十二名

肺经主燥，肺属秋之阴金，金体本燥，能令燥者火也，肺金乃阴之主，为肾水之源，而受火热之邪，寒水生化之源竭绝于上，不能灌溉周身，营养百骸，热能耗液，而反寒，阳实阴虚，则风热胜于水湿，而为燥也。夫燥之为病，血液衰少，气血不能畅而有枯涸干劲皱揭，诸症枯，形容枯槁也，涸者，无水液也，干者，不滋润也，劲者，不柔和也，皱揭者，皮肤启裂也；此皆阴血为火热所伤，燥金主于收敛，故为筋脉劲强紧急，口噤，风痛发作者，由热甚风燥，其风热燥各有微甚不等，所谓中风或筋缓者，因其风热胜湿而为燥，乃燥之甚也，或筋缓不收而痿痹，故诸膹郁病痿，皆属肺金，乃燥之化也，譬如秋甚则燥，燥甚则草木痿，落而不收也。

总脉
沉，涩，微。

辨验燥法
燥田水液衰少，气行壅滞不得通利滑泽，遍身中外皆干涩，如唇燥，大便干，毛发落，指甲折，身不柔和，麻木，皮肤起裂，筋紧缩，燥加风热，其证筋脉劲强紧急，口噤，脾胃干枯，成消渴，筋脉拘急惕搐，烦满闭结，风痛昏冒，强仆或中风，筋缓燥之甚也。

治法
凡治燥，降心火，润肺金，清邪热，兼疏风药少许。

凡治燥，用当归、天门冬、麦门冬、黄芩、黄连、薄荷、枳壳、酥蜜麻仁、生熟地之类。

凡治燥，要问曾经大病，或吐或利，用加减地黄丸，如黑瘦人减去人参加白术代之。

凡治燥，要问曾经房劳，服补涩药，用黄柏、知母，少加木香为主药。

凡治燥，要问平日喜食辛辣厚味炙煿，用解散热毒药，随即淡薄滋味。

凡治燥，世或有言，风热为燥，误用辛凉祛风苦泻之药，倍加燥其血液，损之又损，风燥之疾固有，当求其本而治之。

凡遇辨验法内病症，便用当归润燥汤为主，随症加减服之。

当归润燥汤诸燥通治

大黄　桃仁　麻仁　熟地黄　当归　生地黄　甘草各一钱
升麻三分　红花五分

上水二钟，煎至一钟，空心热服。

导滞通幽汤便闭

当归　桃仁各钱五分　生地黄　熟地各二钱　升麻　红花各一钱

上用水二钟，煎至一钟，调槟榔末二钱温服。

升麻泻湿汤治咽膈不利急气里急，大便不行

升麻　生地黄　熟地黄　苍术　青皮　黄柏　当归各一钱
黄芪一钱五分　槐子　桃仁　麻子仁　桃仁汤泡去皮尖，各一两
当归尾　羌活　大黄煨，各五钱

上除桃仁麻仁，另研如泥，余药如细末，和匀，炼蜜为丸，如梧桐子大，每服三五十丸，空心白滚汤送下。

清凉饮子治热

大黄　当归　芍药　甘草各等分

用水二钟，煎七分温服。

当归　龙胆丸治热

当归　龙胆草　栀子　黄连　黄柏　黄芩各一两　大黄　芦荟各五钱，以上诸药俱要蒸熟　射干五分　青黛五钱　木香一钱

上为末，炼蜜为丸，如小豆大，每服三十丸，淡姜汤送下。

大秦艽汤治血虚不能养筋，筋燥手足不能运动，指甲燥

方见暑门。

加减地黄汤滋阴降火

方见痓夏门阴虚火动，黑瘦人本方中去人参

大补阴丸滋阴降火

方见虚损门。

火热门有九十名

六气所入，风寒在下，燥热在上，湿气在中，惟火游行能发上下。五行之中，惟火有二。心经为君火也，右肾配三焦，为相火也。以名而言形质相生，配于五行，谓之君相。书曰心君泰然，百体从令，君火一动，相火燃然而从之。天非此火不能生物，人非此火不能有生，君火之气，经以暑热，言之相火之气，经以暴悍酷烈，言之相火易起易动，无时不有，变化莫测，煎熬真阴，阴虚则病，阴绝则死。经所谓一水不胜五火者，乃五脏之火，五志激之，其火随起。脏腑之火，有虚有实，故言治火为难。且前人备述其详，全在临病处方，庶免实实虚虚之祸也。

生脉二道

浮，大。

死脉二道

沉，迟。

不治症二名

火起涌泉穴，阴虚火动人。

死症三名

心火自焚死，煎熬真阴阴绝死，虚火旺盛若正治立死。

伤风伤寒发寒发热

见伤寒门。

辨发热在内中外

轻手扪之，热甚，重手扪之，反不觉甚热，其热在皮毛血脉。

轻手扪之，微热，重手扪之，热甚，其热在筋骨。

用手不轻不重扪之，热者，其热在肌肉。

辨分昼夜热

昼发热夜安静，是气盛。

夜发热昼安静，是气陷血分。

昼夜发热，是气存血亡，急泻其气，峻补其血。

辨分潮热

平旦潮热，肺气主之，用白虎汤加黄芩寅卯时。

日晡潮热，肾气主之，地骨、丹皮、知母、黄柏酉时。

辰戌时潮热，黄芩、黄连、生甘草、羌活。

巳午时潮热，黄芩、黄连、生甘草。

未时潮热，用黄芩、黄连、生甘草、石膏。

申时潮热，黄芩、黄连、生甘草、柴胡、升麻。

亥时潮热，黄芩、黄连、生甘草、当归。

治火法开后

治热法开后

心火为病二十名

身热，恶寒，战栗，惊惑，谵语，妄言，惊悸，怔忡，结核，霍乱，瞀闷，鼻塞，衄血，溢血，吐酸，暴注下迫，转筋，喘，呕，痈疽，疮，小便浊，瘤，淋，闭，悲，笑，腹如鼓。

相火为病二十六名

暴死，暴病，暴喑，躁扰，狂越，骂言，惊骇，喉痹，僵仆，目昧，耳鸣，䐃瘛，暴注，气逆，禁栗，跗肿，疮疡，呕逆，昏不知人，如畏神守，时眩仆，洒淅恶寒，洒淅振寒，食不下，不避亲疏神明。

心火

喜则火起于心。诸痛痒疮，本经正名

有余火用黄连，不足火用人参，黑瘦人去人参、白术，代茯神、菖蒲。

小肠火其症癃闭淋沥赤白带浊

有余火木通，不足火生地。

肺火

悲则火起于肺。诸气愤郁痿，本经正病

有余火用枯芩，不足火用人参、天门冬、麦门冬、五味子。

大肠火其症舌苔喉痛便闭不通

有余火条芩，不足火天门冬。

脾火

醉饱火起于脾。诸湿肿满 本经正病

有余火芍药，不足火白术、白芍药。

胃火

有余火石膏，不足火陈皮、甘草、人参，黑瘦人去人参、白术代之。

肝火

怒则火起于肝。诸风掉眩，本经正病

有余火用柴胡，不足火天麻、川芎。

胆火 其症目黄口苦坐卧不安

有余火龙胆草，不足火酸枣仁。

肾火 左肾

房劳火起于肾。

有余火知母，不足火熟地、远志、丹皮。

膀胱火 其症小腹作痛，小便下利

有余火黄柏，不足火玄参。

命门火 右肾

有余火山栀 炒黑，不足火玄参。

三焦火 其症头眩体倦，手足心热

上焦有余火热，山栀；不足火，知母、炙甘草。

中焦有余火热，大黄；不足火，黄柏、炙甘草。

下焦有余火热，黄柏；不足火，黄柏、炙甘草。

火起涌泉穴

此病十不救一，热脚下起，入腹者，虚之极也，用四物汤加玄参、黄柏、山茱萸煎服。又以附子为末，津调涂脚底心，用布裹之。

肌热烦热

肌肤间热，心烦面赤，食少喘咳，有痰，右关脉缓弱或浮数，服泻阴升阳汤。

四肢热，五心烦热。

热伏脾胃或血虚得之，或胃虚多食冷物得之，服火郁汤。

手背发热

见伤寒门。

手心发热

用山栀、香附、苍术、白芷、半夏、川芎、神曲糊姜汁为丸，如绿豆大，每服一钱五分，白滚汤送下。

骨蒸痨热

五脏齐损，自汗、发热、盗汗、下血。见痨瘵门。

骨蒸寒热

大便如常，脉细数，食少，用八珍汤加知母、黄柏。

虚热

不能食，自汗，气短，属脾虚，用甘寒温剂。

实热

能食，口干口燥，大便难，用调胃承气汤。

治火法

凡心火正治。

凡相火可治。

凡火轻可降。

凡火重可发，即是发汗、看在何经。

凡气有余便是火。

凡青皮，收五脏之火。

凡气从左起，肝火。

凡用玄参，去无根火。

凡气从脐下起，阴火。

凡用山栀，去心肾火。

凡脏腑火须论虚实。

凡郁火可发，当看何经。

凡虚火旺盛者，以生姜汁与服，若正治立死。

凡不足之火，用滋其阴火自降，炒黄柏、生地。

凡人壮实火盛，癫狂者，可用正治。

凡火急甚者，必用缓之，甘草为主。

凡火盛不可骤用寒凉，必须温散。

治热法

凡痰热，能生异症。凡用凉膈散，退六经热。凡暴热，病在心肺。凡郁热病，贝母滑石炒。

凡积热病在肾肝。

凡用软石膏（煅），研末，醋丸，绿豆大，大泻胃热食积痰火。

凡湿热相火为病，多诸病要寻看有无痰饮并火热夹。

凡阴火发热，用四物汤加黄柏、知母，降火补阴之妙剂。

凡阴火甚者，用龟板（酥炙）为主药，如气虚加白术、黄芪。

嚼化三黄丸

大黄　黄芩　黄连各二两半　山豆根　黄柏　苦参　硼砂各一两　京墨三钱　片脑钱半　麝香　黄药子　白药子各一两半

上为末，用猪胆汁调匀，摊在瓦盆内蒸三次，露一宿，入脑、麝、硼砂为丸，如豆大，每服一丸，食后嚼化，冬月加知母。

神芎丸

大黄　黄芩炒，各一两　牵牛取头末　滑石各二两　黄连　薄荷　川芎各二两半上为末，滴水为丸，如梧桐子大，每服五十丸，食后白滚汤送下。

三黄丸

黄连　黄芩　大黄各十两，俱炒

上为末，蜜丸如梧桐子大，每服四十丸，白滚汤送下。

酒煮黄连丸

黄连半斤洗净

用酒二升浸，用瓦器贮药甑上蒸，屡蒸屡晒，酒干为度，晒干为末，滴水为丸，如梧桐子大，每服五十丸，食前白滚汤送下。

人参泻肺汤

人参　黄芪　栀子　枳壳　薄荷　连翘　杏仁去皮尖　桑白皮炒　大黄　桔梗　甘草各一钱

上作一服，水二钟半，煎至一钟，食后服。

凉膈散

大黄二钱　连翘四钱　黄芩炒　山栀　薄荷　朴硝　甘草各一钱

上用水二钟，蜜一匙，竹叶十片，煎至一钟温服。

洗心散

白术一钱　麻黄　当归　荆芥　大黄　芍药　甘草各二钱

上作二服，每服水二钟，生姜三片，薄荷少许，同煎至一钟，不拘时温服。

甘露饮

枳壳炒　石斛　枇杷叶　熟地黄　黄芩　麦门冬去心　山栀　茵陈　天门冬去皮　木　甘草炙，各一钱

上分作二服，每服水二钟，煎至一钟，食后服。

消毒犀角散

防风一钱　荆芥　甘草各二钱　鼠粘子炒，三钱

上用水二钟，煎至一钟，温服。

泻阴火升阳汤治疗肌热烦热，面赤，食少，喘

柴胡两半　人参　黄芩各七钱　石膏五钱，煅，秋冬不用

黄连五钱，炒　黄芪　苍术米泔浸炒，各一两

共为粗末，每服水二钟，煎至八分，丝锦利去粗服。

黄连解毒汤

黄连炒一两　黄芩炒　黄柏炒，各五钱　栀子四枚

上分作一服，每服用水二钟，煎至一钟服。

火郁汤

羌活　升麻　葛根　芍药　人参　柴胡　甘草炙，各五钱

防风二钱半　葱白三寸

上分作四服，每服水二钟，煎至八分服。

八珍汤

即四君子汤、四物汤合用。

调胃承气汤

见脾胃门。

四物汤

见诸血门。

积热门有八名

积热者，热毒蕴积于内也，因徇情纵恣以致积热，非一朝一夕之过，或有体气素实，一时感触热毒之气者，或有酒面煎炼雄附峻补，诸热郁积脏腑之间，或在心肺之内，且以积热治法言之，始而凉取，次而寒取，寒取不愈，则因热从之，从之

不愈，则技穷矣。凡热皆出于心，热甚则能伤血，或先服三黄丸、洗心散或噙化三黄丸、四顺清凉饮，此皆前人立论处方，后人须分阴阳虚热实热，阴盛格阳之热，概如以积热症治之，则反误多矣。

虚实脉

浮大虚三脉为虚，洪细小三脉为实。

难治脉

沉细数三脉难治。病热有火者可治，脉洪是也。无火者难治，脉沉细是也。

治法

凡小热之气凉药和之。

凡大热之气寒药治之。

凡甚热之气发汗解之。

凡甚热发汗不尽，姜治。干姜炒黑治热，名曰从治。

积热

大小男妇积热，其症以舌生疮、痰实不利，烦躁多渴，肠胃秘塞，小便不利，一切风热，服凉膈散。

胃中积热

牙宣断肿，咽膈干燥，吐血腥臭，或受湿伏热在里，身黄如疸，服甘露饮。

积邪热

大小男妇，痰涎壅滞或腮颊结核，遍身生疮疖，已溃未溃，服消毒犀角饮。

心经积热

大小男妇咽干口燥，目赤睛痛，大小便赤色，或闭或涩，服神芎丸。

肺经积热

喘咳嗽，胁膈胀满，痰多，大便涩，服人参泻肺汤。

脾肺二经积热

虚烦上壅，咽喉生疮，服利膈汤。

三焦积热

咽喉肿闭，心膈烦躁，小便赤，大便闭，服三黄丸。

积酒热

因酒太过，服酒煮黄连丸。

凉膈散 见火热门

甘露饮 见火热门

神芎丸 见火热门

消毒犀角饮 见火热门

人参泻肺汤 见火热门

酒煮黄连丸 见火热门

三黄丸 见火热门

利膈散 开末卷

中寒门 有六名

寒者，天地杀厉之气，在天为寒，在地为水，在人为肾，故肾司寒，仓卒受邪且速且危。盖由胃虚，触冒大寒，其症初发便拘急挛痛，昏不知人，四肢厥冷，禁固僵直，无所知觉，牙紧口噤，与中风相似，其脉紧弦或沉细，名曰中寒，非比伤寒为病，循经入表传里。若内外俱虚，寒邪独盛，目瞪，色青白，自汗或下利，名曰内脱，治之稍缓，脉散而死。人能知命而保身者，冬月早卧，晨起必待日出，乃去寒就温，安有中寒之患，且如辛苦之人，饥寒劳役，不避风雪，触冒严寒，卒然病者，五脏皆有所中，中不自知，但□寒自觉何时日所伤比先头痛身热恶寒无汗，骨节疼，此是伤寒也，当以伤寒法内治之，惟中寒时刻之间，便有夹风兼湿为体虚，甚是，又逢天道之虚，两虚相应，则伤五脏，不可妄行汗吐下三法，治以附子理中汤药，始可救也。

中寒脉

弦紧沉细迟，兼风脉浮，兼湿脉涩。

死症一名

内脱。

中寒

初病便拘急挛痛。昏不知人，四肢冷，僵直，牙紧口噤，服附子理中汤，又用熨法。

中寒呕吐

服姜桂汤。

外感风寒内伤生冷

服人参养胃汤。

中寒腹痛

服理中汤。

中寒干呕

沉附汤。

内脱

目瞪，色青白，自汗或下利，为内外俱虚，寒邪独盛，名曰内脱，多致不治，服附子理中汤。

姜桂汤

干姜煨　良姜各钱五分　辣桂　木香　甘草　半夏曲各二钱

上用水二钟，姜三片，煎至一钟服。

附子理中汤

附子去皮脐　干姜煨　人参　白术各三钱　甘草炙，一钱

上用水二钟，煎至一钟，食前服，如血少加当归一钱。

理中汤

人参　干姜炮　甘草炙　白术炒，各二钱

上用水二钟，煎至一钟，不拘时服。

沉附汤

附子炮去皮脐　干姜各二钱半　白术炒　沉香各钱二分

上用水二钟，煎一钟，食前服。

熨法

肥葱细切　麸皮各二升　食盐二两

上三味入水一大盏和匀，作二次炒，极热用绢作二包，将一包熨脐上一包冷易，如干燥添水拌。

人参养胃汤

甘草炙，五分　人参　茯苓　草果　藿香　橘皮各钱二分 苍术米泔拌炒　厚朴姜汁拌炒　半夏姜汁制，各二钱

上用水二钟，乌梅一个，煎至一钟，不拘时服。

痼冷门有四名

痼冷者，年久谓之痼寒，极谓之冷人之脏腑，禀赋厚薄不同，亦有调理失宜者，如真气衰微，脾胃之气不足，必致胃寒。或食冷物黏腻，难化生硬之类，累月积久，以成痼冷之疾。前人立论致详，后之用药随证依经则无夭阏①之祸矣。

---

① 夭阏：夭亡，夭折。

总脉

迟，沉。

治法

先用熨法，可治。

阳虚阴盛

其症大便洞泄，小便频数，鼻多清涕，吐涎沫，水谷不化，肠胃绞痛，肚腹如水洒洒淅淅，服沉香荜茄散。

阴毒

又伤寒冷手足冷，腰背强，脐腹筑痛，咽喉不利，呕吐下利，身如被杖，脉细欲绝，此由肾虚寒外伤风冷，服洞阳丹。

阴盛

四肢逆冷，额上手背冷，汗出不止，或眼不堪，唇口手足爪甲俱青，脉沉细，伏匿，服附子理中汤

脾胃积冷

手足厥冷，畏冷憎寒，饮食不化或呕吐咳嗽或癫疝大作，服金锁正元丹。

沉香荜茄散

沉香　荜澄茄　附子炮去皮脐　胡芦巴炒　肉桂　补骨脂炒　川楝子去核　茴香炒　巴戟去心　木香各一钱　桃仁炒，去皮尖　川乌

上用水二钟，食盐少许，煎至一钟，不拘时服。

洞阳丹

阳起石火煅　朱砂各五钱　钟乳粉　附子炮去皮脐，各一两　川乌炮去皮脐　天雄炮去皮脐，各三两

上为末，神曲糊为丸，如梧桐子大，每服五十丸，空心淡

盐汤送下。

附子理中丸见中寒门

熨法见中寒门

金锁正元丹开卷末

卷之六

中风门有三十六名

　　夫风为百病之长也，风之为病，善行而数变者也。天有八风，人之脏亦有五风。八风之邪，有中脏中腑中血脉之分，西北二方风气刚劲，民病于中风者，诚有之矣。东南二方，地卑多湿，人病于中风者，非外中风也，皆是湿生痰，痰生热，热生风耳。但病之形状与中风相似，更有中气之病，亦于中风相类，若便于中风药治，多致杀人。凡人年衰气弱之际，或因忧喜忿怒，房劳伤其脏气，邪气乘虚而入，多成此疾，壮岁之时，无是病也。若肥胖之人间而有之，虽肥而由气衰所致。治斯疾者，不辨中风中气，不论地方南北，不审从外入八风，从内热生五风，不察元气虚实，不分中血脉中腑中脏，混以风药疗之，名虽活人，而反伤人，可不慎哉。

中风脉

脉浮盛，脉浮洪，脉弦紧。

中气脉

脉沉，脉伏。

生脉

脉来虚。

死脉

脉来紧急疾。

不治脉

喑病脉不至。

不治症有十四名

发直，直视，吐沫，遗尿，汗辍如珠，

口开，眼合，手撒，摇头，面赤如油，

上气，鼻鼾，头面青黑者，昏不知人。

死症有四名，十日左右死。

寻衣，摸床，撮空，指地。

辨验中风法

中风之病，当半身不遂，经络空虚，贼邪不散，或左或右，邪气反缓，正气即急，正气引邪，为口眼歪斜，入络脉皮肤不仁，邪入经脉，重着不胜，邪入六腑，不识人，邪入五脏，难言，吐沫。

辨分中风中气法

风中六腑，多著四肢，有外证恶风寒，拘急不仁。

风中五脏，多滞九窍，唇缓失音，耳聋鼻塞目瞀，大便闭。

风中血脉，口眼㖞斜。

气中与中风相似，但手足不甚偏废，为异耳。

气中六腑，不识人。

气中五脏，语謇塞，或不言。

气中血脉，肌肤不仁，重着。

治法

凡中风，大率主血虚有痰，或夹火与湿。

凡中风，以痰为先，补养次之，或夹火与湿，亦有死血流滞，有外中于风。

凡中风初中时，急掐人中，能醒，然后用去痰药二陈汤、四物汤、四君子汤加减用。

凡中风痰壅盛者，口眼歪斜，不能语言，皆用吐法。

凡中风轻者，醒者，用瓜蒂散或虾汁或稀涎散吐之。

凡中风重者，口噤者，用藜芦五分或三分，麝香少许，灌入鼻内，吐之，一吐不已，再吐之，子和用三圣散。

凡中风虚弱人，年老产后久病者，俱不可吐。

凡中风虚弱卒倒，参芪补之，夹痰则浓煎独参汤加竹沥、姜汁。

凡中风血虚，用四物汤补之，夹痰俱用姜汁（炒过），更加姜汁、竹沥，能食者，去竹沥加荆沥。

凡中风半身不遂，大率多痰，在左属死血，血少宜用四物汤加桃仁、红花、姜汁竹沥。

凡中风半身不遂，大率多痰，在右属痰与气虚，宜用二陈汤、四君子汤加姜汁竹沥。

凡中风肥白人，多湿气，宜四君子汤合五苓散加附子、乌头行经。

凡中风因忧思气郁，右手瘫，口渴，宜补中益气汤加姜汁竹沥，有痰加半夏、贝母。

凡中风黑瘦人、阴虚火动人，宜四物汤加牛膝、黄芩、黄柏、姜汁竹沥，有痰加天花粉。

凡中风遗尿，属气虚，参芪补之。

凡中风小便不利者，不可用利药，宜清其热，热退自利。

偏枯风

半身不遂，口眼㖞斜，肌肉偏而不用且痛，言不变，智不乱，服神照散加麻黄。

风痱

身无疼痛，四肢不收，智乱，不甚言，微有知，可治；甚则不能言，不治。服伏龙肝汤。

内夺风

厥则为喑痱，肾虚所致。喑痱之状，舌喑不能语，足废不能用，服伏龙肝汤。

风懿

奄忽不知人事，痰涎上迷心窍，咽中窒塞，舌强不语，牙关不开，手足拘挛，气不升降，风中脏则危，中腑肢体废，其脉短滑，或洪数，内热外汗，当清解消痰祛风。

风痹

诸痹类风状，脉缓，筋骨痿弱，肢体麻痹不仁，见痹门。

风痉

身如板直，遍身鞕强，牙关紧急，心神昏昧，服天麻汤。

卒中风

目瞑牙噤，无口下药，用南星捣为末，白龙脑二件，各等分，其药端午合以中指点药揩齿三二十次，揩牙左右，其口自开，始得下药。

暗风

倒地牙关紧急，人事昏沉，用搐鼻三圣散。

走注风

其症两足疼肿起，或偏一足痛，行履不得，其痛游走不定，或上项头目昏乱，或走左手或走右手，或一手指上或一脚指上，服独活散加黑□、芫花、生姜。

贼风

身体拘急，舌强言涩，十足不遂，服汉防己散或一字散取出涕涎。

如口噤角弓反张，服仓公酒。

缓风

左瘫右痪，拳挛半身不遂，脚软不能行履，屈伸艰难，服至圣一醉膏。

风湿

口眼㖞斜，大便结涩，体重或麻，皮肤瘙痒，筋脉拘急，言涩，手足不遂，时觉不仁。

风瘾

奄忽不知人，喉中噎噎有声，舌强不能言，身软自汗，口吐涎沫，项背强直，神志昏愦，服金箔丸。

卒中恶风

倒闷在地，口噤不言，肝厥尸厥死，不识人，闭目，针灸不知痛，服甘竹沥汤不愈，再服还魂汤。

风毒

风毒上攻，头面发热，颊赤唇焦，眼涩，鼻出热气，项背拘急，服羌活饮。又风毒入四肢，筋脉拘挛疼痛，服羌活散。

热毒风

头面壅热，口干心烦不欲吃，服前胡散。

如心神烦躁，头目昏痛，服天竺黄丸，一切风热毒方。

肺风

胸满短气，冒闷，汗出嘘吸，颤掉，声嘶塞，身重，四肢痿，多汗恶风，时嗽，昼瘥夜甚，其状偃卧鼻过眉，服五味子汤。

肝风

筋脉拘挛，手足不收，属风入肝，坐踞不得，胸背强直，胁肋胀满，目眩心烦，语涩，头面疼痛，口眼㖞斜，脚膝无力，服犀角散。

心风

多汗，恶风，善怒，心神颠倒，语涩舌强，口干面赤，头疼，翕翕发热，胸背拘急，手心热盛，多偃卧不得倾倒，惊悸汗出，恍惚，口喝，冒昧好笑，服麻黄散。

脾风

多汗恶风，体怠，四肢不欲动，微黄，不嗜食，言涩口喝，肌肤不仁，腹膨心烦，翕翕发热，神思如醉，手足不能举，脉浮缓，服独活汤。

肾风

腰疼不得俯仰，或偏枯，两耳虚鸣，语声不清，面色浮肿，骨酸疼，精神昏愦，喜恐好忘，体黧黑，沉重多汗，恶风，隐曲不利，脚冷弱，服独活散。

肉苛风

血虚气实，肌肉不仁，名曰肉苛，服苦参丸。

血风

妇人头皮肿痒，名曰血风，服消风散。

风眩

眩倒屋传，吐逆，恶闻人声，服茯神汤。

风眩加目痛耳聋者，服附子散。

风眩加烦闷，头晕不止，服六神散。

风厥

志意不乐，身背疼，头多惊，呵欠，噫气，服人参汤。

痢风

痢后，脚痛，缓弱不能行履，名曰痢风，服大防风汤。

狂

涎潮，牙关紧闭不开，用苏膏鼻中取涎。

风痰

头疼，目眩，晕倒，呕喘，恍惚不宁，神思昏愦，肢体倦痛，头项强硬，手足顽麻，服上清白附子丸。

偏风

手足一边不遂，筋骨烦疼，服枳壳人参汤。

脑风 见脑漏门

目风 见眼科门

漏风

身热懈惰，汗出少气，因饮酒腠理疏风邪入，名曰漏风，服牡蛎白术散。

内风 又名劳风

因房劳中风，多汗出沾衣，不能劳事，体尽痛，服附子汤加人参、当归。

首风

新浴感风，眩晕昏眩，名曰首风，服大川芎汤。

肠风 见诸血门

泄风 见泄泻门

独活散

独活　附子　当归　防风　天麻　桂心各一钱　川芎　甘菊花　枳壳　黄芪　山茱萸　丹参　牛膝　萆薢　甘草　细辛菖蒲　白术各半钱

上用水二钟，生姜五片，煎至一钟，不拘时服。

犀角散

犀角屑二钱　石膏二钱　羌活钱半　羚羊角钱半　人参　甘菊花　独活　黄芩　天麻　枳壳　当归去芦　黄芪　芎䓖　酸枣仁　白术　防风　白芷各五分　甘草三分

上作一服，水二钟，生姜五片，煎至一钟，不拘时服。

澡洗药

干荷叶　藿香叶　威灵仙　藁本各三两　茅香　零陵香四两
香白芷　甘松各二两

煎汤，在无处带热洗澡。

独活汤

独活钱半　防风　茯神　人参　附子　前胡　沙参　半夏
旋覆花　黄芪　羚羊角　甘草各一钱

上用水二钟，生姜五片，煎至一钟，不拘时服。

治中风牙关紧急方

用甘草比中指节截做五截，生油内浸，过炭火上炙，候油
入甘草，以物斡①开牙关，令咬定甘草，可人行一里时候，又
换甘草一截，后灌药，极效。

白神散

用白梅末，不拘多少，将揩牙，立开盖。酸能收敛，自然
齿骨易开也。

五味子汤

五味子　杏仁　桂心各一钱　防风　甘草　赤芍药　川芎各
二钱　川椒三分

上作一服，用水二钟，煎至一钟，不拘时服。

搜风顺气丸

人参两半　麻子仁　柏子仁　大黄各一两　皂角　威灵仙二
两　朴硝五钱　黑牵牛末一两

上为末，面糊和丸，如梧桐子大，每服五六十丸，温酒

---

① 斡：原作"干"，据《奇效良方》《证治准绳》改。

送下。

还魂汤《千金方》内有桂

麻黄去节，六钱　杏仁五十粒　甘草炙，二钱

上分作二服，用水二钟，煎七分，去滓灌之，去口噤，斡开，若更不下，分病人发左右，提搦肩引之，药下渐苏，若唇青身冷，为入脏，即死，身和汗出即愈。

金箔丸

金箔研，一百片　银箔研，一百片　犀角屑另研　牛黄　丁香　龙脑　沉香　珍珠末　木香　麝香　琥珀　硼砂以上另研　乌蛇去皮骨，酒浸炙　雄黄另研　蝎梢　白僵蚕炒　附子炮裂去皮　天麻酒浸切焙　南星炮，各一分　墨烧研　丹砂各一两　防风去须　白附子炮　甘草炙，各一分

上将九味各依制度研为末，却入另研药一处，和内金银箔，入水银三分，同研如泥，与诸药再研和匀，炼蜜为丸，如绿豆大，每服大人五丸，薄荷酒下，水见二丸，薄荷汤化下。

麻黄散

麻黄去节，一钱　白术一钱　防风去芦，一钱　川芎一钱　甘草　汉防己　当归各一钱　人参去芦，一钱　羌活钱半　远志　茯神各钱半　川升麻八分　桂心五分

上作一服，水二钟，生姜五片，煎至一钟，入竹沥半盏，再煎一二沸，不拘时服。

十二味正气散

人参二钱半　厚朴　半夏　藿香　甘草　茯苓　白术　石菖蒲　远志去心　陈皮　薏苡仁　木香各五钱

上每服三钱，水一盏，生姜三片，枣一枚，煎至七分，不拘时服。

搐鼻通天散

川芎　细辛　藜芦　白芷　防风　薄荷各一钱　猪牙皂刮去皮，三个

上研为极细末，每用少许入芦筒内吹入鼻中。

大防风汤

防风　熟地黄　白术　羌活　人参　川芎　黄芪　牛膝各二钱　附子炮去皮脐　当归　杜仲　芍药各钱半　甘草炙，五分

上作一服，水二钟，生姜五片，红枣一枚，煎至一钟，不拘时服。

汉防己散

汉防己　黄芩各一两　麻黄去根节　石膏各两半　川芎　赤芍药　附子炮去皮脐　防风　羌活各三钱　白术　杏仁汤浸，去皮尖炒，各五钱　当归三钱

上为末，每服三钱，以水一钟，姜半片，煎至六分，去滓，不拘时温服。

稀涎散

晋矾一两　猪牙皂角四个，肥实不红者，去黑皮

上为末，碾匀，每服二钱，温热水调下，以吐为度。

独活散

独活去芦　阿魏　桂心　大黄炒　赤茯苓　牛膝　鳖甲醋炙羌活　当归焙　干蝎炒　黄芪　蔓荆子　川芎　麻黄去根节　木香各一分　吴茱萸钱半　荆芥穗二钱　麝少许　虎骨酥炙，四钱白花蛇　芫花各一两　狼毒捣碎，以醋三升，同芫花于石器内煮干，五钱　半夏一分　牵牛取头末，一两

上将狼毒、芫花二味，别作一处为末，牵牛半夏亦别作一处为末，其余众药共作一处为末，每服芫花、狼毒半钱，半夏、

牵牛末一钱，众药末一钱五分，共作一服，临卧时葱汤调下。

上清白附子丸

白附子炮　半夏　川芎　菊花　南星　僵蚕炒　陈皮去白
旋覆花　天麻子各一两　全蝎炒，五钱

上为末，姜汁浸蒸饼为丸，如梧桐子大，每服三十丸，食
远生姜汤送下。

瓜蒂散

上用瓜蒂末一钱，熟水调下，吐痰，如吐不止者，以真麝
香少许，温水服之。瓜蒂一两，上剉如麻豆，炒令黄色，为细
末，每服量虚实新久，或三钱药末，茶一钱，酸齑汁一钟调下。
若用此法，天气晴明，阴晦无用。如病卒暴者，而若用此法吐
时，辰午巳时前，春宜吐，是天气在上，人气亦在上也。一日
之气，寅卯辰候也，故宜早不宜夜。先令病人隔夜不食，服药
有功。月热蒸水投，凡火要辨其人虚实，食则瓜蒂散，虚则栀
子豉汤。满加厚朴，不可一剂用之，吐罢，可服降火利气安神
定志之剂。

天麻汤

天麻五钱　羌活　人参　桂心　白术　麻黄　杏仁各三钱
附子

上剉如麻豆大，每服五钱七分，生姜三片，水二钟，煎至
一盏，去滓，入酒半盏，再煎一沸，热服，服后以生姜稀粥投
之取汗，日三服。

治口眼㖞斜奇方

桂心用酒煮取汁，纸蘸贴患处，左㖞贴右，右㖞贴左。一
方用大鳝鱼一条，以针刺头上血，左㖞涂右，右㖞涂左，正即
洗去鳝鱼血。

芷活散治中风，舌本强，难转，语不止，神效

蝎梢去毒，十四个　茯苓一两

上作二服，水二钟，姜五片，煎至一钟温服。

一字散

乌头生用　青矾各半两

上为末，每用一字搐入鼻内，取出涕涎。

蒜涂法

用橡斗盛蒜泥，涂合谷穴，右㖞左贴，正则止之。

消风散

荆芥穗　甘草炙，各钱半　陈皮　茯苓去皮　人参　白僵蚕炒　藿香叶　防风　川芎　蝉蜕　厚朴　羌活各一钱

上作一服，用水二钟，煎至一钟，不拘时服。

小续命汤

麻黄去节　人参去芦　黄芩　芍药　甘草　川芎　杏仁去皮尖，炒　防己各一钱　肉桂七分　附子炮去皮脐，二钱　防风一钱五分

上作一服，用水二钟，生姜三片，煎至一钟，食远服。

大秦艽汤

秦艽　石膏各钱半　甘草　川芎　当归　白芍药　生地黄　熟地黄　白茯苓　羌活　独活　防风　黄芩　白芷　白术各一钱　细辛五分

上作一服，用水二钟，生姜三片，煎一钟，不拘时服，如心下有痞，加枳实一钱。

治中风失音

以白僵蚕七枚为末，用酒调服方寸匕，立效。

治感风不能语

以黄芪防风煮汤数斛，置床下熏之。

圣散 治中风舌强不能语

没药研 琥珀各一分 干蝎全炒，七枚

上为末，每服三钱匕，用鸭梨汁半盏，皂角末一钱匕，浓煎汤一合与梨汁相和调下，须臾吐出涎毒，便能言。

甘竹沥汤

甘竹沥一斗 生姜 防风 甘草炙，各三两 防己 麻黄去节 人参 黄芩 白术 细辛 茵芋 秦艽 桂心各一两 附子炮，一枚

上汤渍药令赤，合竹沥煮取四升，分为四服。

白矾散

治一切急风口噤不开。

白矾五钱 盐花一分

上研细末，揩齿涎下。

枳壳人参丸

枳壳麸炒 人参 羌活各两半 甘菊炒末 防风 葛根 桂心各一两 羚羊角两半 熟地焙 麻黄 黄连各二两 薏苡仁炒

上为末，炼蜜为丸，如桐子大，每服二十丸，渐加至三十丸，空心酒送下。

羌活散

羌活 酸枣仁炒 柏子仁 羚羊角 天麻 骨皮各两半 鹿角胶炒 白附子炮 侧子炮裂，去脐 人参 川芎 薏苡仁 海桐皮 桂心各一两 犀角 龙眼肉酒浸，各三分 牛膝二两

上为末，每服二钱，以豆淋酒调下，不拘时候服。

人参汤

人参　川芎　枳壳麸炒　芍药　防风　细辛　附子炮　甘草炙　桂心各五钱　桔梗　茯神　木香各一分

上每服五钱七分，用水一钟，姜半片，煎至八分，去滓温服。

茯神汤

茯神去木　独活各四两　生姜三两　黄芪　远志　防风各五两　甘草　人参　当归　白术　牡蛎煅　苁蓉　附子各二两

上以潦水一斗二升，煮取三升，每服五合，一日夜尽。

六神散

川芎　防风　甘草　羌活各一两　鸡苏　荆芥穗各两半

上末，每服一钱，不拘时米饮调下。

伏龙肝汤

上用伏龙肝末五升，水八升，和搅取汁饮之，以尽为善。

羌活饮子

羌活　独活　白蒺藜去刺　川芎　柴胡　前胡　细辛　麦门冬　山药　黄芪　紫苏叶　升麻各二钱半　乌梅去核　枳壳麸炒　防风　蔓荆子　藁本去土　荆芥穗　甘草炙　桑白皮炙，各半两　干葛一两

上每服三钱，水一盏半，生姜三片，薄荷五叶，同煎至八分，去粗食后温服。

前胡散

前胡　子芩　山栀仁　防风　沙参　甘菊　甘草炙，各半两　羚羊角　麦门冬　枳壳麸炒，各一两　石膏二两

上每服三钱，水一盏，煎六分，去滓，不拘时温服。

天竺黄丸

天竺黄　朱砂研，水飞过　子芩各一两　犀角屑半两　甘菊　防风　苦参各三分　甘草炙，半两　石膏二两

上为末，入药和匀，炼蜜为丸，如桐子大，每服二十丸，不拘时煎，竹叶汤送下。

附子散

芍药　甘草炙　麻黄去根节　白术各一两　防风　防己各两半　附子一枚，炮　人参　黄芩去黑心　桂心　独活　川芎各一两　天雄一枚，炮去皮脐

上剉如麻豆大，每服五钱匕，水一盏半，入生姜半分，煎至八分，去滓，空心日午夜卧各温服，如人行五里，热生姜粥服之，微汗出，慎外风。

神照散

白茯苓　木香　川芎　蒺藜炒，去刺　人参　独活去芦　黄芪各两一分　附子　远志各三分　草薢　茵芋各一两　栀子仁二两

上为末，每服一钱七分，温酒调下，加至二钱三钱，空心日午夜卧服。

至圣一醉膏

滴乳香　没药　黄明各半两　附子一两　天麻　安息香一分　麻黄四两　片脑少许

上件七味一处捣罗为细末，每服四钱，用法酒一升，于银石器内熬成膏后，取出分在四盏内，别用法酒，看病人吃酒多少，渐调膏子，服尽为度，令枕病处卧，以衣被盖，汗出或似虫行即效，次日再吃一服，手足必已举得，待五十日以上方治。若发直者，不在治限，俱以不治。

苦参丸

苦参二两，取粉　丹参去土　沙参去土　五加皮　人参　防风去头　蒺藜炒，去刺　乌蛇肉酒浸　蔓荆子　玄参　败龟板酥炙黄，各一两

上为末，用不蛀皂角一斤，剉碎，以水三升，后取汁去滓，入无油铁器内，煎熬成膏，用炼蜜四两拌匀为丸，如梧桐子大，每服十五丸至二十丸，食后良久，夜卧共三服，冬用薄荷荆芥酒送下。

附子汤

附子生，去皮脐　人参各半两　甘草炙　干姜各三分　茴香　茯苓　山药各一分

上每服四钱，水二钟，姜三片，盐少许，煎七分，去滓食前服。

牡蛎白术散

牡蛎三钱　白术两二钱半　防风二两半

上每服五钱，水二盏，煎七分，食远温服，恶风，倍加防风、白术，汗多面肿，倍加牡蛎。

仓公酒

当归　防风各三分　独活一两二分　麻黄一两一分　细辛半两　附子一个

上每服四钱，水酒各一盏，煎七分服，口不开者，扶开纳药一服，苏二服，少有汗三服，大汗愈。

浸酒药仙方

甘菊花　防风去芦　瓜蒌根　牡丹皮　羌活　白蒺藜　牡蛎煅　牛蒡子　枸杞子　杜仲　紫菀　菖蒲　人参各半两　白花蛇　桔梗　白术　山茱萸去核　白茯苓　晚蚕沙炒　官桂　远

志　牛膝各二钱半　虎胫骨　牛蒡根　干姜　萆薢　熟地黄　柏
子仁　蛇床子　附子　续断　肉苁蓉　菟丝子　狗脊去毛，焙
芍药　天雄炮，去皮　石斛各三钱

　　上味并要川广好者，依方拣择为粗末，用新绢袋盛药，用
新小瓮儿一个，放药在内，以无灰酒二斗，将药浸之，密封固，
春夜取冷酒三盏服之，每服一盏，久病者不过一月见效，男妇
小儿骨节四肢浮肿，眼目昏暗，半身不遂，语言謇涩，口眼㖞
邪，中风失音并治。

　　二陈汤见痰门

　　四君子汤见气门

　　四物汤见血门

　　大川芎汤开末卷

　　五苓散见泻门

　　补中益气汤见脾胃门

　　独参汤开末卷

　　搐鼻三圣散开末卷

　　苏膏开末卷

头风门有二名

　　头风有新久留去之分，其病日久，名曰头风，其痛作止不
常，愈后遇邪复发，但半边头痛，名曰偏头风，是肝胆二经风
邪为之。

　　头风

　　年深日久，不常痛者，名曰正头风，服天香散，用急风散
涂贴痛处。

偏头风

或在左边痛或在右半边痛，名曰偏头风，日久要损一目。用生萝卜汁仰卧滴鼻中，左痛滴右，右痛滴左，数十年痛用之皆效。服大川芎汤，川芎四两，天麻一两，共为细末，用蜜五两，抟成珠为度，入药末，石柏内杵千下，作九十丸，每服一丸，细嚼，或汤或酒送下，不拘时服。

急风散见头痛门

天香散开末卷

大头风有一名

大头风症是四时疫疠之气，初病憎寒体重，次传头面，两耳前后肿大，红赤，上喘咽痛，口干舌燥。由阳明胃经之不利合少阳相火二经之邪热传于太阳膀胱经，视其肿势在于何部，分湿热为肿，肝火为痛，治之大不宜药速，速则过其病所，谓上热未除，中寒复生，必伤人命。此病自外入内者，是血分受邪，治主病当缓，治客病当速，先以苍术、黄芩、黄连、甘草通炒半熟，水煎，少少不住服，服毕不愈，用新瓦上炒鼠粘子有香气，同大黄煎，去滓，入芒硝少许，俱各等分，亦时时呷之，无令饮食，肿势甚者宜砭刺之。

服普济消毒饮开末卷

脑漏门有一名

夫人身肖天地，所以天有四时，人有四肢；地有四海，人亦有之，在首谓之脑海，在胃谓水谷之海，在脐下谓之气海、血海，脑海之后，名曰风府。且诸阳之气皆会于首，设若气之不足，风邪易入，歌云脑后入风，人不寿，风寒入于脑海，不得发散，停积日久，腐坏脑水从鼻流出，臭不可近，其危有期，其门无载，关系匪轻，于今立之。

用辛夷、藁本各一两，水五钟，煎至二钟，乘热入两个瓦酒壶内，壶口用纸塞紧，壶嘴入两鼻孔，熏药气到脑海中，壶内药冷以滚汤烫热，每日熏三次，以瘥为度。

头痛门 有二十名

头痛为病，少阴心经是真头痛，旦发夕死，夕发旦死，其痛甚，入于脑，手足寒至节，则亡。六经令人头痛，杂症头痛各各不同，治之亦异。惟伤风伤寒头痛悉开《伤寒撮要》一书耳。

生脉

浮，滑。

死脉

短，涩。

死症

真头痛。

治法

凡头痛用一柱金吹鼻中。

凡头痛须用川芎，如不愈各加引经药。

凡头痛多主于痰，痛甚者是火。

凡头痛有血虚者，血不上营。

凡头痛有诸经气滞者，气聚而不行。

凡头痛有吐者，有下者。

真头痛 又名厥阴痛

头痛入脑，手足寒至节，服黑锡丹。死症姑用此丹。

太阳膀胱头痛

恶风寒，脉浮紧，服川芎、麻黄、独活，用羌活主之。

少阳胆头痛

寒热往来，脉弦缓，用柴胡主之。

阳明胃头痛

自汗，发热恶寒，脉浮缓长实，服升麻、葛根、石膏，用白芷主之。

太阴脾头痛

体重腹疼，吐痰，脉沉缓，用苍术、半夏主之。

少阴肾头痛

手足寒厥，脉沉细，服麻黄、附子，用细辛主之。

厥阴肝头痛

项痛或痰厥冷，脉浮缓，用川芎、吴茱萸主之。

血虚头痛

或吐下失血，或产后泻痢亡血，用当归、川芎。

气虚头痛

耳鸣，九窍不利，久病或肥白人，用顺气和中汤，即补中益气汤加芍药、川芎、细辛、蔓荆子。

风热头痛

风热上攻，头痛不止，服菊花散。

风寒头痛

在脑中痛，眩晕呕吐不止，服小芎辛汤。

久病头痛

久病之人略感风寒便发，寒月须绵裹头，属热郁，热乃标病，世人不识，悉用辛温解表药。治宜泻火凉血为主，辛温剂加少许。

壮热头痛

大便结燥者用大承气汤。

肥人头痛

多是湿痰，用半夏、苍术为主药。

瘦人苍黑人头痛

属热血虚，用酒炒黄芩、川芎、当归。

食积头痛

胃中有食积不化，上攻作痛，右寸脉紧盛，服备急丸。

劳役头痛

下元虚乏人，因劳碌，非伤寒似伤寒一般样，发热，两太阳作痛，此相火自下冲上，服补中益气汤加川芎、当归，甚者加知母、蔓荆子。

痰厥头痛

用川芎茶调散或用瓜蒂散吐之。

头顶痛

用藁本、柴胡、防风。

脑痛 名曰脑风

大寒犯脑，脑痛极，齿亦痛，脉缓大，难治，服羌活附子汤。

羌活附子汤

麻黄　黑附子　防风　白僵蚕　白芷　黄柏各三分　羌活
苍术各五分　黄芪一分　升麻　甘草各二分　佛甘草三分

上用水一钟半，煎至七分，食后服。

小芎辛汤

川芎　细辛　白术炒　甘草炙，各五分

上用水二钟半，生姜五片，茶芽少许，煎一钟，食后服。

本事方治八般头风

草乌尖　细辛各等分

上以黄丹少许为末，搐入鼻中立效。

治头痛不可忍

青黛二钱　玄胡索七枚　稻牙皂角二个

上为末，水丸成小饼子，如杏仁大，用时令病者，仰卧水化开，用竹管送入鼻中，男左女右，鼻中觉药至喉，少酸令病坐，却令咬定铜钱一个于当门牙，当见涎出，成病即愈。

搐药瓜蒂散治偏头痛久不愈，是湿气在头也

瓜蒂一味为末，少许吹鼻中，清水徐徐出，痛止为度，张子和：默目出泪，搐鼻出涕，口含漉①涎，皆同乎吐也。

贴药

防风　羌活各三分　红豆三粒

上为末，和葱白捣泥为膏，贴两额上。

菊花散

甘菊花去梗　旋覆花去核　防风去芦　川羌活去节　枳壳　蔓荆子　石膏煨　甘草炙，各钱半

上作一服，水二钟，生姜五片，煎至一钟，不拘时服。

大川芎丸

川芎四两　天麻一两

上为末，炼蜜和丸，每两作十丸，每服一丸，细嚼茶，任下，不拘时服，或酒送下。

急风散

川乌生，去皮脐　辰砂研，各一两　南星生用，二两

---

① 漉：液体往下渗。

上为末，用酒调涂痛处，小儿贴囟门。

大芎辛汤头风用

生附子　生乌头　天南星　干姜　细辛　川芎各一两　甘草三分

上每服四钱，水二钟，生姜七片，茶芽少许，煎至六分，去滓，食前服。

胡芦巴丸

胡芦巴炒　三棱剉，醋浸炒　干姜炮，各一两

上为末，用韭根取汁和丸，如梧桐子大，每服十五丸，食后用薄荷茶清送下。

止痛太阳丹

天南星　川芎各等分

上为末，用莲须、葱白同捣烂，作饼子贴于太阳痛处。

治头痛不可忍者

上用蒜一颗，去皮，研取汁，令病人仰卧垂头，以铜筯点少许，滴入鼻中，急令搐入眼中，泪出瘥。

黑锡丹

胡芦巴　破故纸炒　川楝子　茴香炒　巴戟　附子制，各一两　肉豆蔻制　木香五钱　锡硫砂四两　沉香　桂心各五钱

上为末，同研匀，酒煮面糊和丸，如梧桐子大，阴干，以布袋擦，令光莹，每服四十丸，空心姜盐汤送下。一方有阳起石。

顺气和中汤

黄芪钱半　人参一钱　白芍药　当归　陈皮　白术各五分升麻　柴胡各三分　蔓荆子　细辛　川芎各二分　甘草二分

上作一服，水二钟，煎至一盏，去滓食后温服。

治偏头痛不可忍方

蓖麻肉半两　大枣十五枚，去核

上研令熟，涂于纸上，用筋一只，卷之去筋，入鼻中，良久取下，清涕即止。

治头风攻注口眼不正

全蝎三枚，去毒，醋炙　赤足蜈蚣一条，醋炙　麝香少许　辰砂一字

上为细末，酒调下，一字食后服。

治眉并梁骨疼

用二陈汤送下青州白丸子立验。

备急丸见积聚门

补中益气汤见脾胃门

二陈汤见痰门

青州白丸子见咳嗽门

一柱金开末卷

川芎茶调散开末卷

大承气汤见脾胃门

心痛门 有二十八名

心为君主之官，百骸之所以听命者也，心之正经，果为风冷邪气所干，气血痰水所犯，心痛掣背，胁胀胸烦，咽干，两目赤黄，手足俱青至节，名曰真心痛，旦发夕死，夕发旦死。心之包络与胃口相应，往往脾痛连心。诸心痛者，皆少阴、厥阴之气上冲也，遂有九种心痛之名，一虫二疰三风四悸五食六饮七冷八热九来去，且古人论诸心痛，皆因六淫七情所致，有寒厥，有热厥，有实大，有房劳饥饱跌仆以成诸痛也。

生脉二道

沉，细。

死脉四道

浮，大，弦，长。

难治脉三道

坚大实，浮大长，滑数紧。

死症一名

真心痛。

治法

凡心膈痛须分新久，若知身受寒气，口食寒物，初得之时，宜温散或温利之药，病稍久则成郁热，热久生火。

凡治此病须问平日起居何如，有因平日喜食热物，以致死血留于胃口作痛者，用核仁承气汤下之①。

凡心痛用温药附子之类，不可用参、术，亦不可用纯寒纯热之药。

凡心痛用山栀并劫药，止之又复痛者，前药必不效，以玄胡索为末，一服立愈。

凡心痛调血顺气，逐水豁痰。

凡心痛热者凉之，寒者温之，风者散之。

凡心痛用山栀为主，加热药为向导则邪易伏而病易退，山栀十五枚，大者九枚，去皮炒浓煎，佐以姜汁，令辣服之，或以二陈汤加川芎、苍术，倍栀子，煎服，甚者加干姜，轻者以麻黄桂枝之类散之，或以桔梗韭汁开提之，再重者加石碱。

---

① 物以致……汤下之：原缺，据《赤水元珠·卷四》补。

真心痛

胸胁胀烦，咽干，两目赤黄，手足俱青。

热厥心痛

其症身热足寒，痛甚烦躁，吐，额自汗，其热厥无疑，脉浮大洪，用金铃子散。

寒厥心痛

手足冷，通身冷汗出，尿清、大便利，不渴，气微力弱，急以术附汤温之。

大实心痛

因气食卒然发痛，大便成秘，久则疰闷，心胸高起，按之愈，痛不能饮食，宜煮雄丸下，后以藁本汤去其邪也。

病久心痛

病久气血虚损，及素作劳，羸弱之人，皆虚痛也，虚以炒盐补之。

足厥阴心痛

两胁急，引小腹连阴股彻背，心烦，掌中热，咽干，目黄赤，胁满。

足太阴心痛

腹胀满，大便不利，膈闭咽塞。

手太阴心痛

短气不得倚息，季胁空痛，遗尿，胸满烦心。

足少阴心痛

烦剧，面黑，心悬若饥，胸满，腰脊痛。

风冷寒邪心痛

服加味四七汤。

热气乘心作痛

服灵脂酒。开末卷。

妇人恶血入心脾，痛犹甚，别样心痛

服桃仁承气汤。见痢疾门。

瘀血心痛

平日喜食热物，以致死血留于胃口作痛，服桃仁承气汤。见痢疾门。

诸虫心痛

心腹痛，懊憹①发作，肿聚往来上下行，痛有休作，喜渴，涎出，面色乍青乍白乍赤，呕吐清水，服芜荑散。

急心痛

禁了牙关，欲死者可急救②，将隔年老葱白三五根，去皮，须捣为膏，以病人口干开，用茶匙将膏送入喉中，香油四两，灌送葱膏油，不可少，但得葱膏下喉中，其人即苏，少时将腹内停虫病物化为黄水，微利为佳。

卒心痛久不愈

服延胡索散。

发热心痛

内攻五脏，拘急不得转侧，服加味麻黄汤。

七气心痛

喜怒忧思悲恐惊七情为病，心腹刺痛不可忍，或外感风寒湿气作痛者，服加味七气汤。

---

① 懊憹：指胸膈间自觉有一种烧灼嘈杂感。

② 原作"散"，据《海上方》（隆庆六年碑拓本）、《证治准绳》（明万历刻本）及文意改。

胃心痛

腹胀满不下食，虽食不消化，服备急丸。

饮啖生冷心痛

果菜冷饮留积中焦，心脾大痛，服暖脾散。

痰饮心痛

咳逆上气，服海蛤粉（煅）、瓜蒌仁（带穰）等分研细，米糊丸，如绿豆大，每服二钱，食后白滚汤下。

虚心痛

心痛时以手按心就不痛者，用二陈汤加干姜炒黑煎服。

心大痛

走注胸背发厥，诸药不效，即用吐药，先以鹅毛探吐。

因怒气心痛

用木香槟榔丸。见积聚门。

肝心痛

色苍苍如死状，终日不得太息。

脾心痛

如针刺，其心腹蕴蕴然气满，服手拈散。

肺心痛

从心间起动作痛益甚，不变色。

肾心痛

与背相引善瘈①，如物从后触其心，身偃偻②。

九痛丸 治九种心疼

附子炮，三钱　吴茱萸炒　生狼牙炙　巴豆去皮，研泥　人

---

① 瘈：原文脱，据《景岳全书·心腹痛》补。瘈，动，紧张。《素问玄机原病式》云："瘈，动也。惕跳动瘈，火之体也。"成无己云："瘈者，筋脉急也。"

② 偃偻：弯腰，屈身。

参　干姜各一钱

上为末，炼蜜为丸，如梧桐子大，强壮人每服三丸，酒送下，虚弱人一二丸。

术附汤

白术炒，四两　甘草炙，一两　附子炮，去皮脐，一两五钱

上分作十服，每服用水一钟半，煎至八分，食后温服。

金铃子散

金铃子　玄胡索炒，各一两

上为末，每服三钱，酒调下。

手拈散

草果　玄胡索炒　五灵脂　没药各等分

上为末，每服三钱，温酒调下。

加味七气汤

半夏二两五分　玄胡索炒　桂枝各五钱　乳香一钱半　人参甘草各二钱半

上分作十服，每服水一钟半，生姜二片，煎至七分，食后温服。

加味四七汤

桂枝　白芍药　半夏制　人参各钱半　厚朴　白茯苓　枳壳炒　甘草炙，各二钱　紫苏钱半

上作一服，用水二钟，生姜五片，红枣二枚，煎至一钟服。

失笑散治心腹痛百药不效

五灵脂　蒲黄各等分

上为末，每服二钱，醋调熬成膏，入水一盏，食前温服。

玄胡索散

玄胡索一两　甘草二钱

上作一服，用水二钟煎至一钟服，如吐逆，分作三五次服。

加味麻黄汤

麻黄去节　白芍药　半夏制　干姜炮　桂心　香附炒　细辛各一钱　甘草炙，钱半

上作一服，用水二钟，生姜五片，煎至一钟，食前服。

暖脾散

干姜炮　厚朴制　麦芽炒　草果仁　橘红　神曲炒　良姜炒　砂仁　甘草炙，各等分

上为末，每服三钱，不拘时，用热盐汤调服。

暖胃散

上将茱萸同四色炒过，良姜再同炒令干，碾为末，用浸茱萸，酒煮面糊和丸，如梧桐子大，每服五十丸，更看病人腹中冷热加减，空心生姜汤下。

芜荑散

芜荑　雷丸各半两　干漆一两

上为末，每服三钱，温水调和，不拘时服，甚者不过三服。

煮雄丸

雄黄一两　巴豆肉半两　白面二两

上水丸如梧桐子大，每服时先煎沸汤下药，二十四粒煮三十沸，捞入冷水，沉水冷一时，下二丸，一日夜二十四丸，加至微利为度，用浸药水送下。

二陈汤见痰门

藁本丸开末卷

胁痛门有二十六名

两胁痛引小腹，善怒，厥阴肝经自病也，左右胁而为阴阳

之道路，肝生于左，连于右，左胁痛者多因留血，右胁痛者，悉是痰气。论病之由，当分外之六淫，内之五邪，推其岁气，别其左右，辨其气血痰积，量其形症虚实，用药则可收其全功也。

顺脉

弦，涩。

逆脉

洪，大。

辨验胁痛来历法

肝中风左胁偏痛

肝中寒左胁痛

肝实肝虚筋实

饮水胁下鸣备痛

悬饮息积无者右胁咳痛

妨于食胁痛肝伤脾

血枯症胁胸支满肝气不行

胆实热左胁下满硬痛

胁痛病至，先闻腥臊气出清液肺病肝叶伤之

熨法

胁痛先用芫花、菊花、踯躅花等分，用布袋贮，蒸热熨痛处，冷复易之，服木通散。

治法

凡胁痛，用熨痛法或贴法。

凡胁痛，用当归龙荟丸，泻肝火要药。

凡胁痛大率有三，肝气实用川芎、苍术、青皮，肝火盛用当归龙荟丸，死血用桃仁、红花、川芎、香附、青皮。

两胁痛

痛引小腹，善怒，服木通散。

左胁痛

蓄血，服枳芎散。

右胁痛

痰积，服推气散。

两胁走注痛

用控涎丹。

气弱人胁下痛

或因劳碌怒气作痛，用八物汤加木香、青皮。

肥人因气虚发寒热胁下痛

补虚用参、芪，退热用柴胡、黄芩，调气用木香、青皮。

瘦人胁下痛

发寒热，多怒者，必有瘀血，用桃仁、红花、当归、柴胡、青皮、大黄、栀子、龙胆草。

发寒热胁痛

似觉有积块，服龙荟丸。

食积胁痛

胁下有一条红起，用吴茱萸、黄连。

寒气胁痛

胁引小腹，服木通散加桂。

湿气胁痛

湿盛能化，痰停胁间作痛，服二陈汤加苍术、泽泻、青皮。

燥甚胁痛

两胁下小腹俱痛，服木通散加酒炒当归。

火热胁痛

胁肢满痛连胸中，服木通散加黄芩。

肝热胁痛

手足燥不得安卧，服木通散加柴胡、酒炒黄芩。

肝火胁痛

两胁下满痛，甚不可转侧，服木通散。

脾咳胁痛

上胁痛引肩背，服木通散。

肝郁胁痛

胃脘当心痛至两胁，咽膈不利，饮食不下，服青皮陈皮各一钱，柴胡三分为末，酒调下。

胃经胁痛

心胁痛不能转侧，服调胃承气汤。

胆经胁痛

痛不得息，咳而汗出，服小柴胡汤加青皮。

膀胱胁痛

拘挛背急，引胁痛，服木通散加羌活。

心经胁痛

先心痛一日后，咳胁痛，服木通散加玄胡索。

肺经胁痛

先肺病三日后，头目眩昏，胁满痛，服木通散加防风。

肥气胁痛

肝血蓄左胁，作块，为肝积，名曰肥气，服芎归芍药汤。

息贲胁痛

肝气郁在右胁，痞硬而痛，喘咳为肺积，名曰息贲，服白术丸。

伤寒胁痛 见伤寒门

七情胁痛

喜怒忧思悲恐惊七气郁在中脘，不快，胸胁痛胀，服香橘汤。

推气散

片姜黄　枳壳麸炒　桂心各五钱　甘草炙，二钱

上为末，每服三钱，姜枣汤调下，食远服。

枳芎散

枳实　川芎各五钱　粉草炙，二钱

上为末，每服二钱，姜枣汤调下，食远服，酒调下亦可。

香橘汤

香附炒　橘红　半夏各三钱　甘草炙，一钱

上作一服，水二钟，姜五片，红枣二枚，煎一钟，食远服。

小柴胡汤

柴胡　黄芩各二钱　人参　半夏各钱半　枳壳　牡蛎粉　甘草各一钱

上作一服，水二钟，生姜三片，红枣二枚，煎至一钟，食远服。

木通散

木通去节　青皮去白　萝卜子炒　茴香炒　川楝子用巴豆半两同炒黄色，去巴豆，以上各一两　滑石另研　莪术　木香各五钱

上为末，每服三钱，不拘时，用葱白汤调服即愈，甚者不过三服。

白术丸

白术　枳实　官桂各两半　人参二两　陈皮　桔梗醋炒　甘草各一两

上为末，炼蜜为丸，如梧桐子大，每服五十丸，不拘时温酒送下，日三服。

当归龙荟丸

草豆蔻　当归　栀子　黄连各一两　大黄　芦荟　青黛各五分　木香二钱　黄芩一两　麝五分

上为末，神曲糊为丸，姜汤下。有方用柴胡半两、青皮一两。

贴法

用芥菜子水研敷，或茱萸醋研敷，或琥珀膏贴。

控涎丹开末卷

调胃承气汤见脾胃门

龙荟丸开末卷

芎归芍药汤开末卷

八物汤开末卷

二陈汤见痰门

腰痛门附腰软，有三十三名

腰乃肾之府，转摇不能，肾将惫矣。且人之腰，一身之关节，六经皆贯于肾而终于腰脊，肾气一虚，诸邪易入，或风寒暑湿客之，或血凝气滞，郁郁闷闷而不伸，积水沉重则小肠不得宣通，其症遂作，未尝不由肾虚及肝脾所致，缘肾肝脉通脾胃也。

总脉

沉滑迟可治，沉紧弦寒邪，沉弦浮风邪，沉弦涩细湿，沉实为热邪，沉弦实闪朒①，沉涩气血病，单涩瘀血痰，尺脉大

---

① 闪朒：扭伤筋骨或肌肉。

肾虚。

不治症

肾惫，腰痛不能转侧。

治法

凡腰痛用磨肾膏止除房劳并热痛，余病并用。

凡腰痛日轻夜重，是瘀血，宜行血顺气药加桃仁。

凡腰痛久而不治则成痿。

凡腰痛不宜补气药，亦禁寒凉。

凡腰痛不已，是肾虚，用杜仲、龟板、黄柏、知母、枸杞子、五味子。

凡腰痛用如神汤，甚者不过二服，热痛勿用。

凡腰痛遇天阴或久坐作痛是湿。

凡腰痛四肢缓，足寒，腰冷如水，冷汗精滑，湿热用苍术、柴胡、黄柏、杜仲、川芎、桂等分。

凡腰痛房劳者多，其痛引脊，举之欠便。

凡挫闪腰痛，山楂肉四两，北茴香（炒）二两，为细末，酒下。

肾着腰痛

腰冷如水，身重不渴，小便自利，饮食如常，腰重如带五千钱，服肾着汤，即四君子汤去参，加干姜。

肾肝腰痛

腰间滞滞而痛，服牛膝丸。

太阳膀胱腰痛

腰痛引项脊，尻背如重伏，服如神方合附子理中汤。

阳明胃经腰痛痛

痛时不可以咳，咳则如有所见，善悲，用苍术、当归各五钱，水煎服。

少阳胆经腰痛

痛时如针刺皮，不可以俯仰，服小柴胡汤加酒炒黄芩。

太阴脾经腰痛

痛时发热，热甚腰内如有横木居其中，再热甚遗尿，用苍术、当归各五钱，水煎服。

少阴肾经腰痛

腰痛引脊内廉①，服如神方合附子理中汤。

厥阴肝经腰痛

时如弓张弩弦，善言，嘿嘿然②不慧③，服小柴胡汤加酒炒黄芩。

解脉腰痛是盛时·别脉

腰痛引肩眈眈④然时遗尿，服□□□

络脉腰痛胆经别络

痛时如引带，常若折腰状，善恐。服□□□

阳维脉腰痛

痛时如小锤居其中，怫然⑤肿，服独活汤。

太冲脉腰痛

痛处怫然肿。服□□□□

会阴脉腰痛是膀胱经中经

因举重伤腰，恶血归脉，痛时不可俯仰，服如神方加苏木、红花。

---

① 腰痛引脊内廉：原文脱，据《针灸甲乙经》补。
② 嘿嘿然：不言貌。
③ 不慧：不智；不聪明。
④ 眈眈：目视不明。
⑤ 怫然：生气的样子。

阴维脉腰痛

痛时漐漐然①汗出，汗干欲饮，服如神方。

阴跷脉腰痛

痛时拂拂然悲恐，服如神方。

从高处坠下腰痛，服桃仁承气汤。

寝卧湿地腰痛，服麻黄苍术汤。

脾滞胃闭腰痛

用鸡心槟榔磨老酒，食后服。

房劳腰痛

腰与脊痛不能举，治宜补阴助阳。

血滞腰痛

血气不行，则沉痛不能转侧，服如神方。

气滞腰痛

气郁气滞，自觉气不舒畅，服如神方。

老弱人腰痛

痛时不可屈伸，服二至丸。

闪挫腰痛

痛时不能转侧，服神曲酒。

郁怒忧思腰痛

自觉为四者作痛，服七香丸。

冬月露卧感寒腰痛

服川芎肉桂汤。

风冷腰痛

攻刺痛，服独活散。

---

① 漐漐然：汗出不断貌。

风湿腰痛

生苗茶，擂入香油十滴，煎数沸，入川芎升麻末吐之。

寒湿腰痛

身体沉重，面色萎黄不泽，服麻黄苍术汤，又用摩脐膏法。

湿热腰痛

肢节烦疼，肩背沉重，胸膈不利，及遍身疼，注足胫肿，服苍术汤加黄柏。

停痰腰痛

用二陈汤加天麻。

劳役腰痛

因劳碌痛如折，沉重如山，服独活汤。

腰软

因肾肝伏执，用黄柏（盐水炒）、防己。

肾着汤

茯苓　白术炒，各四两　干姜　甘草炙，各一两

上分作十服，每服用水二钟，煎至一钟，空心冷服。

川芎肉桂汤

羌活钱半　柴胡　桃仁　当归尾　肉桂　苍术　甘草炙，各一两　独活　神曲炒，各五钱　防风　汉防己酒制，各二分

上好酒三钟，煎至一钟，食前暖处温服。

麻黄苍术汤

麻黄　泽泻　白茯苓　陈皮各一钱　桂枝　半夏　猪苓各五分　杏仁十个　苍术炒，二钱　黄芪　甘草炙，各二分　神曲炒，一钱

上水二钟，煎一钟，食前服。

独活汤

羌活　独活　防风　大黄煨　桂　泽泻炒，各三钱　当归

连翘_{各半两} 黄柏 防己_{各一两} 桃仁_{酒泡，去皮，三十个}

上分作五服，每服用酒各一钟，煎至一钟，空心热服。

苍术汤

苍术_{米泔拌炒} 柴胡_{各二钱} 黄柏_{炒，一钱} 防风_{一钱}

上用水一钟半，煎至七分，空心温服。

七香丸

丁皮 香附子_炒 甘草_{各两二钱} 松香_{八钱} 盐_{六钱} 蓬术炒 砂仁_{各二钱}

上为末，水浸蒸饼为丸，如绿豆大，每服三十丸，米汤送下。

地龙散

桂_{四分} 桃仁_{六个} 羌活_{二钱} 独活 当归 黄柏_{炒，各一钱} 升麻_{五分} 地龙_{四分} 苏木_{六分} 甘草_{一钱}

上用水二钟，煎至八分，食远服。

摩腰膏法

附尖 乌头尖 南星_{各二钱} 雄黄 樟脑 丁香_{各钱半} 朱砂 干姜_{各一钱} 麝香_{少许}

上为细末，炼蜜为膏，姜汁化放掌中，火上烘热，在痛处摩之。

二至丸

附子_{炮，去皮脐} 桂心 杜仲_炒 补骨脂_{炒，各一两} 鹿角镑 麋角_{镑，各一两} 鹿茸_{酒炙} 青盐_{另研，五钱}

上为末，酒煮糊和丸，如桐子大，每服七十丸，空心温酒送下。

神曲酒

上用陈久神曲一大块，烧通红，淬老酒，去神曲，通口吞青娥丸，两服顿愈。一方不用青娥丸，只服酒后仰卧片时，未效再服。

牛膝丸

牛膝　诃梨勒　附子　当归各一两　干姜　芎劳各半两　桂心　白芍药　白术各三分　厚朴一两五钱　羌活三分

上为末，酒煮糊为丸，如桐子大，每服三十丸，食前温酒送下。

如神方

杜仲炒　木香各四两　官桂一两

上为末，每服二钱，空心用温酒调服，此药活血化气。

附子理中汤见寒门

小柴胡汤见疟疾门

桃仁承气汤见血门

四君子汤见诸气门

摩肾膏开末卷

二陈汤见痰门

腹痛门有二十五名

头与背轻清象天，属阳，主气，司热，故言头圆象天。诸阳之气皆会于首，风热所伤，上先受之。足与腹重浊象地，属阴主血，司寒，故言足方象地。诸阴之血走五脏，浊阴归六腑，寒湿所伤，下先受之，脏腑藏于腹，惟夏令能受病也。夏月阳气发散在外，阴气在内，譬井中之水，夏月冷而冬月温也，所以腹痛之因，多于寒也。经云寒气入经而稽迟，泣而不行，客于脉外则血少，客于脉中则气不通，故卒然而痛，卒然而止，或痛甚不可按，或按之痛止或不止，或喘动应手，或胁肋与小腹痛引阴股，或痛死少间复生，或呕，或泻，或小便不禁者，皆寒气之为病，又曰绵绵而痛，无增减者，寒也，兼之以热痛、痰痛、食积痛、蓄血痛、虫痛，未必不由腹之衰薄，寒湿之气相兼，郁积致生诸病，而成痛也，郁积之久，遂生热耳，虽有热痛，十之一二也。

生脉

细，小，迟。

死脉

坚大疾，浮大长，数紧。

辨验腹痛法

在中痛，食积痛甚，欲大便，利后痛减。

在左痛，死血痛，有常处而不走移。

在右痛，是痰，或得辛辣热物暂止。

在下痛，蓄血，小便清利，手不可近痛处。

在下痛，蓄尿，小便不行，手不可近痛处。

在下痛，亦有属食积，必少食，利后痛减。

痛甚不可按者，是实邪，热痛时作时止。

痛时按之痛止，是虚邪，寒痛无增无减。

痛死复生是寒气入经，虫痛唇红额白。

心至小腹硬满痛，实邪，肥人腹痛是气虚。

胁至小腹隐痛，痰、死血，瘦人腹痛是火邪。

不治症

脐下大痛，人中黑，死。腹痛，发喘，兼脉滑，死。

治法

凡卒腹痛，先用食盐一把，调水送下，以鸡羽探吐，有痰即吐，无痰其痛即止。

凡治腹痛，须分三阴部分，中脘太阴，脐腹少阴，小腹厥阴。

凡人壮实，初发腹痛，元气未虚，宜推荡之。

凡人虚弱，经久腹痛，元气已虚，宜消导之。

凡杂症腹痛者，用酒煮当归丸主之。

凡四时腹痛者，用芍药甘草汤主之。

凡夏月腹痛，肌热，恶寒，脉洪，黄芩芍药汤主之。

凡秋冬腹痛，肌寒，恶寒，脉沉，桂枝芍药汤主之。

凡腹痛不宜用参术。

凡肥白人腹痛是湿痰，用半夏、人参、二术。

凡瘦黑人腹痛是实热，以大黄、朴硝下之。

凡气滞腹痛，用木香、槟榔、枳壳、香附。

凡血阻腹痛，用川芎、当归、桃仁、红花。

凡腹痛久病实热，大便燥秘者，用润肠丸。

凡脐至小腹痛，多属食，用山楂、神曲、苍术、青皮。

凡腹痛因饮食过伤，用木香槟榔丸下之。

凡腹痛，因跌仆损打或蓄血，用承气汤加桃仁、当归、红花、苏木下之。

凡气虚人伤饮食腹痛，宜调补胃气，并消导之。

凡腹痛因痰而作者，用滚痰丸。

凡腹痛因虫而作者，用川楝树根皮、槟榔、鹤虱。

凡腹痛因中气虚而作者，用理中汤。

凡腹痛因热，用二陈汤加黄芩、黄连、栀子，甚者加干姜。

凡腹大痛，脉沉细，实用附子理中汤合大承气汤下之。

老人腹痛

因年老元气虚，初痛不经下者，服芎术汤。

伤食腹痛

因饮食太过而作痛者，服木香槟榔丸。

虚人腹痛

因禀气弱，又因饮食过伤，用人参、白术、木香、神曲、枳实、槟榔，用水二钟煎服。

损伤腹痛

或用力举重，或墙屋压体，或从高跌下打伤，服桃仁承气汤加当归、苏木，量伤轻重加减。

伤暑腹痛

见暑门。

阴毒腹痛

见痼冷门。

疝气腹痛

见疝门。

泄泻腹痛

见泄泻门。

积聚腹痛

见积聚门。

肠痈腹痛

见外科门。

痰饮腹痛

见痰饮门。

伤寒腹痛

见伤寒门。

伤热腹痛

见积热门。

痢疾腹痛

见痢疾门。

酒积腹痛

见内伤门。

死血腹痛

见诸血门。

蓄尿腹痛

见小便门。

诸虫腹痛

见诸虫门。

肥人腹痛

用半夏、苍白术为主。瘦人腹痛，用酒蒸大黄为主药。

心至小腹痛

心至小腹满闷而痛，未经服吐药泻药，用盐五合，水一钟，煎令盐消，顿服即吐。不吐再服，或用布裹花椒，薄铺痛处，以火熨之，令椒汗出妙。

胁至小腹痛

用木香槟榔丸煎青皮汤送下。

七情腹痛

自知为七情气不舒作痛，服七气汤。

连脐腹痛

脉实腹满，大便闭，服大承气汤。

腹中鸣痛

是火击动其水也，水欲下，火欲上，相触而然，用二陈汤加栀子、大黄、黄芩、黄连。

见晛①丸

巴豆霜五分　三棱煨，一两　神曲炒，一两　木香二钱　香
附　草豆蔻面裹煨，各五钱　升麻三钱　柴胡二钱

上为末，蒸饼丸如绿豆大，每服二十丸，白滚汤送下，亦
须量所伤多少服之。

七气汤

益智　陈皮　蓬术煨　三棱　青皮　桔梗　薄桂　香附炒
藿香叶　甘草各等分

上用水煎服。

酒煮当归丸

当归一两　茴香五钱　附子炮　良姜各七钱

上四味，酒煮。

干炒黄盐　丁香各五钱　全蝎三钱　柴胡二钱　升麻　木香
各一钱　苦楝五分　甘草五分　玄胡索炒，四钱

上为末，酒糊为丸，如梧桐子大，每服三十丸，空心白滚
汤送下。

芍药甘草汤

芍药　甘草各等分

上用水煎服。

黄芩芍药汤

黄芩　芍药　甘草各等分

上用水煎服。

桂枝芍药汤

桂枝　芍药　甘草各等分

---

① 晛：太阳出现。

上用水煎服。

桃仁承气汤见血门

理中汤见寒门

木香槟榔丸见气门

滚痰丸见痰饮门

大承气汤见脾胃门

承气汤见积聚门

二陈汤见痰饮门

芎术汤开末卷

诸虫门有十七名

诸虫皆由脏腑不实，脾胃俱虚，停积湿热、杂食、生冷、甘肥、油腻等物，节食不时，腐败留滞，所以发生。又有神志不舒，精魂失守，及五脏劳热久病，余毒气血积郁而生，或食瓜果禽兽内脏遗留，诸虫之类而生。惟蛲虫、寸白虫、疳虫，人多有之。五脏生虫皆能杀人，但心肺之虫居肺叶之内，治之为难。虫之名，病固多，追取虫法则一。虫去何忧病不痊也。故选二方总治诸虫，虫尽则当大补脾胃而无后生之患矣。

生脉二道

虚，小。

死脉二道

紧，急。

死症

痨虫食肺，喉哑声嘶。

辨验虫痛法

虫作痛口唇红，额上白色，如铜钱大，以此为验，令人清，朝吐沫，平时呕水，乍痛乍止，聚肿无定处。惑虫食脏，上唇内生疮，狐虫食肛门，下唇内生疮。小儿肚大，青筋起者，内有疳虫。

治法

凡上半月虫头向上，易治，五更先以糖一二匙，或肉汁五六匙，后服九虫散，或化虫丸。

凡初一起至初七日止每日五更将白沙糖拌榧子七枚，食之七日，食七七四十九个，总治诸虫。

凡治疯虫必用花蛇为主。

凡治痨虫必用白色鳗鱼。

凡治臁虫必用鸡醴酒。

凡治膈虫必用驴尿。

凡治后开九虫条下各有汤药，总不如先服九虫丸一次，隔数日候至初一起食榧子法，除九虫之外，其他之虫为病，照依各虫条下汤丸散服去。

伏虫长四分

群虫之主。

蛕虫长一尺，又名长虫，又名蛊虫，进五脏能杀人，又名二虫，九虫数种之一

贯心杀人，服雷丸。

白虫长一寸，相生子孙，转大至四五尺，杀人。

生于脾，令人胸中咳呕而不出，服白弱二虫酒。

寸白虫

食牛肉白酒所生，相连一尺，则杀人损人精气，力乏腰疼，服南木香、槟榔各一钱五分，米饮下，五更先嚼猪肉二三块，去肉粗咽汁后服药，辰巳时下虫。

肉虫

生于肝，令人烦满。

肺虫 状如蚕形

生于肺叶内，蚀人肺，系成痨，咯血，声嘶，药不到，令人咳嗽气喘或气膈寒膈热膈，名曰膏肓，服蚕虫丸。

胃虫 状如虾状

生于胃，令人呕吐哕，服白弱二虫酒。

弱虫 状如瓜瓣，又名膈虫

令人多睡，服白弱二虫酒。

赤虫 状如生肉

令人肠鸣，服三虫汤。

蛲虫 伏如菜虫，其虫甚恶。

令人心痛，清朝口吐沫，烦躁，生于肾，居胴肠，多则为痔，剧则为癞，因人疮痍，即生诸痈疽癣瘘疥，妇人常多，其虫凶恶人之极患也。常以白莲草煎汤浴，根叶皆可用，尸虫所畏，服尸蛲虫散。

惑虫

食脏，上唇内生疮，服泻心汤。

狐虫

食肛，下唇内生疮，煎苦参汤浸洗大便。又方：用长股虾蟆青背者一枚，鸡骨烧灰一分，和匀吹入肛门内。

疳虫

儿童多有，令人昏睡，烦躁，鼻烂汁臭，齿断生疮，惟伤寒天行热病，腹内有热，虫行求食，须频频看验，唇内有疮，服安虫散。

蛔虫长一尺或五六寸，贯心，此虫是九虫之一也

令人腹中痛发作，肿聚往来上下，痛有休止，腹中热，口吐清水，服集效丸。

阴虫

多淫妇人因阴户内有黑头小虫，用软鹅肝一枚，热汤暖之，入于阴户，良久取出，其虫绕入肝内则不淫矣。

小儿肚大青筋

因腹内有虫，用取虫丸。

湿虫

用青黛一两　黄连、黄柏、丁香各五钱，麝香少许，脂为丸，如枣大，入下部，一日换二次。

九虫散

狼牙、贯众、鹤虱、芜荑各一两

上为末，每服一钱，粥饮调下，良久取服，虫出为度。

三虫汤

槟榔三枚

以灰火煨捣为末，用水三盏，煎一盏半，丝绵利去粗，分三服，空心午间临夜各一服，其虫尽下，未尽昼再服。

雷丸去心虫

雷丸灰火制　陈皮去白　杏仁汤泡，净炒　贯众大者，去须芜荑　青葙子炒　干漆炒令烟出　狼牙各一两　乱发烧灰，如鸡子大

上为细末，炼蜜和丸，如梧桐子大，每服十五丸，空心好酒送下。

尸蛲虫散治肾虫

贯众大者三枚　白芜荑炒　胡粉炒，各一两　杏仁去皮尖，

炒，五钱

上为末，每服二钱，空心井水调下，日脱再服。

白弱二虫酒去脾虫

麻子炒，八合　陈皮二两　吴茱萸根捣碎，一尺

上捣陈皮、麻子如泥后拌茱萸根酒一斗，浸一宿，慢火上微煎，搅去渣，分作五服，每服空心饮虫下为度，喝下时不要说话。

蚕虫方去肺虫

桑白皮一升　狼牙洗净，二两　吴茱萸根皮二两

上用酒七升，煎至二升，去粗，每日空心一服，虫下为度。

泻心汤

大黄　黄连　黄芩各一两

上为末，白沸汤调服二钱。

苦参汤

苦参十两

槌碎煎浓汤，洗大便。

取虫丸

牵牛三钱　槟榔　锡灰各五钱　大黄六钱

上为末，滴水丸如梧桐子大，每服十五丸，用使君子煎汤送下，虫下为度。

化虫丸

鹤虱去土，炒　槟榔　楝根　胡粉炒，各一两　白枯矾二钱半

上为末，糊丸，麻子大，每一岁儿服五丸，论岁数加去，服之下虫为度。

安虫散

胡粉炒黄　槟榔　川楝去核　鹤虱去土炒，各一两　枯白矾
一钱

上为末，滴水丸如粟米大，每服五分，白滚汤送下。

集效丸

木香　鹤虱去土，炒　槟榔　诃子煨　芜荑　附子煨　干姜
各五钱　大黄一两

上为末，炼蜜和丸，如梧桐子大，每服三十丸，食前白滚
汤送下。

鸡醴酒开末卷

卷之七

久病门_{有八名}

此门古来无载，余独立之。盖为宇宙之民谙此条目，可以知戒迁善，无求自设，医者虚心不可妄投药耳。

谴责病

横恶阴谋，克薄寺人，天神谴责，痾①疾绵绵，虽仙丹不治，欲求自愈，即当迁善。

误医病

假如人患肝经之症，医有认病欠明，以别经治之，别经无病，受药以致戕贼，变症牵延，反被药伤人矣，延医之家不可不择。

药伤病

凡病服药睡去，或因胃虚，药不输化，遂成药伤病，医所不识，径投本病之剂，终不取效，将生黄豆与患人食，不恶心是也，先服甘草饮，不愈，再服蓝根散，医者须先嘱病人，服药后不可睡去。

富病

富者患病，惟求速愈，殊不知病有浅深，服几剂不效，又去更医，名曰药剂乱投，变病不一，何异于求荣而反辱也。

---

① 痾：同"疴"，疾病。

贫病

贫者患病，虽欲求医，为口体不充，只得因循，岁久而殒，医无施治之心，岂为仁术也。

讳疾病

痴愚等人患病，在己竟自隐瞒，名曰讳疾忌医，经久元气耗散，终不得治。

郁病

寡妇、尼姑、室女、僧道情欲炽甚不遂，遂生郁矣，郁则正气留而不行，其气凝结，终日怏怏，病加烦剧，岂药可治？欲求自活，须返邪归正。

荣枯病

前富贵后贫困，郁而成疾用，余每见医者与药治之，百无一痊，须是劝令其听命荣枯，自然获安矣。

甘草饮

甘草一两，生用　白矾半两，生用　延胡索一两

上为末，每服三钱，水一盏，煎至六分，待药冷，细细呷之。

蓝根散

蓝根一把　芦根一把　绿豆一合

上先将二根以水一碗，煎至七分，去滓，次微炒豆为末，和匀分三服，先服一二服，利下恶物不用第三服，如不利下，再服之。

郁病门 有十五名

经云：五郁发之。乃治之之法以平五脏也，五脏有五行配合，金木水火土之气，一有郁积，则当发之，是从其本然之性

而治之。更有六淫邪气入而不出，七情之气结而不散，痰与血食结而不消，皆谓之郁也。且有久病多郁者，凡病久之人，情绪不舒，致使脾气不和，新病方增，旧病亦甚，治疗之时无分新旧，无别邪正，日远病深愈为难治，是谁之愆？医者宁人之责，而不用心于审察耳。

总脉

沉涩为气，沉迟为寒，沉细为湿，沉微为血，沉数为热，沉滑为痰，气口紧盛为食。

治法

凡用诸郁药中，春加防风，夏加苦参，秋冬加吴茱萸。

凡郁皆在中焦，以苍术、川芎开提其气，以升之。

假如食在气上，气升则食自下，余做此。

凡用苍术（米泔拌炒）、抚芎总解诸郁，贝母解痰郁，香附（童便浸炒）解气郁，凡冬病恶寒亦用解郁则愈。

五郁

心火郁，发之，当看何经，谓汗之也。

肝木郁，达之，谓吐之，令其条达也。

脾土郁，夺之，谓下之，令无壅滞也。

肺金郁，泄之，谓渗泄解表利小便。

肾水郁，折之，谓抑之，制其冲逆也。

六郁

气郁

胸胁痛，脉沉涩，用香附、苍术、抚芎。

湿郁

周身走痛，或关节痛，遇阴寒则发，脉沉细，用苍术、白芷、川芎、茯苓。

热郁

目瞀，小便赤，脉沉数，用山栀、青黛、香附、苍术、抚芎。

痰郁

动则喘，寸口脉沉滑，用海石、香附、南星、瓜蒌。

血郁

四肢无力，能食，便红，脉沉，用桃仁、红花、青黛、川芎、香附。

食郁

嗳气，恶食，饱满不能食，左寸脉平，右寸脉紧盛，用香附、苍术、神曲、麦芽、山楂、草果之类。

久病多郁

久病之人情绪不舒，分外有郁，医者须先劝令病人放开怀抱，旧病可治，必以《内经》治法论告之，以其易行之，以其难，虽是不死之症，语之以其死，病者畏死，始肯听言而不生郁，切不可投郁药而反伤其真也。

久病阴虚气郁发热

用芍药（炒）一两二钱，香附（童便浸）一两，炒苍术（米泔拌炒）三钱，片芩三钱（炒），甘草（生）三钱半，上为末，水丸，食远服。

妇人忧郁伤脾不思食

用酒炒芍药、黄连（童便拌炒）各等分，为末，姜汁糊丸服。

手足心发热属火郁

火轻宜降，火盛宜发汗。

耳门_{有二十一名，外附十五条}

耳为肾之窍，交会于肝胆小肠三焦之经，其他脏腑之脉，皆络于耳。若水虚则热甚，上客经络，冲于耳中，随脉气微甚、邪气浅深而作耳鸣耳聋，诸症也至。老人多病。头目昏眩、耳鸣耳聋皆阳实阴虚所致，俗言老弱为虚寒，用之以热剂，此乃举世受误。经言阳气上甚而跃故耳鸣也。又云心本热也，虚则寒矣；肾本寒也，虚则热矣。据理推之，非热而何耳鸣者，其声不一，耳聋者所感不一，肿痛脓汁各各不同，所以治之则异，凡患此科，善调养者，则精气神足，不药渐愈，弗能谨守者，虽药对症，难以取效也。

虚脉_{二道}

左尺脉大无力，右尺脉微细无力。

风脉_{二道}

左关脉

弦，紧。

热脉_{四道}

左寸脉

浮，小。

右尺脉

浮，小。

劳脉_{二道}

上关脉

洪，大。

不治症_{三名}

虚聋，久聋，干鸣。

治法

凡耳聋，大病后，与阴虚火动耳聋者，宜降火，以四物汤为主。

凡耳聋，用流气饮加菖蒲、生姜治聋，皆当调气。

凡耳聋，用蓖麻子四十丸粒，枣肉十枚，入人乳捣膏，石上晒干，丸如梧桐子大，绵裹塞耳中。

凡耳鸣，用草乌、石菖蒲等分为末，绵裹塞耳中，一日二次即止。

凡耳鸣证，或鸣声如蝉，或左或右，或时闭塞，世人多作肾虚治，不效，是痰火上升郁于耳中而为鸣，郁甚则壅闭矣，清痰降火治之。

凡耳鸣，若肾虚而鸣者甚，鸣不甚人必多怒，当见劳怯等症。

凡耳痛，以吴茱萸、乌头尖、大黄为末，涂涌泉穴，以布裹之。

凡聤耳①脓出，用桑白皮一片，炙麝香二分，为细末，干掺之。

凡耳热出汁，用石膏、防风、天花粉为末掺之。

凡虫入耳，用香油灌入耳中，或用鸡冠刺血灌入耳犹妙。

耳久聋

劳伤精气神三者，又为风邪停滞，鸣久后聋，名曰久聋，不治。

耳虚聋

肾经原禀虚惫，不由三因之邪所干，以渐而聋，名曰虚聋，

---

① 聤耳：耳中流脓的病证。

不治。

耳劳聋

劳役伤其气血，淫欲耗其精元，始其证瘦瘁力疲，昏昏愦愦，名曰劳聋，服补中益气汤。

耳风聋

宗脉所附，脉虚则风邪乘之，风入于耳，使精气痞塞，不闻声音，名曰风聋，治宜疏风益气。

耳厥聋

诸经适有交并，则脏气逆而为厥。厥者寒也，厥气传入于耳致聋者，名厥聋，治宜顺气温经。

耳气聋

有因气塞致聋，名曰气聋，治宜顺气。

耳虚鸣

耳中作风水声或钟声，眼或见诸光，名虚鸣，服滋阴固本丸，用透耳筒法或用通耳丸。

耳劳鸣

劳碌伤脾，劳则火起于筋，血脉受伤，风热相乘，气与之抟，故为耳鸣，名曰劳鸣。先服芎劳饮加枳壳、紫苏、生姜一帖，疏风下气，续以滋阴补中丸服之。

耳风鸣

耳触风邪，与气相抟，其声嘈嘈①，名曰风鸣，服芷芎散。

耳脑鸣

风邪入于脑，久而不散，经络壅塞，耳中悾悾然②鸣或作眩晕，名曰脑鸣，服磁石浸酒药。

---

① 嘈嘈：众声喧杂的样子。亦用来形容声音的粗重。
② 悾悾然：空虚貌。

耳内障鸣

因饮食不节，劳役形瘦，中气不足，得受内障，先鸣不已，则后聋，名曰内障鸣，服益气聪明汤。

病后耳鸣

大病后或伤寒或产后或失血过多致五鸣不已，则聋，名曰病后鸣，服滋阴固本丸。

耳疮鸣

因发疮毒后，肾气则热，其症心中不宁，亦致耳鸣或疼，名曰疮鸣，服地黄汤。

耳蝉鸣

因肾气不足，热毒之气乘虚攻耳，其声如蝉，名曰蝉鸣，服龙齿散。

上焦耳鸣

上焦之气为风热所干，其病四肢满急，昏闷不利，先鸣不已致聋，服茯神散。

痰热耳鸣

胃中痰滞，风热相兼，其病头重目眩，先鸣不已致聋，服犀角散。

干耵耳聋

耳中生干耵，致鸣致聋，服柴胡聪耳汤，用附子丸法。

耳夜鸣

夜间睡着，如打鼓之声，耳内风吹，名曰夜鸣，服黄芪丸。

耳沸闹

耳中如汤沸声，或噪闹声，用鹅膏法。

聤耳

因洗面淋浴汤水入耳，脓汁并出不止，名曰聤耳，用白就散。

治耳出血水

用麝香佛手散吹耳内，服犀角地黄汤加枳壳。

耳卒痛

卒得风疾，耳觉恍恍卒痛者，用白盐方。

治疖耳

耳内外主疖疮，用马鬐方。

治大病后耳聋方

上用生菖蒲制汁，滴耳中即效。

治蛭蚰①入耳方

雄黄、绿矾石、半夏各一两

上为末，以醋调一字，灌入耳中即出。

治百虫入耳

桃叶心二十枚　　胡麻一升，炒令香

上先以桃叶心塞耳中，其虫必死，未出，将胡麻以葛袋盛，枕耳边，虫自出。又方：鸡冠血滴入耳中即出。

治蚤虱入耳

治两耳虚鸣

白茯苓二两　　干山药三两　　杏仁去皮尖，炒，两半

上为末，黄蜡二两熔化，和丸如弹子大，每服一丸，食后细嚼，盐汤送下。

治一切耳聋

石菖蒲一寸　　巴豆一粒去油　　全蝎一个，去毒

上为末，葱汁丸如枣核大，绵裹塞耳内。

---

① 蛭蚰：又称蛞蝓、水蛭蚰，俗称鼻涕虫，腹足纲软体动物。

治耳出血

麝香少许　人牙煅存性，出火毒

为末，每用少许吹入耳内即干。又治小儿痘疮出，复靥酒调一字即出。

治冻耳成疮

柏叶三两，微炙为末　杏仁四十九个，炮去皮尖　乱发如鸡子大　食盐少许　黄蜡一两半　乳香五钱　清油一斤

先煎油，入乱发，消尽为度，次下诸药末，煎黄色，去滓后，下乳香黄蜡搅令如稠糊，磁器盛，鹅羽涂之。

治耳内疼

草乌削如枣核大，塞耳孔，疼立止。

治耳汁耳脓耳痛

杏仁炒令赤黑，研成膏，绵裹塞耳孔中，一日换三四次。

治卒耳聋耳内作风水钟声

穿山甲蛤粉炒赤，去粉　蝎梢七个　麝香少许

为末，以蜡入麻油一滴为丸，绵裹塞耳内。

治多年耳聋十日见效除根

川乌头一个炮去皮脐，一方用草乌尖　细辛各一钱　胆矾五分　活鼠一个，热汤浸死破取胆，真红色是

上为末，用鼠胆调和匀，再焙令干，研细末，却入麝香半字，用鹅翎吹入耳中，吹时含茶清待少时。

治耳卒肿出脓并底耳及治耳聋不瘥有虫

上用矾石熬令汁枯，研细，每以篦筒吹少许入耳中，日三四度，或以绵裹，如枣核大，塞耳中。亦得一方：先以干盐掺之，次入矾末犹妙。一方先以纸缠去耳中汁，次以矾末粉耳中，次以食盐粉其上，食久乃起，不过再度永瘥。一方不用盐。

益气聪明汤

黄柏酒制，炒　芍药各半钱　蔓荆子一钱　升麻钱五分　人
参　黄芪　甘草各二钱半　葛根钱半

上作一服，水二钟，煎至一钟，临卧服。

透耳筒

椒目　巴豆　菖蒲　松脂各一钱

上为末，摊令薄，卷作筒子，塞耳内，一日一易。一方，
同川椒以蜡为丸，如枣核大，塞耳中。一方无松脂。

白就散

白矾枯　黄丹　龙骨各五钱　麝香一钱

上研极细末，以绵杖子展尽耳中水，用药一字，分掺两耳，
一日掺二次，勿令风入。

磁石浸酒方

木通　远志去心　防风　薯蓣　菖蒲　芎䓖　蔓荆子　白
茯苓　甘菊花　细辛　干姜炮　肉桂各一两　地黄三两

上为末，和匀以生绢袋盛以酒二斗，浸药，七日后，每日
任量饮之，以瘥为度。

白盐方

上以盐五升，甑①上蒸热，以耳枕之，冷即换，亦治耳疼。
一方用软布裹熨患耳，或青布裹之亦可。

芎䓖饮

川芎　当归　细辛各两半　官桂去粗皮　菖蒲　白芷各三钱

上每服三钱，水二盏，入紫苏、姜、枣，煎至一盏，去滓，
不拘时服。

---

① 甑：古代蒸饭的一种瓦器。底部有许多透蒸气的孔格，置于鬲上蒸
煮，如同现代的蒸锅。

犀角散

犀角屑　石菖蒲　麦门冬去心　前胡　菊花　枳壳　生地黄　泽泻　木通　羌活　甘草各等分

上每服一两，水二钟，煎至一钟服。

茯神散

茯神去木，一两　蔓荆子　石菖蒲　薏苡仁　羌活　防风　五味子　黄芪各五钱　甘草二钱　麦门冬去心，一两

上作五服，每服水二钟，煎至一钟服。

龙齿散

白茯苓　龙齿　麦门冬去心　远志去心　人参各五钱　丹砂研　铁粉研　龙脑研　麝香　牛黄研，各一分

上为末，研匀，每服半钱，食远用白沸汤调服，日进三服。

柴胡聪耳汤

柴胡三钱　连翘四钱　水蛭半钱，炒研　虻虫二个，去翅足，另研　麝香少许　当归身　炙甘草　人参各一钱

上除虻、蛭外，以水二盏，入生姜三片，煎至一盏，去滓，稍热下水蛭虻末，再煎一二沸，食远稍热服。

黄芪丸

黄芪一两　大黑附一个　羌活五钱　白蒺藜瓦焙，去刺，五钱　羚羊肾一个，焙干

上为末，酒糊丸，如梧桐子大，每服三四十丸，空心煨葱盐汤送下。一方有破故纸，无白蒺藜。

补中益气汤见脾胃门

犀角地黄汤见诸血门

滋阴补中丸见虚损门

滋阴固本丸见虚损门

四物汤 见诸血门

附子丸法 开末卷

地黄汤 开末卷

蔓荆子散 开末卷

鹅膏法 开末卷

草乌削法 见前耳内疼条下

乱发方 开末卷

马鬃方 开末卷

舌口门 有三十四名

口乃脾之窍，五味之所入也；舌乃心之苗，舌和则知五味。五味之气归于五脏，五味过爽则五脏之气偏胜，诸疾生焉。且咸味能助火为寒，淡味能收敛能为停滞，辛味能发散能为燥，甘味能中满能为缓，苦味能泄能为热，惟淡味则为五行之本也。其病口臭者，脾热也，口疮者，脾气凝滞，风热加之，治法各随后开病之形状方药取用之。

不治症

风寒所中舌卷，舌卷兼囊缩肝绝，小儿口疮不下食，以狐惑治死，脾热舌强。

辨验舌口法

心脉系舌本，脾脉络舌旁，肝脉络舌本，肝气壅舌上血溢，心气热舌裂口疮，肝气闭舌苔如雪，肾气热舌上黑苔，脾气热口臭舌硬，七情气郁舌上肿。

治法

凡舌口病，服凉药不愈，此酒色过度。

凡劳碌不睡，舌上光滑无皮。

凡舌口因忧思损伤中气，虚火犯上无制，用理中汤，甚者加附子或官桂噙之。

凡实热口生疮，用凉膈散。又方：用细辛、黄柏炒为末，掺口内取涎。

凡满口生疮或肿毒重舌，用薄荷、荆芥、甘草各五钱，青黛百药煎玄明粉、硼砂各三钱五分，贴患处。

凡口噤牙关难开，用霜梅、白矾、姜共为末，擦牙根上。又方：雄黄、食盐、川椒各一钱，皂荚子一枚，烧灰擦牙根上。

赤口疮

用枯白矾、乳香、没药、铜绿共研末掺之，不愈再用口疮方。

白口疮

用雄黄、乳香、没药各一钱，轻粉五分，巴豆一粒去油，共为末掺之，不愈再用口疮方。

小儿口疮

不下食，以狐惑治之，必死。用矾汤浸脚半日，又用黄柏为末，蜜丸服之，再用僵蚕炒为末，掺疮口上立效。

口糜烂

用野蔷薇煎汤漱口。

口干燥疮

服杏仁散，外用口疮方。

口臭

用含香丸。

口内疳疮

服走马散，不愈再用口疮方。

口舌生疮烂痛

用蟾酥方，不愈再用口疮方。

口舌生疮时时出血

咽肿痛，服加味龙石散。

口干燥烦渴

服牛黄丸。

口舌干神不清头目不利

用含化丸。

肺热口臭发渴小便多

服地骨皮丸。

心气不足口华

服益智甘草为末，沸汤调服。

脾热唇焦枯无润泽

服地黄煎。

胆瘅热口苦

服龙胆汤。

膀胱热不已，口舌生疮，咽喉肿

服升麻煎。

多食肉口臭不欲闻秽恶

服升麻黄连丸。

冬月唇干拆血出

用桃仁捣烂，以猪脂调涂。

飞丝入口舌间生泡此最可畏

用紫苏叶方。

唇上生恶核肿起

服独活散不愈，再用松脂方。

唇上肿破

服五福化毒丸。

唇吻恶疮

服黄连散。

紧唇燥裂

服橄榄散。

舌肿硬

服百子霜。

舌肿出血

用海螵蛸方。

舌生白疮语声不真

服薄荷蜜煎。

舌肿悬尺许

伤寒舌出数寸，用缩舌膏。

舌出血不止名舌衄

服槐花散。

舌肿起猪胞忽然碎破

逡巡①杀人，服百子霜。

木舌满口，不急治杀人

服飞矾散。

木舌舌肿

服玄参升麻汤。

木舌

用半夏醋灌方。

---

① 逡巡：顷刻，极短时间。

重舌

用角刺、朴硝、辰砂，研粉掺之。

伤寒后不能转摄，舌出不收，用巴豆方。

杏仁散

杏仁汤泡去皮尖，七双仁麸炒黄色　麦门冬去心　赤茯苓　黄连　地骨皮　山栀子仁　黄芩各等分

上为末，每服一钱五分，白滚汤调服。

瓜蒌根散

瓜蒌根　胡黄连　黄芩各三两　白僵蚕炒　大黄　白鲜皮　牛膝研　滑石各二两

上为细末，研匀，每服二钱，用竹叶煎汤调服。

噙化丸

石膏细研，水飞　寒水石细研　白蜜各半斤

上用水四大盏，煎取一大盏半，绵滤过，入蜜同煎令稠，丸如鸡头实大，常含一丸津咽。

含香丸

鸡舌香　芎劳各一两　藿香　甘松　当归　香白芷　桂心　桂花各半两　零陵香三分　丁香　麝香研，各一分　木香三分　肉豆蔻　白槟榔各五枚

上为末，炼蜜丸如芡实大，常含化一丸咽津。

地骨皮丸

地骨皮　桑白皮　山栀子　马兜　黄芪各等分

上为细末，甘草膏和丸如芡实大，每服一丸，食后噙化。

升麻黄连丸

升麻　青皮各五钱　黄芩酒洗　黄连各二两　生姜　生甘草　檀香各二钱

上为末，水浸蒸饼为丸，如弹子大，每服一二丸，不拘时细嚼，白汤送下。

地黄煎

生地捣汁，半升　麦门冬生，去心　葳蕤各二两　生天门冬捣，半升　黄芪　升麻各一两半　生甘草　细辛　川芎　白术各一两

上剉绵裹酒浸一宿，以猪脂二片煎至药令焦，绵滤去滓，纳锅中，后下地黄门冬汁，熬令稠，磁器盛，每服半匙，不拘时噙咽下。

走马散

山栀子不拘多少

上为细末，吹入口中。

龙胆汤

龙胆草　黄连各四钱　人参　天门冬　知母　黄芩各七分柴胡一钱　山栀子　麦门冬　五味　甘草各五分

上为细末，每服五钱，水一钟半，煎至七分，不拘时服。

芦荟汤

芦荟　青蒿研　蟾酥　羊蹄花　白矾　麝香研　牛黄各等分蜗牛　瓜蒂二十枚　丁香　细辛　丹砂研，各一分　马牙硝三分熊胆研，一钱

上为细末，研匀，先以头发裹脂于温水内，蘸脂之软帛挹却脓水，取少许药末，掺疮上，或轻，可即去蟾酥、芦荟，看病大小，以意加减用之。

升麻煎

升麻　玄参　射干各四两　蔷薇根白皮四两　大青　黄柏①

---

① 柏：原作"屎"，据《千金要方·卷六》《圣济总录·卷五十三》改。

各三两

上水七升，煮取一升五合，去滓，下蜜，更煎一二沸。

蟾酥方

蟾酥（温用）以线惹日曝干①，剪半寸含之，有涎即吐出，如牙疼即咬之立瘥。

定齐洗足方

上以白矾为末，汤化洗足，愈为度。

加味龙石散

龙脑二钱半　寒水石四两　朱砂飞，研，二钱　马牙硝风化，一钱　铅白霜　硼砂各半钱　甘草五分

上研细末，用少许掺患处，吐津，误咽不妨。

紫苏叶方

用紫苏叶细嚼，白汤咽下即愈。

黄连散

黄连　朴硝　白矾各半两　薄荷一两

上为末，用腊月黄牛胆，将药入内，风头挂两月取下。如有口疮，将药研细，少许掺疮上，去其热涎即愈。

口疮方

生半夏，为细末，醋调，贴脚心中神效。

海螵蛸方

海螵蛸　蒲黄各等分

上为末，以井花水调敷。

玄参升麻汤

玄参　升麻　赤芍药　犀角　桔梗　贯众　黄芩　甘草各等分

---

① 以线惹日曝干：《太平圣惠方·卷第三十六》为"经绵惹，日晒干"。

上每服四钱，水一钟半，煎七分，去滓，不拘时服。

黄连散

黄连一分　干姜炮，半分

上为细末，每用少许敷疮口上，不过三次愈。一方有腻粉。

橄榄散

上用橄榄，不拘多少，烧灰为细末，以猪脂和，涂患处。一方用核中仁，细研敷之。

五福化毒丹

玄参焙洗　桔梗各二两　人参五钱　茯苓一两半　麝一分
马牙硝风化　青黛各一两　甘草七钱半

上为末，研匀炼蜜为丸，如皂角子大，以金银箔各四十片为衣，每服一二丸，薄荷汤化下。如口臭，生地黄汁化下，食后服。

重舌方

皂角刺煅　朴硝少许

上研匀，先以手蘸水，擦口内，并舌上下，将药掺舌上下，涎出自消。

独活散

独活　桑寄生　犀角屑　汉防己　升麻　沉香　大黄炒
连翘各三钱　甘草炙，五钱

上到，每服三钱，水一钟，煎六分，去滓，不拘时温服。

半夏醋灌之

用半夏醋煎，灌至嗽，吐出涎，即瘥。如不愈，再用飞矾散。

飞矾散

白矾飞过　百草霜各等分

上为细末，捻糟茄自然汁调，若口噤挑开灌之。

薄荷蜜煎

薄荷取自然汁　白蜜各等分

上以生姜片先蘸水揩洗，后用二味煎服之。一方用生姜揩洗后，竟用朱砂、硼砂、雄黄、脑麝为末敷之，良久未效，更加玄明粉。

百草霜散

上用釜下墨末以醋调厚，传舌上下脱去，更传，须臾即消。若先决去血汁，更传之，尤佳。凡此患人皆不识，或醋治益困，杀人甚急，但看其舌下，自有噤虫形状，如蝼蛄或如卧蚕子，细看之右头尾，其头少白，烧铁钉烙头顶上使热，即自消。

缩舌膏

上用片脑成片，顿于舌上三四次，合就无事。

巴豆方

上用巴豆一枚，去油取霜，用纸捻卷之，纳入鼻中，舌自收。

槐花散

槐花不以多少

上晒干，研末传舌上，或火炒出火毒为末，传如舌肿，用蒲黄末干掺之。

松脂方

松脂半两　赤小豆　大黄　白蔹各一钱

上为细末，鸡子白调涂唇上。

柴胡汤见伤寒门

理中汤见伤寒门

泻黄散见火热门

凉膈散见火热门

甘桔汤见火热门

鼻门 有十五名，外附三条

鼻乃肺之窍，清气出入之道路，若气和平，阴阳升降则呼吸通利，鼻知香臭矣。心肺有病而为不利也，或六淫七情内外所干，则鼻气不得宣通，清道壅塞而为病也。凡此症全要验其内外结邪之微甚，宜以辛温辛凉之药可也。

鼻塞声重

伤则为二病，服细辛散。

鼻渊

胆热移于脑，辛颊则为浊涕不止，用脑漏方。

鼻疳䘌虫

气壅热留日久，则为鼻疳，腐溃汁臭，服椿根汤，又用蓝绽。

鼻嚏

心火邪热或风干肺胃，鼻中痒而发喷之声，不因风热而作嚏者，乃胸中志和而气达。

酒渣鼻

因酒热毒积久于上，为酒渣鼻，用生硫黄方。

鼻痛

服白芷散。

鼻衄

服小蓟汤。

鼻流不通

服辛麦散。

鼻清涕

服川椒散。

鼻内生息肉

用鼻痔方。

鼻疮

服辛夷膏。

鼻中膜胀

服□□□

鼻痈

服黄白散。

鼻痔

用鼻痔方。

鼻从鼻中缩入脑中，介介①痛不止

服脂膏方。

治鼻塞不闻香臭

服洒泽通气汤。

治鼻口急疳蚀数日欲死

上用蓝绽传之，令遍，日十度，夜四度，立瘥。

治卒食物，欲从鼻中缩入脑中，介介痛不出

用牛脂如指头大，入鼻中，吸取脂入里，须臾饮食随脂出。

防风散

防风去芦，两半　麦门冬去心　甘草炙　川芎　黄芩　人参
各一两

上为末，每服一钱，食后葱茶调服。

---

① 介介：象声词。

小蓟汤

小蓟一把，水三升，煮取一升，去滓温服。鲁有人阴冷，渐渐冷气入，阴囊肿满，恐死，夜疼痛不能眠，煮大蓟根汁，服之立瘥。一方为末，酒调服。

蒺藜汁方 治鼻塞多年不闻香臭，清水出不止。

上取当道经过蒺藜汁一把，捣以水三升，煎取热，先仰卧使人满口含饭，取一合汁灌鼻中，使入不过，再度大嚏，必出一两个息肉，似赤蛹虫。一方有黄连等分同煎。

鼻痔方

明矾一两　蓖麻七个　盐梅五个，去核　麝香少许

上捣为丸，绵裹塞鼻内，令著息肉，候化清水出四旁，自然玲珑，其息肉自下。

地龙散 治鼻中息肉

地龙去土，炒一分　猪牙皂荚一握，煅存性

上为末，先洗鼻内令净，以蜜涂之，敷药少许在内，出清水尽，其息肉自除。

生硫黄方

生硫黄半两　杏仁二钱半　轻粉一钱

上为细末，用酒饼药调，卧时涂上，早则洗去，数次绝根。

荜澄茄丸 治鼻不通

荜澄茄五钱　薄荷叶三钱　荆芥穗三钱半

上为细末，炼蜜和丸，如樱桃大，不拘时嚼化一二丸。

通草膏

通草　附子炮　细辛各等分

上为细末，炼蜜和丸如枣核大，绵裹塞鼻内。

脑漏方

生附子为末，煨葱汁调涂足心，裹脚布裹之。

白芷散

白芷为细末，葱捣为丸，如小豆大，每服二十丸，茶清
送下。

辛夷膏

辛夷　川芎　细辛洗，去泥　木通　防风　藁本　羌活　升
麻　白术　甘草各等分

上为末，每服二钱，茶调下。

川椒散开末卷

洒泽通气散开末卷

细辛散开末卷

辛夷散开末卷

黄白散开末卷

椿根汤开末卷

牙齿门有十五名

齿乃骨之余，肾经总司，肾衰则齿摇，精固则齿坚。其上
牙分与胃管，凡有疾是胃家之实热。下齿本经自属，凡有疾是
肾之虚寒。但其疾名状虽多，而病情不出虚实六淫之邪，故病
有恶寒作痛者，有恶热作痛者，有恶寒恶热作痛者，有恶寒饮
少热饮多作痛者，有恶热饮少寒饮多作痛者，有牙齿动摇作痛
者，有牙齿但为痛者，有齿断为疳蚀缺少、血出为痛者，有断
肿为痛者，有脾胃中风邪恶风作痛，有胃中气少不能任寒，袒
露其齿作痛者，有牙齿疼痛秽气不可近者。其痛既各不同，其
药亦各有异耳。

不治症 一名

走马牙疳。

治法

凡齿痛先用立效散。

走马牙疳，一时腐烂即死

用妇人尿桶中白垢火煅一钱，铜绿三分，冰片一分，再研敷之。不愈，再用走马牙疳方。

牙缝出血

用槐树嫩叶杵烂敷牙关上。

风蛀牙疼

服三因玉地散。又方：用天仙子烧烟，以竹筒抵牙，引烟熏之，其虫即死。

风寒湿牙疼

服羌活汤。

风毒牙疼

服独活散。

寒热牙疼

服当归龙胆散。

大寒犯脑牙疼

服白芷散。

热多寒少牙疼

服麝香散。

胃虚风热牙疼

服梧桐泪散。

因服热药牙疼

服甘草饮加黄连。

虫蛀牙疼

服竹堂方。

齿痛血出不止

服调胃汤。

肾虚牙疼

服八味丸。

打动牙齿

服蒺藜散。

牙根肿

须用刺出血如血污，难刺，烙铁物烙其齿。

取牙不犯手

用本事方。

常日牢牙法

用香盐散。

取牙落不犯手方

草乌　荜茇各七钱半　川椒　细辛各一两半

上为末，每用少许，揩在患处，其牙自落。

八味丸即六味地黄丸加附子、肉桂

调胃汤

即调胃承气汤为末，蜜丸服之。

三因玉地散

地骨皮　白芷　升麻　防风　细辛　藁本　川芎　当归
槐花　甘草各等分

上为末，用少许揩痛处。取二钱，水半钟，加黑豆半合，姜三片，煎汤嗽。

独活散

独活　羌活　川芎　防风各五钱　细辛　荆芥　薄荷　生地黄各二钱

上为末，每服三钱，水半钟，煎嗽口咽之。

荜茇散搐鼻

荜茇　合姜　胡椒　细辛各等分

上为末，每少许含温水，随通处鼻内搐。按：此足少阴太阴药。

白芷散

草豆蔻　麻黄各钱半　黄芪　升麻各一钱　熟地　当归各五分　吴茱萸　白芷各四分　藁本二分　桂枝二分半　羌活八分

上为末，温水嗽净，以药擦之。

胡桐泪散

胡桐泪　石胆矾　黄矾　芦荟各五钱　朱砂　细辛　当归川芎　牛膝各二钱半　麝香　乱发灰各一钱　升麻五钱

上为末，先以甘草汤嗽口，后用药少许敷之，以常用少许擦牙，去风热消肿化毒，牢固，永无牙宣疳血之病。

当归龙胆散

草豆蔻　草龙胆　升麻　黄连各二钱　白芷　骨灰　当归尾　生地各五分　麻黄一钱

上为末，每用少许擦之。

立效散

小椒露　蜂蜜　青盐各等分

上为细末，煎数沸，热嗽口即止。

羌活汤

麻黄去节，三两　羌活一钱半　草豆蔻一钱　柴胡五钱　升

麻　苍术各五分　防风三分半　当归身六分　细辛少许　白芷
官桂各三分　藁本三分　羊胫骨烧灰，二钱五分

上为末，先以温水嗽过擦之。

蒺藜散

蒺藜根烧灰，研细末敷痛处。

香盐散

香附子炒令极黑，三两　青盐半斤，另研

上为细末，如常法擦用。

麝香散

麻黄根一分　草豆蔻　黄连各钱半　益智二分半　当归　生
地黄　汉防己酒制　人参各三分　骨灰二钱　升麻　熟地各二分
麝少许

上为末擦之。

清胃散

升麻一钱　牡丹皮五分　生地黄酒制　当归各三分　黄连
三分

上为末，作一服，水煎冷服。

神功丸

黄连酒制　砂仁各两半　生地黄　甘草各三钱　木香　藿香
叶　归身各一钱　升麻二钱　兰香叶如无藿香代之，一钱

上为末，汤浸蒸饼为丸，如绿豆大，每服百丸至二百丸，
白滚汤送下。

走马牙疳方

鲜明铜绿不拘多少，入干锅内，炭火烧令赤，倾出，好酒
拌匀，再入锅内熬数次，待色红为细末，入麝少许，研匀，先
水嗽口，以药些少敷牙患处，涎即吐出。

甘草饮 见久病门

竹堂方 开末卷

痉门 有六名

诸颈项强，筋劲强直而不柔和，属湿；诸暴强直，搐搦，其筋劲强有力，不柔和，属风，然燥金主于紧敛短缩劲急，且人之筋各随经络结束于身内，因气血两虚，外为风湿及寒热所中而成痉也。风能散气，故有汗不恶寒，名曰柔痉，又名阴痉。寒能泣血，故无汗而恶寒，名曰刚痉，又曰阳痉。伤寒汗下过多，病疮之人，产妇及吐血、失血、温病、热入肾中，小儿痫病，热盛，或因七情怒气，或因湿热内盛、痰涎壅滞经络，悉可以成痉，随症而治，不可不察也。

总脉

脉浮缓无汗，寒；脉浮紧有汗，风；脉来沉细是湿。

不治脉

脉来沧沧如蛇，是无胃气。

不治症

产后痉，汗出如雨。

治法

凡外邪作痉，用风湿药。

凡内症作痉，补血实脾，平肝清痰去湿。

凡痉，气血内虚①，四气外袭，不可作风治。

凡痉，大率与痫相似，比痫更甚，为虚，宜带补。

凡痉，气虚有火兼痰，用人参、竹沥之类，可用风药，黑瘦人去参，用白术。

凡诸痉项强皆属湿，亦有痰者。

---

① 虚：原作"气"，此据文意改。

刚痉

寒邪泣血，故无汗恶寒，服神术汤。

柔痉

风邪散气，故有汗不恶寒，服白术汤。

胸满口噤脚挛急咬齿

服大承气汤。

产后成痉

用轻举败毒散。

汗后中风成痉

用轻举败毒散。

因发汗过多成痉

用防风当归汤。

神术汤

羌活　独活　麻黄　白术各等分

上用水二钟，煎至八分热服。

白术汤

白术　黄芪　桂心各等分

上用水煎服。

轻举败毒散

荆芥穗不拘多少，微炒为末　大豆　卷柏

熟酒浸去卷柏，取汁调荆芥末四钱饮之，其效如神。

防风当归散

防风　当归　地黄　川芎各一两

上分四服，每服水二钟，煎至一钟服。

大承气汤 见脾胃门

痿门 有七名

湿热伤筋，筋不能束骨，谓之痿。若喜怒劳役寒湿之气致内精血虚耗，荣卫失调，发为寒热，使皮肉筋骨痿弱无力，以运动而成痿状，似柔风脚气相类，以脉症并所因别之，柔风脚气乃外因也。凡痿躄①内脏不足之气所为，大抵痿弱之由多因肺热脾虚，肺经不虚，何热之有？脾气不虚，则宗筋润而能束骨，何痿之有哉？

总脉

脉大为热，脉涩为湿，脉滑为痰，脉缓为虚。

治法

湿热成痿

腰以下软弱瘫痪不能动履，服清燥汤。

脾胃虚成痿

四肢软弱不能行履，服藿香养胃汤。

皮痿

肺热，其症色白，毛发落，服鹿角丸。

脉痿

心热，其症膝枢纽如折，不相提挈，胫筋纵缓，不能任地，色赤，或悲哀，阳气内伤，尿血，大筋空虚，发为肌痹，传为脉痿，服鹿角丸。

筋痿

肝热，其症口苦，筋膜干，筋急挛，两手无力，色苍爪枯，或思虑无穷，所愿不得，房劳太甚，宗筋弛缓，为白浊，传为

---

① 痿躄：仆倒。

筋痿，服鹿角丸。

肉痿

脾热，其症口渴，肌肉不仁，色黄肉蠕动，服鹿角丸。

骨痿

肾热，其症腰脊不能举，骨枯髓减，色黑齿槁，服鹿角丸。

鹿角丸

熟地黄四两　麋角镑一片，重用酒浸一宿　大附子生，去皮脐，两半

上用大麦米二升，以一半籍底，一半盖上，以二布隔覆炊一日，取出药与麦别焙干为末，浸药酒，添清酒煮麦粉为糊，和杵三千下，丸如桐子大，每服五十丸，食前温酒或米汤送下。

健步丸

汉防己一两　川乌炮，去皮　苦参　酒各一钱　瓜蒌根酒洗　羌活　滑石炒　柴胡　甘草炙　肉桂各五分　防风　泽泻各三钱

上为末，酒糊为丸，如桐子大，每服七十丸，空心食前酒送下。

藿香养胃汤

藿香　白术　白茯苓　神曲炒　乌药　缩砂　半夏曲　薏苡仁　人参各钱半　甘草　荜澄茄各一钱

上水二钟，姜五片，枣一枚，煎一钟。

补肝汤

黄芪去芦，钱半　白茯苓去皮　人参去芦　干葛　猪苓　升麻各一钱　柴胡去苗　当归身　羌活　连翘　黄柏炒　泽泻　苍术　神曲　知母　防风　甘草炙　陈皮各五分

上作一服，水二钟，煎至一钟，空心热服，忌酒湿面。

五痹门 有三十名

风寒湿三气合而为之痹。风胜为行痹，又名风痹；寒胜为痛痹，又名寒痹；湿胜为着痹，又名湿痹。其名有五，由三气客于五脏而成痹也。痹之为病，或痛，或不痛，或不仁，或寒，或热，或燥，或湿。凡痛者寒多也。不痛不仁，病久邪深，荣卫凝塞，经络不通，皮肤不营因而不痛不仁也。治法当明其三气入于何经，或表里虚实偏胜，推其因，评其症，果因三气为病，随经而治；不因三气为痹，而为他病，当从他病治，而切不可一剂施之。

总脉

上寸沉迟涩为气痹，浮为风痹。

左寸脉来结为血痹，濡为湿痹。

右关脉涩举按无力为肉痹，迟为寒痹。

左关弦紧数浮沉有力为筋痹，数为热痹。

右关脉来滑为痰痹，□为虚痹。

辨分痹症法

麻木 麻是气虚，木是湿痰死血

痒痒 是血不能营于肌腠也

痛痛 是四肢走痛，风热血虚

节痛 肢节肿痛是火湿兼风寒

臂痛 肩臂冷痛，上焦湿热横行

挛急 因感湿气，右手疼痛挛急

项强 颈项强直微痛是痰热也，痰热入于膀胱

转筋 筋转微痛，是热气烁于筋

治法

凡痹症发阴雨三九月，麻木，或不仁，或痛，或不痛，或筋缩，或不缩，寒即虫行，热则纵缓，皮痹不已成肉痹，肉痹不已成脉痹，脉痹不已成筋痹，筋痹不已成骨痹，入而不已则难治。

凡痹切不可用过山龙劫药，如用反虚病深。

凡治痹，苍术、南星、川芎、当归（酒炒）为主药在上，加羌活、桂枝、桔梗、威灵仙在下，加牛膝、防己、木通、黄柏。

凡痹痛有常处，赤肿灼热或壮热，此欲成风毒，宜用败毒散。

凡痹痰带湿热者，先用舟车丸下后，以二陈汤、五苓散加黄芩。

凡痹气血两虚，有痰渴阴火痛风，用人参、山药、海石、南星各一两，白术、熟地、黄柏、龟板（酒炙）各二两，干姜（炒黑）、锁阳各三钱。上为末，酒糊丸服。

凡痰痹用二陈汤加酒炒黄芩、羌活、苍术，亦治臂痛。

凡湿痹用苍术、白术、薏苡仁，佐以竹沥及降气之药。

凡风痹用小续命汤极验。

凡寒痹用附子炒干姜之类。

凡血虚痹用川芎、当归，佐以桃仁、红花。

凡气虚痹用人参、白术之类。

凡瘦人痹是血虚与热，脉必涩，宜用当归、红花、桃仁、牛膝、槟榔。

凡肥人痹是湿痰流注经络，脉必滑。

凡痹症须分肿与不肿。

凡痹症不可食肉厚味，不遵守药规，变小便不通痞闷之症，虽鱼腥、麸面、酒、醋皆可断之。

凡十指麻木，胃中有痰，如湿热下陷血分，目闭，浑身麻木。痰在血分亦如是。

麻痹

皮肤麻木，用四君子汤随症加减。

闭目，麻木，四肢无力，痿弱，卒心目昏头眩，用冲和补气汤。

痒痹

四肢或体肤痒，用四物汤加黄芩煎调浮萍末送下，或用防风通圣散。

痛痹

四肢走痛，关节浮肿，服茯苓川芎汤。

下部有湿肿痛

用防己、龙胆草、酒炒黄柏、知母水煎，空心服，如肥人加苍术、白术、南星、滑石、茯苓之类。

上中下部

用黄柏（炒）、苍术（米泔炒）、南星、神曲（炒）、川芎、防己、白芷、桃仁、威灵仙（酒洗）、桂枝横行手臂、羌活、龙胆草、红花各等分为末，糊丸，食前下一百丸。

一身两胁尽痛

服控涎丹。

气血两虚痛

有湿痰阴火，乘气血虚作痛，用人参、山药、海石、南星各一两，白术（炒）、熟地、黄柏（炒黑）、龟板（酒炙）各二两，干姜（烧灰）、锁阳各五钱为末，酒送下。

筋骨痛

用黄柏（炒）、苍术（炒），表实加酒少许，肥白人加白术，血虚加当归，痛甚加姜汁煎服。

肢节痛

用麻黄（去节）、芍药各一钱，防风、荆芥、羌活、独活、黄芩、枳实、川芎煎服。

脚跟痛

用四物汤加知母、黄柏（炒）、牛膝肉煎服。

肩臂痛

用薄桂少许，半夏、白术、南星、香附、甘草、羌活各一钱，陈皮、茯苓、威灵仙、苍术各五分，姜三片，水煎，食后服。

伤筋痛

因人提挈伤筋作痛，用人参、黄芪、甘草、川芎、芍药、熟地黄、阿胶各等分，白姜黄些少为引，用乌药、姜、枣煎服。

转筋

用四物汤加酒炒黄芩、红花。

挛急

用二陈汤加金毛狗脊、杜仲、川芎、升麻，如脚挛急用当归拈痛汤加杜仲、黄柏、川芎、白术、枳壳。

项强

用二陈汤加黄芩、羌活、红花煎服。

风痹 又名行痹，风胜故也

游走上下无所留止，弛纵，筋脉不收，服循络丸。

寒痹 又名痛痹，寒胜故也

汗多，四肢缓弱，皮肤不仁，神昏，服蠲痹汤。

湿痹又名着痹，湿胜故也

用苍术、白术、泽泻、羌活、枳实、甘草。

热痹又名脉痹

其症翕然而闷，肌肉热极，体上如鼠走之状，唇口反坏，皮肤色变，服升麻汤。

气痹

因忧愁喜怒过则伤气，结成胸腹痹，不能注下，腰脚重不能行，或不言，或溺塞则痛，流则麻，右寸脉沉迟涩。

血痹

遇夏得其症，烦心，心下鼓气，暴气上逆，喘，嗌干，喜噫，厥胀，服枳实散。

皮痹

遇秋得其症，皮无所知，烦满时呕气奔痛，服当归汤。

肌痹

仲夏得其症，四肢怠惰，发咳呕汁，服黄芪丸。

筋痹

遇春得其症，筋挛，夜卧惊恐，饮多，小便数，小腹痛如怀胎，服人参散。

骨痹

遇冬得其症，骨重不可举，善胀，尻以代踵，脊以代头，服白附子丸。

胞痹

其症小腹膀胱按之内痛而满，水道不化，上为清涕，服肾沥汤。

肠痹

其症数饮，中气喘息，时作飧泄，小便不通，服吴茱萸散。

胸痹

喘息不通，心下坚痞，急痛彻背，短气烦满，自汗，服利膈散。

支饮亦能令人痹

其症手足麻，多唾眩冒，服茯苓汤。

三气合病

其症皮肤顽厚，肌肉酸疼，积年不已，成隐疹风疮，搔之不痛，头发脱落，服黄芪酒。

枳实散

枳实炒　肉桂　细辛　桔梗各三钱　青皮炒，一两

上为三服，每服水二钟，姜一片，煎八分服。

黄芪丸

石鑊去根　附子炮去皮脐　肉苁蓉酒洗　益智去皮　黄芪白术炒　人参各一两　厚朴姜汁炒　五味子　当归　白豆蔻　枳实炒　良姜制　沉香各三钱　丁香　吴茱萸汤泡过，炒干，各五钱诃梨勒炮去核，一两

上为末，煮枣肉，捣丸梧桐子大，每服三十丸，食前酒送下。

黄芪酒

黄芪　附子炮去皮脐　独活　防风　细辛　牛膝　川芎　甘草各三两　川椒去目，闭口炒汗，三两　秦艽　川乌炮去皮脐　山茱萸去核　葛根各二两　肉桂　大黄各一两　当归二两半　白术炒　干姜炮，各二两半

上剉片，以绢袋盛贮，以酒二斗浸之，春夏浸十日，秋冬浸十四日，初服一合，日服二次，夜进一次。虚弱者加肉苁蓉二两，下利者加葳蕤三两。

白附子丸

白附子煨　干蝎　肉苁蓉酒焙　海桐皮　防风　威灵仙
独活　补骨脂　萆薢酥炙　天麻　天雄炮去皮脐　当归　丹参
黄芪各三钱　麝香少许　肉桂三钱　雄黄五钱　安息香　白花蛇
酒洗皮骨　牛膝酒洗，炒，各一两

上为末，炼蜜和丸，如梧桐子大，每服三十丸，白滚汤
送下。

当归汤

当归　防风　黄芪各二钱　黄芩　细辛　肉桂三分　柴胡八
分　半夏五分

上作二服，每服水二钟，姜三片，煎至七分，不拘时服，
日服三次。

萆薢丸

萆薢酥炙　牛膝酒洗　熟地黄　山茱萸去核　山药　泽泻
炒，各一两　狗脊去毛　地肤子炒　白术炒，各五钱　蛴螬　干
漆烧烟尽　天雄炮去皮脐　车前子各三钱　茵芋去皮梗，一钱

上除蛴螬生研外，捣为末，炼蜜丸如梧桐子大，每服十丸
至十五丸，空心酒送下，一日服三次。

循络丸

五灵脂　败龟板酥炙　没药另研　乳香另研　虎骨　当归各
二两　白附子炮　天麻酒浸，焙　全蝎去毒，炒　南星　附子炮
去皮脐　川乌炮去皮尖　杜仲去粗皮，炒　地龙去土，炒　续断
牛膝酒浸一宿　威灵仙去苗　乌蛇酒浸肉焙　肉苁蓉酒炙　朱砂
另研，各一两

上为末，酒煮和丸，如梧桐子大，每服三十丸，食前酒
送下。

吴茱萸散

肉豆蔻　干姜炮　甘草炙　吴茱萸汤泡焙，各五钱　缩砂仁
陈曲　炒白术各一两　陈皮去白，焙　良姜　厚朴去皮，姜炙，
各二两

上为末，每服一钱，食前用米汤调服。

肾沥汤

麦门冬去心　五加皮　犀角镑，各两半　桑螵蛸切炙，十枚

上每服五钱，水盏半，入羊肾一个，去脂膜切细，竹沥少
许，同煎至一盏，去滓，空心顿服，日再服之。一方用桑白皮，
无桑螵蛸。

利膈散

人参去芦　赤茯苓　前胡各一两　干姜炮　桂心　甘草炙，
各五钱　陈皮去白，焙　诃梨勒去核　白术各三分

上为末，每服五钱，水一大盏，姜三片，煎至三分，去滓，
不拘时频频温服。

人参散

人参二两　杜仲去粗皮，炒　酸枣仁微炒　黄芪各一两　五
味　细辛去苗　熟地黄　秦艽去苗土　羌活去芦　丹砂　芎䓖各
五钱　茯神去木，一两

上除丹砂，另研细末如前药末，再研令匀，每服一钱，不
拘时用温酒调服。

舟车丸

大黄二两　甘遂　大戟　芫花　青皮　陈皮各一两　牵牛
木香各半两

上为末，水和丸如梧桐子大，每服七十丸，空心白滚汤送
下，随症加减服。

蠲痹汤

当归去芦，酒浸　赤芍药　黄芪去芦　片姜黄　羌活　甘草炙，各二钱

上作一服，用水二钟，生姜五片，红枣一枚，煎至一钟，去滓，不拘时服。一方加防风三钱。

茯苓川芎汤

赤茯苓　川芎　桑白皮　防风　官桂　麻黄　芍药　当归甘草炙，各等分

上用水二钟，红枣二枚，煎至一钟，空心热服，欲汗以姜粥投之，汗出为度。

升麻汤

升麻二钱　茯神去皮木　羚羊角镑　犀角镑　防风　人参羌活各钱半　官桂一钱

上作一服，水二钟，生姜三片，煎至一钟，去滓，入竹沥少许，不拘时。

二陈汤见痰饮门

冲和补气汤开末卷

四物汤见诸血门

防风通圣散开末卷

五苓散见泄泻门

小续命汤开末卷

控涎丹见中风门

败毒散开末卷

茯苓散开末卷

脚气门有十三名

此门与湿门互相查考治病。

脚气者，即是脚肿，有南北之分。四时之中，或久坐久立湿地，或因酒醉汗出脱衣洗足当风取凉皆可以成脚气，南方地土卑湿，雾露所聚，由血气衰弱则腠理疏，清湿袭虚，病起于下，自外而入也，江东岭南大率如此。北方地高，居大寒风处，俗饮潼酪肉食，凡饮者以饮多饮速为胜，乳酪醇酒湿热之物，其湿之性润下，气不能煦，故下注于足，积久而成肿满疼痛软弱，自内而出也。脚气不专于一气，或兼表虚而得，或兼气血虚而得，或兼风寒暑湿而得，或因七情之气郁积而得，医者诊视果决而治之。

总脉

浮紧为风，迟涩为寒，濡细为湿，洪数为热，微滑为虚，牢坚为实。

不治脉

左寸乍大乍小乍无，左尺脉绝。

不治症

脚气攻心则恍惚谬忘，呕吐，食不下，眠不安。

左寸脉乍大乍小死。

脚气入肾则腰脚软，小便不通，呻吟，喘，目额黑，胸烦，左尺脉绝死。

辨验脚气法

初得脚气不觉，因他病始发，发时一身尽痛，或肢节肿痛，便溺阻隔，或奄奄然大闷，经两三日方觉之，先从脚起，或缓弱或痹，或行起忽倒，或两胫肿满，或足膝枯细，或心中惊悸，或小腹不仁，或举体转筋，或见食吐逆、恶闻食气，或胸膈气急，或遍体酸疼，是其候也。诸脚气令人脚胫大，脚跌肿重闷，甚则上冲心腹，满闷短气。

禁戒

嗔怒，猪肉，生菜，桃子，戒色欲，多语，雀肉，生葱，李子，远湿地，露足当风，夏月闭护，酒酪少饮，冷水洗足，远湿衣被，用药淋洗。

脚气止痛法

用蓖麻子七粒去壳，研如泥，同苏合香丸和匀成膏，敷贴足心，其痛立止。

治法

凡脚气，量人盛衰，少加滋补药，不然气血日衰，必使年年遇蒸热之气复发，不论南北男妇先服鸡鸣酒，不愈隔半月再服神授方。

凡脚气，湿从下，须提起其湿，在下之药随气血用。

凡脚气，东南二方之人自外而感。

凡脚气，西北二方之人自内而起。

凡脚气，壮人用凉膈散，老人用八味丸，虚人用枳实、羌活、当归。

凡脚气，煎洗用威灵仙、防风、荆芥、地骨皮、川芎、升麻等分，煎汤浸洗。

凡脚气，用药末纳鞋底内，用防风、细辛、草乌等分为末。

干脚气

脚不肿，渐觉枯燥，皮肤甲错，服神乌丸。

湿脚气

脚肿，服神乌丸。

脚气攻心

是血虚而受湿，用四物汤加黄柏。又方：以附子为末，自己津调贴足心涌泉穴。

脚气转筋而痛

是血受湿热，用四物汤加桃仁、黄芩、黄连。

脚气有因痰积流注

用姜汁竹沥、南星、苍术、防己、黄柏、川芎、白芷、犀角、槟榔、牛膝。

脚气筋动于足大指上至大腿近腰结缩

是奉养太厚，因风寒而作，用苍术、南星。如肿者专主乎湿。

太阳膀胱经脚气

头项腰脊皆痛，用麻黄汤。

阳明胃经脚气

寒热，伸欠，鼻干，腹胀，膝中循外皆痛，用大黄汤。

少阳胆经脚气

口苦胁痛，面垢，体无膏泽，头项痛，用半夏汤。以上膀胱胃胆三腑齐病，名曰三阳合病。寒热关节重痛，手足拘挛，冷痹缓纵，气上呕吐，脉必浮紧弦数，合前三方治之，如二阳合病，合前二方治之。

太阴脾经脚气

腹满，咽连舌急，胸膈满，骨节烦疼，四肢拘急浮肿，用六物附子汤。

少阴肾经脚气

上气喘急，小腹不仁，腹脊足骨皆痛，服八味丸三十五粒。

厥阴肝经脚气

胁腰偏疼，阴囊小腹夹脐各处胀痛，服神应养真丹。

以上三阴经不合病，脏腑不同故也。

脚气烦疼背沉重胸膈不利及偏疼下注于足胫肿痛

服当归拈痛汤。

神验方

木鳖子每个作两瓣，麸炒切碎，再炒，用皮纸去尽油为度，厚桂各等分，同为末，用热酒调服，以醉为度，盖覆得汗即愈。一方名梦中神授方。

木瓜丹

上为宣木瓜一个，肚大者亦可用，去穰隔，切去盖，用好艾填在木瓜内，须满实，却用盖覆竹签定饭，甑蒸烂，次下，入羌活一两，独活二两，附子（炮）半两，同为末，先捣木瓜令烂，次下药末，捣为丸，如梧桐子大，每服三五十丸，食前用温酒或盐汤送下。

乌药丸

草乌_{不去皮}　白芍药　威灵仙　北细辛　没药　木鳖子_{去壳纸槌去油，各等分}

上为末，薄糊丸如梧桐子大，每服七丸至十丸，食后临卧木瓜汤下，酒下亦可，以身上觉麻痹即是效，或未效，加至十五丸，量虚实，不可妄增丸数，亦不可于食前服之。有草乌在内，最忌服药后食热物，冲动乌头之毒则昏不知人矣。

鸡鸣散

槟榔_{七枚}　陈皮_{一两}　木瓜_{一两}　吴茱萸_{二钱}　生姜　桔梗_{各钱半}　紫苏茎叶_{三钱}

上为末，分作八服，隔宿用水三大碗，慢火煎至碗半，去滓，再用水二碗，煎取一小碗，两次以煎汁相和，安顿床头，次日五更分二三服，只是次服冬月略温亦得服了，用饼饵咽下，如服不尽，留次日渐渐吃，亦冷服药，天明大便当下一碗许，黑粪水即是。

神乌丸

金毛狗脊去毛，五钱　牛膝肉酒浸　肉苁蓉酒浸，各一两半
虎胫骨酥炙　海桐皮　川萆薢　川乌炮去皮脐，切片，炒令色变，
各一两

上为末，用木瓜膏子和丸，如梧桐子大，每服七十丸，空
心用温酒送下。

神应养真丹

当归酒浸　白芍药　熟地黄　天麻　川芎　羌活各等分

上为末，炼蜜丸如鸡子黄大，每服一丸，木瓜、菟丝子浸
酒下；脚痹，薏苡仁浸酒下；中风，温酒米汤下。一方无羌活，
有木瓜、炒阿胶。

八味丸见牙门

六物附子汤开末卷

凉膈散见火热门

当归拈痛汤见中风门

麻黄汤见伤寒门

苏合香丸开末卷

四物汤见血门

神授方即神验方

半夏汤开末卷

卷之八

急救门有二十二名

人之卒暴死于非命，有可矜而不可悯之分。如积德过厚之人，或纵情嗜欲精血亏少，神思昏迷，以致困死、魇死、喜死、笑死，邪气乘虚客于小肠，卒死。邪鬼袭着失志或有屈无伸投河自刎自缢，情有可矜而急救之术可施。若人之阴谋克薄，官府加刑，天神谴责，以致失风落水自缢自刎，纵于口福，食尽天禄，饥寒无奈至于冻死、忧死、惊死、哭死，情不可悯，法不可宥，而延生之策固有，而不可与之。治此门虽立，人多忽之，所以列于卷之前也。

卒死

邪气客于小肠经络，善令人卒死，用菖蒲灌法。

缢死

凡自缢死后，从早至晚虽已冷，必可活，从夜至早稍难，若心下温，一日以上犹可救，抱其身缓缓解绳，切不可割断，放卧，令人踏其肩，以手提其发，常令一人紧以手擦胃胁散动之，一人摩臂足屈伸之，若已僵，但渐渐足屈之，及按其腹，更以①两人笔管吹其两耳，又以手掩其口，勿令透气，煎官桂汤少与饮，及粥饮润喉，一饭时即气口中出，呼吸眼开，勿苦劳动，皂角、细辛为细末吹两鼻中，刺鸡冠血滴着口中，男用雌鸡，女用雄鸡。如救之不活，用车载法，用绢紧绞身体，令坚，以车载行三十里许，使人车上踏肩，引发，如前。

---

① 以：原文辨识不清，据《奇效良方·卷之六十八》补。

落水死

已经半日者，取大瓮覆地，以死人腹伏瓮上，用微火于瓮中①燃之，正射死人心下，须臾死人心下觉暖，水出尽即苏，勿令过热，用不蛀皂角为细末，以葱白绞汁或枣瓤为丸，如枣大，纳下部中，其水自出。皂末吹鼻中，艾灸脐中，百壮已。经一宿救法，先屈死人两脚，着生人肩上，以死人背贴生人背担足，吐出水即活。又方：解开死人衣，灸脐中即活。

冬月落水死

四肢直，口噤，冷气入脏，阳气暴绝，以大器中多熬灰，暖囊盛暖灰，缚置其心，冷则更易，心暖气通，目则得转，口亦能开，可与温酒饮之，粥清少少咽之，若不先温其心，便将火灸其身，冷气与火相抟，恐难治耳，如苏，服生姜陈皮各一两，水三钟，煎钟半，分三次温饮，不可热亦不可冷。

冻死

用毯或草荐裹之，以索缚定，放在平稳处，今两人对面轻轻滚转，往来如捍毡法，四肢温即活，仍灸脐中三五壮。凡冬月冻倒人挟在暖处，不得就于热汤及向火，与热汤必死，雪泥中行便近火，脚指随落，随服生姜陈皮，煎服法同前。

淘井开塚②伤人

五六七月，井中极深，塚中皆有伏毒之气，入则令人闷冒杀人，先以鸡毛放井中试之，如摇动不肯便下，是有毒气，不可入。古塚亦然，若不得已而入，用酒数升，先洒井塚中四边，停少时，然后可入，若觉有此气郁闷，奄奄欲死者，取其中水洒人面，亦令人饮之，又以灌其头及身体，即活，若无水，取

---

① 中：《普济方》作"下"。
② 塚：坟墓。

其中土，浸水用之，服雄黄末一二钱。如转筋入腹欲死者，用生姜一两，劈破，酒五六盏，煎令顿服。又醋煮衣絮，令彻温，裹转筋，浓煎盐汤，洗手足胸胁间即苏。

火烧伤人

被贼烧熏或火发烟熏烧坏欲死，迷闷，捣烂萝卜自然汁，灌下咽即苏。

困死

切勿以火照，照之杀人，但痛咬其足拇指甲际，及多唾其面，即活。用菖蒲末吹两鼻中，桂末吹舌下。

睡中魇死

用复生散即活。

墙壁或重物压伤人

用半夏泡去滑，每用一粒为末，吹入鼻中，即活。心头温者可治。

蛇毒伤人

用青黛、雄黄各等分，研细末，每服二钱，新汲水调下。

竹木刺伤人

见损伤门。

汤火伤人

见损伤门。

惊死

心下温者刺手少阳之源即是兑骨穴也，乃是真心之源，在手掌后，兑骨之端，陷中是穴，用长针口中温暖，刺入三分，徐徐出针，以手扪其穴。

暴惊欲死

针下臁二穴，在三里下二寸，针入五分。

忧死

无气，手足冷，心腹口鼻温，目中神彩不转，口中无涎，舌却不缩，可刺冷骨穴，针入三分，徐徐出针，以手扪其穴，人复活也。

忧惧成疾

服人参、半夏、玄胡索（炒）各君，肉桂、甘草各臣，乳香佐用，水二钟，姜三片，煎至一钟，食后服。

喜死

四肢冷气绝，色不变者，刺阳池穴，用口温针勿冷，针入三分，徐徐出针，以手扪其穴，即复苏也。

喜笑欲死

针列缺穴，在手大指后，臂上三寸，及大陵二穴，在掌后横纹中，针入三分。

笑死

凡口中有微气，心下温者，用苍盐成块者二两，火烧令通赤，候冷研细，以河水一大碗同煎，至三五沸，放温。分三次服之，后以鹅翎探其喉中，吐去热痰三五升，后服黄连解毒汤三帖，则笑自定，人可保矣。

笑脱下颏

用线缠棉球二个，塞于左右牙床，后用手托上。

悲哭欲死

四肢冷，身口温者，可针人中穴三分，徐徐出针，灸百会穴三壮可治。

黄连解毒汤见火热门

菖蒲灌法见神鬼病门

复生散开末卷

异症门 有二十九名

怪异之症皆痰所为，盖缘气血精元亏欠，以致经络空虚，津液独败，成痰壅滞，或因热甚生痰，悉为异症。总治之法必当豁痰为先，次理真气则为稳当矣。

肉球

口内生肉球，臭恶，有根线，长五六寸，如钗股①，吐球出，得饮食，食罢却吞其线，以手轻捏，痛彻于心。用麝香一钱，研细，食后水调服，三日验。

腹上麻痹不仁

多煮葱白，食之自愈。

气奔

遍身皮里忽混混如波浪声，痒不可忍，抓之血出亦不能解，服苦杖汤。

血余

手十指节断，惟有筋连，肉间虫出，如灯心长尺，余遍身绿色，服胡黄连汤。

手足甲忽然长倒出刺肉如锥，痛不可忍，食葵菜自愈。

肝胀

眼睛垂出至鼻，痛不可忍，或时时大便血出，用独活浓煎数盏，服之自愈。

下痢热毒病

眼赤鼻胀，大喘，浑身出斑，毛发尽起，服矾散。

---

① 股：原文辨识不清，据《万病回春》补。

应声虫

腹中有物作声，随人言语，服雷丸自愈。

真假人

自觉自形作两人，并卧不别真假，不语，问亦无对，服长沙人参茯苓浓煎，服之真者气爽，假者化矣。

异虫上行

头面发热，有光色化人，手近之如火烧。服□

羊血生毛

食羊血过多，遂生毛，昼夜可长一二尺，渐渐粗圆如绳，痛不可忍，摘去复生，服乳香、硼砂各一两，为末，饭和丸，梧桐子大，每服十丸，空心临卧各一服，水送下。

胁破肠出臭秽

急以油抹肠，用手送入，煎人参枸杞汤淋之，皮自合，吃羊肾粥十日即愈。

伤寒并热霍乱

忽然气上喘，不能言语，口中汁流，吐逆，齿皆摇，动气出，转大则闷绝，苏后如是，服参黄汤。

浑身生燎泡如甘棠梨，每个破出水，内有石一片。如指甲大，泡破复生，抽尽肌肉，则不可治，服三棱散。

大肠头寸余

用芝麻油浸臀肠，又饮大麻子汁数升愈。

肉坏

口鼻中腥臭，水流以碗盛之，有铁色虾鱼如米大，走跃，捉之即化水，任意食鸡肉月余愈。

肾肝热病

两脚心凸如肿，面生黑色，豆疮硬似钉头，履地不得，胫骨碎，髓流出，身发寒，惟思饮酒，用炮川乌末传之，煎韭子汤服之愈。

筋解

四肢节脱，但有皮连，不能举动，服黄芦三两，酒浸，取焙干为末，每二钱酒调下，服尽即安。

腹上麻痹

腹胀如石，脐中出水，变作虫行之状，绕身匝啄，痒痛虽忍，拨扫不尽，浓煎苍术汤浴之，及以苍术末入麝香少许，水调服。

血溃

眼白瞳仁浑黑，见物如旧毛，直如铁线，虽能饮食，不语如醉，用五灵脂为末，每服二钱，食前酒调下。

血注

遍身忽然肉出，如锥痹痛，不能饮食，不速溃而脓出，用赤皮葱数茎烧灰淋洗，吃鼓汤三盏自安。

脉溢

毛窍节次出血，若血不出，皮胀如鼓，须臾眼鼻口被气胀合矣，用生姜自然汁水合半钟，服之而安。

眉毛摇动，目不能视，交睫，唤之不应，但能饮食，有经日不效，用蒜三两，捣取汁，酒调下即愈。

血自皮肤溅出，用煮酒瓶上纸碎揉如杨花，以手捏在血出处立止。

因断舌心血出不止，诸药不能救者

用米醋以鸡翎扫所断舌处，其血即止，仍用真蒲黄、杏仁（研末）、硼砂少许，蜜调稀稠，含化而安。

身上及头面浮肿如蛇状者，用滴砖街上苔痕一钱，水化开，涂患处消之。

肝胆病

眼前常见禽虫，或飞或走，以手捉之则无，用羌活、玄明粉、酸枣仁、青葙子花各一两为末，每服二钱，水一盏，煎至一分，和滓饮之，服三次。

有虫如蟹走皮下，作声如小儿啼，为饮食之化

用雷丸、雄黄各一两为末，以猪肉一片，掺药在上，蒸熟吃尽，其病自安。

寒疮

面上遍身生疮似猫儿眼，有光彩，无脓血，但痛痒，饮食减少，久则透胫，多食鸡肉、葱、韭自愈。

苦杖汤

苦杖　人参　青盐　白术　细辛各等分

上水二钟，煎至一钟，不拘时服。

胡黄连汤

胡黄连一钱　茯苓四钱

上用水一钟，煎至七分，不拘时服。

矾散

白矾　滑石研，各一两

上用水三钟，煎至一钟，分作二服，服尽乃安。

参黄汤

人参　大黄各五钱

上用水三钟，煎至一钟，热服。

三棱散

三棱　蓬术各五钱

上为细末，每服二钱，食前温酒调下。

痫病门 有十一名

夫癫痫之病，皆由惊骇，使脏气不平，郁而生涎，闭塞诸经，厥而乃成。癫病属之于心，痫病归于五脏，令以风痫，另立一门。又以癫狂合为一门，痫与痉其病状相类，而实不相同也。痫病，发身软，时醒，其症随痰而作，故有时而醒。痉病，身强直反张如弓，不时醒，痉病夹虚，故昏冒，遂致亡者多矣。小儿之痫有三，风痫、惊痫、食痫也，或在母胎中受惊，或幼小感风寒暑湿，或饮食不节，更有阳痫、阴痫、六畜痫，重者死，病后甚者亦死，轻者用五色丸主之。

总脉

洪、长、伏三脉，服妙香丸；弦、细、缓三脉，服五生丸。

不治脉

弦，虚，急。

不治症

神乱，目瞪如愚，病后甚者，循衣，五痫重者。

治法

凡五痫属痰火惊，不必分治，行痰为主，用黄连、南星、瓜蒌仁，痰与火要分多少，如痰多必用吐法，后用安神丸，随服凉药清其心。

凡痫病发，不先目瞪如愚者，用三圣散，更用火盆于暖室中，令汗、吐、下三法并行，次用通圣散，百日愈，如若目瞪似愚者，不可治。

凡治痫，前人用清心镇坠之药，虽治热清痰，若有顽痰胶固，此药难除病，在上必先用呕吐，后方宜服此剂，如痰实在里，亦须下之。

风痫

缘衣暖汗出风入，初时先屈指如数乃作，是外因，服猪心汤。

惊痫

起于惊怖，夜啼乃作，是内因，按图灸之。

食痫

先不哺乳，吐而变热，后发热，凡先寒后热者皆食痫也。服紫霜丸。

以上三痫是小儿症。

五痫发则眩晕颠倒，口眼相引，目睛上视，手足搐搦，背脊强直，食倾乃苏

马痫

作马嘶鸣同，是心病。

羊痫

作羊叫声，目瞪吐舌，是心病。

鸡痫

作鸡叫声，反折手纵，是肺病。

猪痫

作猪叫声，如尸吐沫是肾病。

牛痫

作牛吼声，目直视，腹满，是脾病。

犬痫

作犬吠声，反折，上窜，是肝病。

阴痫

先身冷不惊掣，不啼呼，病发时脉沉，病在五脏，在骨髓为难治，用温平补胃燥痰之药治之。

阳痫

先身热，掣后惊啼，呼唤而后发痫，脉浮，病在六腑，在肌肤，易治。用寒药攻治之。

安神丸

茯神三两　人参　地骨皮　麦门冬　桑皮　甘草各二两　马牙硝二钱　朱砂二钱　牛黄五钱　麝香　龙脑各三钱　乌犀一两　金箔三十五片

上为极细末，炼蜜丸如圆眼大，金箔为衣，冬月温水化下，夏月凉水化下，二三岁者，日进二服，小儿一丸，分二服。虚劳发热咳嗽，新汲水化下半丸。

五色丸

朱砂研，五钱　珍珠末一两　铅同水银研，三分　水银乳钵内研，一钱　雄黄一两

上为末，炼蜜丸如麻子大，每服三四丸，薄荷汤送下。

五生丸

南星　半夏姜汁炒　大豆炒，去壳　白附子炮去皮脐　川乌炮去皮脐，各一两

上为末，水丸绿豆大，每服三丸至五丸，不过七丸，以姜汤送下。

矾丹五癫五痫无分冷热

黄丹　白矾各一两

用砖凿一窠，可容二三两许，先安丹在下，次安矾在上，以炭五斤，炭尽取出，细研，不经水，猪心血为丸，如绿豆大，每服十丸至二十丸，陈皮汤送下。

三痫丸治小儿一百二十种惊痫

荆芥二两　白矾半生半枯，一两

上为末，面糊丸，黍米大，朱砂为衣，姜汤送下二十丸。

三圣散

没药研　琥珀研，各一分　干全蝎炒，七枚

上为末，每服三钱，用鹅梨汁半盏，皂角末一钱，浓煎汤一盏，与梨汁相和匀调下，须臾吐出涎毒而愈。

通圣散开末卷

妙香丸开末卷

猪心汤开末卷

紫霜丸开末卷

癫狂门有四名

《原病式》论：重阴为癫，重阳为狂。《素问》云：多病为癫，多怒为狂。

可治脉

脉来虚细。

难治脉

脉来实大。

治法

凡癫狂皆是热，多因痰结心胃，治宜豁痰镇心。

凡癫狂有中邪者，以邪治之。

凡癫狂宜大下则愈。

凡癫狂宜用吐法。

凡癫狂宜用滚痰丸或三圣散吐之。

治风癫狂乱走

用秦艽二两，竹沥一升，石膏三两，白茯苓两半，龙齿一两半，玄参一两，防风一两，生铁二十斛，用水二斗，煮一斗，去铁。上药入铁水中，再煎至五升，去滓，入竹沥，和匀，不拘时候温服二合。

治邪癫狂大叫奔走

用虾蟆一枚，大者去肠中滓，洗净，将肠胃却入腹中，入瓶中，盐泥固济，以火烧通赤，取出以土掩定，隔一日取出，入麝香一钱，同研细末，新汲水调服。

治癫狂可畏数年不愈

用蟾肚、郁金（真蜀地来者）七两，明矾三两为末，薄糊丸如梧桐子大，每服五十丸，汤水任下，初服觉心胸间有物，脱去神气，酒拌，再服，少苏，多服此药能去痰。

治诸癫风

用鲤鱼一片，制净切成块，用明矾四两为末，腌一两，日煎食，其疾必愈。

三圣散

见痫病门。

滚痰丸

见中风门。

怔忡门 有三名

怔忡者，心胸不安，跳动如人捕捉，谓之怔忡，此心血不足所致也。

总脉

寸口脉动弱为惊为悸，浮脉为胃气虚。

寸口脉紧浮滑是气虚，微脉为阴血虚。

治法

凡怔忡属血虚有痰。

凡怔忡时作时止者痰因火动。

凡怔忡，瘦人是血少，肥人多是痰，寻常人亦是痰，时觉心跳是血少。

怔忡

或因喜富贵怕贫贱，思所爱不遂，渐成怔忡，其症舌强恍惚，喜忧悲，少颜色。治宜专补心血，四物汤、安神丸之类加痰药。

劳役心跳

用朱砂研　白芍药炒　当归身酒洗　柏叶各三钱　川芎　陈皮　甘草各一钱　黄连炒，钱半

上为细末，猪心血为丸，绿豆大，温汤送下。

有六淫闭塞亦令人怔忡。服朱雀丸。

朱雀丸

白茯苓二两　沉香五钱

上为末，蜜丸赤小豆大，参汤送下三十丸。

四物汤

见诸血门。

安神丸

见痫病门。

惊悸门有三名

惊悸者，惕然恐怖谓之惊；心下筑然①而动，怯怯如人所捕谓之悸。此因心虚胆怯精神短少，或因痰所致耳。

---

① 筑然：悸动有力。

惊悸

或因事惊或闻虚响或见异怪，登高涉险，心神气与痰郁，其症短气体倦自汗，四肢浮肿，饮食无味，心虚烦闷，坐卧不安，用养心汤、宁志丸。

心虚胆怯易惊

用二陈汤加竹茹、枳实，水姜煎服。

心气郁滞多惊

用菖蒲一寸　半夏一两五钱　白术　厚朴各五钱　茯苓　紫苏各一两　甘草炙　远志各四钱

上分为四服，每服水二钟，姜三片，煎九分，食后服。

养心汤

黄芪蜜炙　白茯苓　茯神去木　半夏曲　当归　川芎各五钱　远志炒　柏子仁　酸枣仁炒　五味　人参各钱半　甘草炒，二钱

上分作四服，每服水二钟，姜三片，枣一枚，煎九分服，停水惊悸加槟榔。

宁志丸

白茯苓　茯神去木　人参　柏子仁　当归　远志肉　琥珀　酸枣仁热酒拌，隔纸炒，各五钱　乳香　石菖蒲　朱砂各一钱半

上炼蜜丸如梧桐子大，每服三十丸，食后枣汤送下。

二陈汤

见痰饮门。

健忘门有三名

健忘者，陡然而忘其事，谓之健忘，此心血耗脾气衰之所致也。

健忘

服加减一日万言丸。

思虑过度劳伤心脾健忘

服归脾汤。

心气不足恍惚多忘

服定志丸。

归脾汤

甘草炙，二钱半　白术　茯苓　酸枣仁蒸　圆眼　黄芪各一两　人参　木香各五钱

上分作七服，每服水二钟，姜一片，枣一枚，煎九分，食后服。

加减日记万言丸

天门冬去木　麦门冬去心　生地黄　丹参各一两半　茯苓　白芍药　五味子　当归　甘草各一两　远志　圆眼肉　石菖蒲　酸枣仁酒蒸　柏子仁　人参各五钱　熟地黄两半

上为末，用蜜一斛，炼滴水成珠为度，入前药，米杵千下为丸，如绿豆大，每服二钱，食后白滚汤或酒送下。

定生丸

石菖蒲　人参各一两　白茯苓一两五钱

炼蜜丸如梧桐子大，朱砂二钱，研极细末为衣，每服二十丸，米饮送下。

治健忘乌发延寿方

白菊花温者，三斤　白茯苓去白，半斤　白牵牛微炒，四两　人参八两　甘州枸杞子四两

上共为细末，用蜜二斛，炼成珠为度，杵一下，分作三百六十丸，每日子时细嚼一丸，华池水送下，或酒或盐汤亦可，

服六个月见效。

不寐门 有六名

有病后虚弱者，有年老血虚者，有痰在胆经，神不归舍者，病各有因，治亦从其所因也。

病后不寐

用八珍汤加酸枣仁。

年高不寐

用补中益气汤加酸枣仁。

有痰不寐

用二陈汤加竹茹、枳实、酸枣仁。

伤寒不寐

见伤寒门。

惊骇不寐

用二陈汤加竹茹、枳实、酸枣仁。

八珍汤

即是四君子汤四物汤，并见气血二门。

补中益气汤 见痎疟门

二陈汤 见痰饮门

腋臭门 有五名

口臭身臭

丁香、藿香、青木香、豆蔻子、白芷、当归、桂心、零陵香、甘松、香附各五钱，槟榔一枚。上为末，蜜丸，如鸡豆大，日三次，夜时含之，咽津，五日内口香，十日内身香。禁五辛臭气之物。

腋臭如狐狸

白矾（烧令汁尽）、黄丹各五钱，铁粉、雄黄、腻粉各五钱为末，每夜先以皂荚水洗过，用唾津调药涂擦之。

腋臭

田螺大者一个，巴豆去壳，一粒胆矾，一豆许麝香一字，将田螺以水养三日，去泥土，揭起靥，入前药在螺内，以线拴住，放磁器内，次日化成水。凡用须五更时将药水以手自擦在两腋下，不住手擦药，直待腹内欲行方住手，先要拣深远无人到处生地内去大便，黑黄极臭，是其症，以土盖之，不可令人知之，如不尽再以药水抹之，又去大便。次日以枯矾擦之，可去病根。

阴汗鸦臭两腋臭不可与人同行

白矾、密陀僧、黄丹各等分，麝香少许，研如飞尘，以醋于手心内调药擦两腋下，经二时辰，却以香白芷煎汤洗之。一日用一次。

体气

枯矾、轻粉、蛤粉、密陀僧、麝香各等为极细末，每用少许擦之。

疝门有二十八名

经云，任脉为病，男子内结为七疝，女子为白带癥瘕。任脉，疝之本源，各脏疝之支流也，任脉即阴血，在脐下三寸，与督脉相并，邪入小肠睾丸即病。睾丸即阴子也，系肾贯肝络肺，系起于寒湿者多，凡内外之气聚于胞囊，小腹两阴相并，二气相传则为疝为痛矣。查考诸疝，虽有三十四名，其中有名无症无形不录外，有名有症有形有脉者，当临期审察，若因七情得者，治宜调气，安五脏。或外邪相干，宜散温祛寒，先去邪之实，后补肝之虚，则治之不谬矣。

总脉

肺脉来沉为肺疝，心脉急滑为心疝。

脾脉来弦为脾疝，肝脉紧滑为肝疝。

肾脉滑沉为肾疝，寸口紧弦为寒疝。

辨验疝气来历法

疝为睾丸连小腹痛是也，睾丸俗名阴子，其症或无形有声，或有形有声，或痛或不痛，或上或下。其形大者，如瓜状，小者如圭状。因寒湿入于诸经，积久复得，寒邪外束，所以成诸疝而成痛，各邪皆聚于阴器，非肾经独主，但肾受邪，名曰木肾，又名肾气，邪入膀胱名曰膀胱气，邪入小肠名曰小肠气，因三经相连相会，受邪之病多也。

熨疝气痛法

用盐一二斛炒极热，旧布裙包盐，熨痛处，盐冷再炒再熨，痛减为度。又法：用艾置脐中，以熨斗盛炭火熨之，如无熨斗，铜勺代之。

治法

凡疝痛宜通利，不宜补，宜温剂不宜凉药。

凡疝病用茴香丸随症加减服，次用敷药。

凡正气虚极，先温补而后通利，用吴茱萸丸。

凡邪气盛极，宜先通利而后温补，用海藻丸。

凡疝痛不宜用泻药。

凡诸疝用枳实、山栀、吴茱萸（各炒）、山楂肉、桃仁、川乌、荔枝核、青皮。

凡治虚疝，脉大者是也，用人参、白术、栀子、香附，黑瘦人去人参。

凡疝气因虚寒而成者，便不可骤补，必先涤其邪而后补之。

凡疝气极甚上冲，如有物筑心胸，欲死，手足冷者用硫黄瓦器中溶化，即投水中一二时，去毒，研细，陈皮、荔枝核（炒焦黄色）各等分为末，饭丸如梧桐子大，每服三四丸，酒送下，痛立止，甚者用六丸，不可多，二三服除根。

凡治㿉疝要药，用苍术、南星、半夏、白芷、川芎、枳实、山楂。

厥疝

厥逆心痛足寒，诸饮食吐不下。

癥疝

腹中气乍满，心下尽痛，气积如坚。

寒疝

因湿地雨水风凉处，侵内过多，其状囊冷结硬如石，阴茎不举或睾丸痛，宜温剂下之，久则无子，或寒饮食，即胁下腹中尽痛。

气疝

因号哭忿怒气郁之而胀哭，怒止即发，其肚上连肾区，下吸阴囊，宜疝气药下之。小儿有此症，因父精怯故，不治。

或腹中乍满乍减而痛。

盘疝

腹中痛连脐旁。

附疝

腹中脐下有积聚。

狼疝

小腹与阴器相引而痛，大便难。

颓疝四名

因地气卑湿江淮所生，其状肿如升斗，不痒不痛，宜去湿之药下之。

肠颓　因房劳过度，原脏虚冷，肠边肾脉不收，坠出肠外难治。

气颓　因七情疝气下坠阴颓肿胀。

水颓　湿气得之，阴器肿胀。

卵颓　因劳役坐马致卵核肿胀或偏大小难治，妇人阴颓阴门挺出。

以上诸颓非断房事厚味，不可用药，颓疝不痛者用苍术、神曲、白芷、山楂、川芎、枳实、半夏。

狐疝

与气疝大同小异，状如仰瓦，卧则入小腹，行立则出入囊中，宜逐风顺气。

水疝

因醉过内汗出，遇风湿之气聚于囊中，其状肾囊肿痛，如水晶，或痒极出黄水，小腹或按之作水声，阴汗出，治宜逐水。

筋疝

因房事服久战药，致阴茎肿，或溃脓，或痛而裹鱼筋缩，或挺不收，或白物如精，或茎痛，痛极则痒，宜滋阴降火。

血疝

因气血流注渗入胯囊，留而不去，结成痈肿，多血状，如黄瓜，在小腹两旁横骨际，云便痈，治宜和血。

心疝

其症心与小腹冷痛闷不已，肠鸣气走，身寒自汗。

木肾

因肾虚，寒冷凝滞其间，肿大作痛，或顽痹结硬，用雄黄楮叶为末，酒糊丸，空心酒下五六十丸。

小肠气

服苦楝散。

膀胱气

服群卒散。

奔豚气

痛不可忍即肾之积，见积聚门。

蟠肠气

即绞肠痧痛，见腹痛门。

败精不出，结成疝痛

因欲事精不得出，用阿魏二两，醋煮荞麦面、炒热槟榔各二两为末，赤芍药煎汤，丸如梧桐子大，盐酒空心或食前送下百丸。

因瘀血结在肝经成疝痛

用桃仁承气汤作丸，药酒送下百丸。

因痰饮食积流入肝经聚成核痛

用二陈汤加神曲、麦芽、山楂。

脾受湿热传大肠恶寒发热

小腹连阴毛际结核闷痛，用山栀（炒）、桃仁（去皮尖），橘核（炒）、山楂、苍术、泽泻（俱炒）等分，姜三片，水煎空心服。

寒湿热三气郁而成疝痛

用栀子、乌头水煎服。

吴茱萸丸

吴茱萸炒　干姜炮　赤茯苓　甘草炙，各半两　桂心　白术炒　半夏姜炒　赤芍药　当归微炒　前胡　陈皮　人参　附子炮去皮脐　木香　川椒去目炒去汗，各一两

上为末，蜜丸如梧桐子大，每服二十丸，白汤送下，一日服四次。

芫花丸治寒疝积聚动摇，大者形如鳖小者如盂，乍来乍去

芫花醋炒　川椒炒　川大黄炒　川乌头炮　细辛　赤芍药　肉桂　赤茯苓　木香各一两　桔梗　吴茱萸　半夏姜制，各五钱

上为末，蜜丸如梧桐子大，每服七丸，温酒送下，一日三次，当下如泥。

木香汤

木香三分　赤茯苓　芍药炒　当归焙　槟榔　细辛　人参　青皮炒　前胡各一两

共为末，每服五钱，水钟半，煎八分，利去滓，温服。

金铃子散

金铃子去皮核取肉一两，用巴豆七粒去皮，同炒黄色减去巴豆

上为末，每服二钱，空心酒调服。

狼毒丸

狼毒炒　川乌炮　芫花各一两　川椒炒　干姜　干漆炒烟尽　三棱　鳖甲醋炙　没药各五钱　全蝎去毒，九个

上为末，醋糊丸如梧桐子大，每服四十丸，空心酒送下，孕妇不可服。

木香散

木香　干姜炮　良姜　诃子去核　陈皮　枳实炒，各钱半　草豆蔻　川芎　黑牵牛各一钱

上水二钟，煎至一钟，食前服。

昆布丸

昆布洗盐炙　海藻洗盐炙　芜荑仁炒　蒺藜子炒，去刺　槟榔各两半　枳壳二两　黄芪　诃梨勒炮，去核　木香各三钱　桃仁炒，去皮尖　陈皮各一两

上为末，炼蜜丸如梧桐子大，每服三十丸，空心酒下。

雄黄洗丸

雄黄研　甘草各一两　白矾二两

上为末，每用药一两，煎汤五升，洗肿处，良久再将前汤热洗候汗出瘥。

海藻丸

海藻洗焙　川椒炒，去汗　木香　槟榔各两半　川乌炒，小儿不用大人用　甘遂各五钱　吴茱萸四钱　茴香炒　猪苓　泽泻炒，各三钱　白牵牛炒，取头末，二两　黑牵牛炒，取头末五钱

上为末，水丸如梧桐子大，每服五十丸至百丸，空心酒送下，利下黄涎是验。十五岁以下者服二十五丸至五十丸，忌甘草，相反。

补肾汤

沉香五分　附子炮，去皮　白术炒　黄芪　木瓜　人参　茯苓各钱半　羌活　芎䓖　紫苏　甘草各一钱

上用水二钟，煎至一钟，食前服。呕吐加半夏一钱，生姜七片。

木香导气丸

木香　八角茴香　丁香　川楝子　乳香　香附童便，拌炒　破故纸　胡芦巴　京三棱　甘草各一两　杜仲炒，五钱

上为末，酒糊丸如梧桐子大，每服三十丸，加至五十丸，

空心酒送下，日进二服。

敷药法_{治肾囊偏坠}

牡蛎煅　良姜各一钱

上为末，津唾调敷大便处，须臾如火热着痛即安。

胡芦巴丸

胡芦巴八两　茴香炒，六两　大巴戟去心　川乌炮去皮脐，各三两　吴茱萸五两　川楝子去核炒，九两

上为末，酒糊丸如梧桐子大，每服十五丸，空心酒送下，小儿五丸。

一捻金散_{治奔豚小肠诸气，痛不可忍}

玄胡索炒　川楝子炒　全蝎炒　茴香炒，各一钱　附子炮去皮脐，半两

上为末，每服二钱，痛时热汤调下，甚者再服。

喝起丸

杜仲　胡芦巴炒　破故纸炒　小茴香盐水炒，各一两　萆薢酥炙　胡桃肉去皮，研如泥，各一两

上为末，入胡桃肉和匀为丸，如梧桐子大，每服四十丸，空心酒送下。

苦楝散

川楝子一两，用巴豆肉十五粒同炒黄色，拣去巴豆　茴香盐炒　木香各一两

上为末，空心酒调下一钱。

群卒散

山栀五十枚，烧一半　附子一枚，炮

每服二钱，酒煎服。

桃仁承气汤见诸血门

二陈汤见痰饮门

茴香丸开末卷

消渴门有十五名

消渴本乎热，有内外虚实之分，三焦受病，三焦乃是右肾命门元气之所使，有名无形而有氤氲之气耳。上焦在肺，主纳不出，中焦在胃，主腐烂水谷，下焦在肾，主出而不纳，故有三消之名。上消多饮水而少食，小便清利；中渴频食易饥而饮水少，小便黄赤；下消小便频频，初发为膏淋，如油状，至病成面色熏黑，形瘦耳焦，小便浊而有脂膏。除此三消之外，更有内消，脏腑所感不同，病皆出于燥热。消渴疾愈须预防发痈疽，必要服忍冬花五六两，其病愈后尚且为害不轻，况病在愈不愈之际乎。

吉脉

数，大，沉，小。

凶脉

浮细短，实坚大。

不治症

下消能食及不能食，如饮食如常无妨。

死症

内消。

治法

凡消渴宜养肺降火生血为主。

凡上消中消用药太急成中满鼓胀，正谓上消不除中寒复生。

凡诸虚不足，胸中烦悸，时常消渴，或先渴而后发疮肿或发痈疽而后渴者，并用黄芪六两（去芦蜜炙），甘草一两（蜜炙），每服三钱，水一钟半，枣一枚，煎七分，不拘时服。

凡消渴胃气不行，多饮水，是血病，服辛甘药益之。

凡消渴不可服膏粱芳草石药，反助燥热。

凡用秘方总治三消，用黄连（炒）、天花粉二味为末，藕汁、人乳、生地黄汁，少加姜汁，蜜为膏，二味和匀，徐徐留舌上，少顷白汤下。

凡治消渴，天花粉、芦根、麦门冬、知母、竹叶、牛乳，此六味是要药也，滑石禁用。如天令湿气太过者，可暂用耳。

上消肺病

多饮水，少食，舌上裂，大小便如常。是心热移于脉，服人参白虎汤。

中消胃病

多食少饮水，肌瘦，小便黄赤。是胃中有热，饮食入传送太急，不生津液，服调胃承气汤。

下消肾病

烦躁，耳轮焦干，小便多，初发为淋如油。是肺肾引火水易亏也，能食变痈疽，不能食变中满腹胀，皆为不治之疾，服加减地黄丸。

内消

肾虚煎服丹石药，不渴，小便多，唇干咽燥，精滑泄泻，名曰内消。其症不治，服桑白皮汤。

食肥甘药石渴

服加减三黄丸。

中暑热渴

用酒煮黄连丸，假如小便不利，或渴或不渴，知内有湿，宜渗利小便，自利而渴，知内有燥症，治宜润之。

醉饱后房劳渴

服黄连丸，煎知母、天花粉汤送下。

胃虚不能食大渴

服七味白术散。

消渴

饮水石斗病极，服梅花聚汤。

三消日夜无度

用神仙减水法。

久渴旬日见效

服陛胫散。

消渴后成痈疽

服玄参散。

消渴后成虚乏

服填髓煎。

消渴后成腹胀

服赤茯苓汤。

消渴后成浮肿

服葶苈丸。

人参白虎汤

人参三钱　石膏四钱　知母炒，二钱　黄芩炒　甘草　杏仁炒，各一钱

上水二钟，黄米一撮，煎至一钟服。

赤茯苓汤

赤茯苓　赤芍药　枳壳炒　人参各五钱　白术　前胡　槟榔　桂心各三钱　厚朴姜汁炒　甘草各五钱

上分作五服，每用水二钟，枣一枚，煎至一钟，食前温服。

桑白皮汤

桑白皮　麦门冬　白茯苓　干葛　山药　人参各一两　桂心　甘草各五钱

上分作八服，每水二钟，煎至一钟，不拘时服。

梅花聚香汤

天花粉　乌梅肉　枇杷叶　麦门冬　黄芪　五味子　瓜蒌仁　人参　干葛各二两　檀香二钱

上为末，水调随意服之。

七味白术散

白术炒　白茯苓　白芍药　人参　前胡　枳壳　北五味　藿香叶　干葛粉　木香　甘草各钱半

上分作二服，每服水二钟，煎至一钟，食远温服。

玄参散

玄参　大黄微炒　羚羊角剉　犀角屑　沉香　木香　黄芪各一钱　甘草三分

上为细末，每服一钱五分，温井水调下，不拘时服。

忍冬丸

忍冬花即金银花

不拘多少，用酒拌入瓶内，浸糖火煨一宿，取出晒干，入甘草少许为末，丸如梧桐子大，每服百丸，酒送下。

神仙减水法

天花粉　麦门冬　白扁豆炒　黄连炒　浮萍　苦参炒　人

参　知母炒　黄芪各二两　黄丹少许

上为细末，每服药末一钱，新汲水调下。

陛胫散

桑螵蛸　牡蛎煅　黄连炒　苦参炒，各二两五钱　土瓜根二两　鹿角胶炙燥　白石脂各一两

上为细末，加入鸡陛胫、鸡肠各五具（炙），白龙骨、漏芦俱为末，和匀每服一钱半，米汤调下，日进三服。

加减三黄丸

黄芩春四两，秋六两，夏六两，冬三两　黄连春四两，夏七两，秋三两，冬二两　大黄春三两，夏一两，秋二两，冬四两

上为末，炼蜜丸如梧桐子大，每服二十丸，空心白滚汤送下。

填髓煎

白茯苓　山茱萸去核　麦门冬去心　附子炮去皮脐　巴戟石镬去根　牛膝酒洗焙　当归酒洗焙　菟丝子酒洗，捣，各二两半　桂心　黑豆炒，三合　石韦各一两　五味子　远志　人参各三两半　天门冬去木，三两

上为细末，生地黄汁三斛，以瓦器内隔汤慢火煎一日后，入诸药末，蜜二两，牛髓五两，再煮一日，丸如弹子大，米饮送下一丸。

葶苈丸

葶苈隔纸炒　瓜蒌仁　杏仁炮去皮尖　汉防己各一两

上为末，炼蜜丸如梧桐子大，每服三十丸，食前白滚汤送下，一日服三次。

黄连丸

黄连炒五两　麦门冬去心　天花粉各五钱

上为末，乳汁和匀，杵千下，丸如梧桐子大，每服五十丸，食前米汤送下。

调胃承气汤见脾胃门

加减地黄丸见血门

酒煮黄连丸开末卷

损伤门有七十名

古谓正骨金疮科，今名损伤门。前人不兼中风论治，至杨徐刘三公增益。余玩此科，再加惊骇为主，治始尽善矣。凡从高坠下责扑闪胁牛撞马踢木石墙屋倒压，必先惊而后伤，须辨上下、轻重、浅深之异，经络气血多少之殊，又分瘀血停积、亡血过多。如停瘀者，峻逐瘀血，兼以惊治，如老弱之人，宜补而疏之，或峻下或补，不以惊骇破伤风同治，未为切当，且如服行药过多，其脉愈见坚大，医者不察，又以为瘀血未尽，而再行之，是速其死也，因老弱不禁下而孤恤不行者，亦速其死也，先逐瘀血惊涎通经络和血止痛，然后调气养血，补益胃气，无不效矣。

生脉

金疮出血，脉来沉小者，生；内有瘀血，腹胀满，脉来坚强实者生。

死脉

金疮出血，脉来浮大者死。

金疮瘀血腹胀满，脉来虚小弱者死。

论手有四折骨，六出臼①。凡手臂出臼，此骨上假骨是杵，

---

① 臼：原作"田"，据《古今医统大全·伤损门》改。下同。

四边筋脉锁定或出臼，亦剉损筋，所以出臼。此骨须拽手直，一人拽须用手把定此间骨，搦教归窠，看骨出那边，用竹一片夹定一边，一边不用夹，须在屈直处夹缠，服药后不可放定，或时又用拽屈拽直，此处筋多，吃药后若不屈直，则恐成疾，日后屈直不得。

有髀上出臼，只是手骨出臼，归下身骨出臼，归上，或出左或出右，须用舂杵一枚，矮凳一个，令患者立凳上，用舂杵撑在下出臼之处，或低用物垫起，杵长则垫凳起，令一人把住手，拽去凳，一人把住舂杵，令一人助患人放身从上坐落，骨节已归窠矣，神效。若不用小凳，则两小梯相对，木棒穿从两梯股中过，用手把住木棒正棱，在出臼腋下骨节蹉跌之处，放身从上坠下，骨节自然归臼矣。

脚六出臼，四折骨。或脚板上交叉处出臼，须用一人拽去，自用手摸其骨节，或骨突出在内，用手正从此骨头拽归外，或骨突向外，须用力拽归内，则归窠。若只拽不用手整入窠内，误人成疾。脚膝出臼与手臂肘出臼同，或出内出外，亦用一边夹定，此处筋脉最多，服药后时时用屈直，不可定放，又恐再出窠，时时看顾，不可疏慢。

正骨金疮须看脉候，如伤脏腑、致命处，一观其脉，虚促危矣，伤虚浅命脉虚促，亦为后虑，伤至重命脉和缓，亦无虑也。脉有虚有实，有去来，有疏密，或被伤脏，脉不死者必关脉实重，则无虑。或伤至死处，其关脉无别脉洪大，则难医，如用两件药后脉不转动，急急住药。若脉渐渐随药转，此则可治，无虑。或血出甚者，脉不要洪大，不要疏密，亦不要进退来去，恐其变凶。看伤脉每与内科脉不同，或伤内，或致命，或难医处被伤者，命脉便已去矣，此等切勿治之。

中不治症

跌仆损伤或被伤，入于肺者，纵未即死，二七难过。

左胁下伤透内者，肠伤断一半可医，全断者不可治。

小腹下伤内者，证候繁多者，脉不实重者，老人左股压碎者，伤破阴子者，血出尽者。

肩内耳后伤透于内者皆不必用药。

肠肚伤治法

肚上被伤，肚皮俱破，肠出在外，只肠全断，难医。伤破而不断者，皆可治疗。肠及肚皮破者，用花乳石散敷线上，轻用手从上缝之，莫待粪出，清油捻活于入肚内，肚皮裂开者，用麻缕为线，或槌桑白为线，亦用花乳石散敷线上，须用从里重缝肚皮，不可缝外重皮，留外皮，间用药掺，待生肉。

用药加减法

凡损若不折骨不碎，则不可用自然铜，于药内除去，无痰涎不用半夏。老人有伤骨者，脉冷，每用加当归、川芎、川乌、木香、丁香、人参（各半两）、白芍药、生地黄，此亦是二十五味药内加减，老人服此。

或伤脏腑者，不问老少，如有血并痰从口中出者，用清心药加丁皮、川芎、半夏入二十五味同服。

或皮肤热者加黄柏皮、皂角半两，入二十五味药内同煎服。

用麻药法

跌仆损伤，骨肉疼痛，整顿不得，先用麻药服，待其不知痛处，方可下手。或服后麻不倒，可加曼陀罗花及草乌五钱，用好酒调些，少与服。若其人如酒醉，即不可加药。

被伤有老有幼，有无力有血出甚者，此药遂时相度入，用不可过多。亦有重者，若见麻不倒又旋添药些须，更未倒又添些酒，酒调服少许，已倒便住药，切不可过多。

用掺药法

疮口血出不止，则用方中止血药，传如洗开后，疮孔大，先用真降香、龙骨、没药掺之，肉即生。疮孔上须用油单纸贴疮孔，待脓血汁出，莫要蔽塞。如夏月用药以薄荷叶贴疮孔，一日一度汤洗，又用药掺，如肉上满疮口，用手搦不痛，如好肉一般，即用收疮口药敷上，若未生实肉，切不可先收疮口里面，恐为患也。

伤破肚皮用药法

如伤孔大，肚肠与脂膏俱出，放入内，则缝如孔小；只有膏出者，先用清心药与服，用手擘去膏，不用缝，此膏出者，已无用了，不可复入肚中，反成祸，只须擘去不放①，此是闭肉，但放心去之，肚肉破伤者，专用退利，大小肠不可待秘，恐成重患。

打擪②及树木压遍身痛者

打擪，树木压，或有高处擪下者，此等伤皆惊动四肢五脏，必有恶血在内，专怕恶心，先用清心药、打血药次第先服，临服加童子小便，入药内，立效。专用大小肠洗利，恐作隘塞，利害之甚。清心药加前方通利大小肠药服之，自然俱通，无闷烦，无恶血污心，次后③用止痛药服之即止。

去恶血法

擪扑伤、刀石伤、诸般伤损至重者，皆先服清心药，次服

---

① 只须擘去不放：《世医得效方》《普济方·卷三百二金疮门》均为"只可擘去不妨"。

② 擪：跌，摔。

③ 次后：《世医得效方》中为"以次"。

清小便药，三服去血药。或被伤者，血未结，打从疮口出，或结在内，用药打入大肠时，即泄。或被打、被擿、被木压，恶血未积者，用药打散四肢。或归脏腑者，或归上膈者，打后口中吐出，或归中膈，打入大肠泄出。先用此急救，次服止痛药，即二十五味药中加减用。

用药汤使法

凡药皆凭汤使，所使方先但用清心药煎，后入童便一盏同服，或止痛。重伤者则用姜汤、灯心汤调二十五味药服之，薄荷汤亦可。

凡刀伤即损内脏腑，恐作烦闷，崩血，大患如折骨者，用姜酒服接骨药，传之如骨碎，被重打重擿重木及石压着，皆用先服汤使法，并不用酒服，如轻擿扑损伤则用姜汤调下二十五味药立效。

治擿扑伤骨碎骨折筋断刺痛不问轻重，并治之

香白芷醋炒　紫金皮醋炒　川当归盐炒　刘寄奴　川芎　赤芍米泔浸炒　木贼草　黑牵牛微炒　川牛膝茶浸　乳香　破故纸醋炒　骨碎补　生地盐水拌炒　自然铜　羌活　川乌煨，孕不用藿香叶　没药　木通　官桂　草乌醋炒　独活各一两　熟地盐水拌炒　杜牛膝茶炒　木香各五钱

上金刀伤，到臼者去自然铜、骨碎补，骨折者用之，然须于此方内去自然铜，临好时却入用之，如早服以成他疾。同研为末，用蜜为丸，如弹子大，用黄丹为衣，或被擿扑损伤金刀箭镞，不问轻重，每服一丸，温酒磨化服，或细嚼酒送下，如被刀伤全断内损重者，以薄荷汤或木瓜汤，姜汤、灯心汤皆可服，病在上，食后，病在下，食前，在中者，不拘时服。

治从高坠下恶血流于胁下疼痛不可忍

大黄酒炒，五钱　桃仁研泥，五十枚　柴胡　当归各二钱
甘草　天花粉各一钱　红花五分

上用水一钟，酒半钟，煎至六分，食前服。

治坠马落车及损折伤

附子炮去皮脐　泽兰炒，各一两　甘草炙，五钱　桂心四钱
当归　芎䓖各七钱　蜀椒三钱

上为末，每服一钱，食前温酒调服，日进三服。忌食海藻、
菘菜、生葱、冷水。

治打仆损痛不可忍者

没药另研　乳香另研　肉桂去皮　当归　白芷　甘草炒，各
一两　白术炒，五两

上为末，研匀每服二钱，不拘时温酒调服。

治扑伤损筋断骨折，挛急疼痛不能屈伸及拘急，身体倦怠，四肢少力

没药另研　当归酒焙洗　骨碎补煅　白芍药　川芎　生地黄
川乌生，去皮脐　自然铜火煅醋淬十二次为末，水飞，焙，各等分

上为细末，以生姜自然汁与炼蜜和丸，每一两分作四丸，
每服一丸，槌碎用水酒各半钟，入苏木少许，煎至八分，去苏
木，空心服。

治一切金刀折伤、打仆、身体血出，急于伤处掺药，如有
内损，血入脏腑，热煎童便，入酒少许，调二钱，服之立效。
若牛抵肠出不损者，急送肠入，用细丝或桑白皮为线，缝合肚
皮，缝上掺药，血止立活，如无桑白皮，线用麻线缝之亦可，
并不得封裹疮口，恐作脓血。如疮干，以津液润之，然后掺药。
妇人产后败血不尽，恶血奔心，胎死胎衣不下，并用童便调服。

花蕊石一两，捣为细末　硫黄上色①明者，四两，研为末

上二味和匀，先用纸筋和盐泥固济罐子一个，候干入药于内，再用泥封口，候干安在四方砖上，上书八卦五行字，用炭一秤，笼叠周匝，于巳午时，从下着火，令渐渐上彻，直至经宿，火冷炭消，又放经宿，罐冷，取出细研，瓷瓶内盛，依前法。

治打仆伤损，败血流入胃脘，呕吐黑血如豆汁

百合水浸一日　芎䓖　白芍药　当归　荆芥各二钱

上水钟半，酒半钟，煎至八分，不拘时服。

治重物压伤，或从高坠下，或吐血不能禁止，或瘀血在内，胃腹胀满，喘促气短

当归二两　大黄二两

上为末，每服三钱，酒调温服。

治打仆伤折，内损肺肝

紫金皮　补骨脂　降真香　无名异火烧酒淬七次　牛膝酒浸一宿　桃仁去皮尖　当归酒焙洗　琥珀另研　川续断　蒲黄各一两　大黄湿纸裹煨　朴硝另研，各一两半

上为末，每服二钱，食前浓煎苏木、当归，酒调服。

治打仆内损，筋骨疼痛

自然铜火烧醋淬七次，一钱五分　没药　乳香　川芎　芍药　当归　川椒去目合口者，各半两

上为末，用黄蜡二两熔开入药末，不住手搅匀和丸，如弹子大，每服一丸，用好酒一钟化开，煎至五分，乘热服之，随痛处卧，连服二三丸立效。

---

① 上色：原脱，据《世医得效方》（《四库全书》本）补。

治打仆伤折手足

上用绿豆粉新铁铫内炒令紫色，用热酒同热醋调冷成膏，传贴损处，用纸花盖贴，用杉木一片或二片缚定，其效如神。

治痈疽发背，诸般疮疖，从高坠下打仆伤损，脚膝生疮，连年臁疮，五般痔漏，一切恶疮并治之。

龙骨　鳖甲　苦参　乌贼鱼　黄柏　黄芩　黄连　猪牙皂角　白及　白蔹　厚朴　当归　香白芷　木鳖子仁　草乌　川芎各一两　没药另研　乳香研，各五钱　黄丹片半炒过　槐枝柳枝各四寸长，二十一条　清油四斤

上除乳、没、丹外，将诸药于油内慢火煎紫色，去滓，秤净油三斤，放锅内，下丹，不住手搅令黑色，滴入水不散及不粘手，下乳、没、丹搅如硬，入油些少，不粘手为度。

治从高坠下及一切伤折筋骨，瘀血结聚疼痛

荆芥一两　细辛　蔓荆子　香白芷　桂心　川芎　丁皮防风去节　羌活各半两

上作一服，入盐半匙，连根葱五茎，将水五升煎取二升，去滓，通手淋洗痛处，冷即再易，避风处洗之。

治诸疮口入风为破伤风，项强，牙关紧急欲死者

防风　南星各二两

上为细末，每服三钱，童便一大钟，煎热调，不拘时服。

治新旧诸疮，破伤中风，强项背直，腰反折，口噤不语，手足抽掣，眼目上视，喉中锯声，并皆治之。

麝香另研，五分　朱砂一两　草乌三两半　生黑豆三钱半

上为末，研匀，破伤风以酒调一钱，不拘时服，如出箭头，先用酒调一钱，就将此药贴上箭疮上。

治破伤风止血定痛

苍术六两　川乌炮，去皮　两头尖炮，各四两　白术　草乌炮，去皮　防风　细辛各二两半　蝎梢微炒　川芎　雄黄各五钱

上为末，每服一钱，不拘时酒调服送下。

治破伤风

草乌　天麻各半两　金头蜈蚣一条，去头足炙，五钱　全蝎一钱　香白芷三钱

上为细末，每服五分，如发热，茶清调下，不拘时服。

治打仆伤损、金刀箭镞伤处浮肿用此

紫金皮醋炒　川乌炮　草乌炮　黄柏盐水炒　南星　川当归　杜当归　破故纸　川白芷盐炒　川芎　川牛膝　刘寄奴　桑白皮　半夏　乌药各等分

上为细末，生姜薄荷汁兼水调传肿处，或伤处，皮热甚加黄柏皮、生地黄半两，有疮口者，勿封疮口，四边传之。

治伤骨节不归窠者用此麻之，然后下手整顿

木鳖子　杜当归　紫金皮　猪牙皂角　川芎　白芷　乌药　半夏　川乌各二两　草乌　舶上茴香各一两　木香五钱

上为细末，诸骨碎骨拆出臼者，每服一钱，好酒调下，麻倒不知疼处或用刀割开或用剪去骨锋者，以手整顿骨筋归元端正，用夹板夹定，然后医治。或箭镞入骨不出，亦可用此药麻之，或铁钳拽出，或用凿凿①开取出。若人昏沉，后用盐汤，或盐水，与服，立醒。

治皮破筋断

上用白胶香为末传之。又方：用金沸草根擂汁涂筋上，封

---

① 凿：原缺，据《世医得效方》补。

口，便可相续止痛。

治拆伤后为四气所侵，手足疼者

穿山甲 茴香炒，各一两 破故纸 草乌 骨碎补 苍术去毛，各半斤

上除草乌，用生姜一斛捣烂，同草乌淹两宿晒干为末，酒煮面糊为丸，如梧桐子大，每服五十丸，用酒或米饮下，忌热物。

治打伤损手足疼痛不可忍者

白芷二钱 白术炒，五钱 乳香另研 没药另，各一钱 肉桂 当归炒 粉草各五钱

上为末，每服二钱，酒调下。

治腰脊痛或打仆损伤，从高坠下。审在太阳经，令人腰脊或胫腨臂腰中痛不可忍

地龙 官桂 苏木各九分 麻黄七分 黄柏 当归梢 甘草各钱半 桃仁九个

上作一服，水二钟，煎至一钟，食前服。

治跌仆损伤疏利后，用此药调理

川芎 当归 芍药 黄芪各一钱半 青皮 乌药 陈皮 熟地黄 乳香另研 茴香各一钱

上作一服，水二钟，煎至一钟，不拘时服。

治金疮白药

赤芍药 牡丹皮 生地黄 木鳖子去壳 当归 地骨皮 桑白皮 黄柏 黄芩 黄芪 甘草 黄连各钱半 白芷 马蓼梢叶各一钱

上用桐油二两，煎黄色，滤去滓，再煎油，稍热入细白板松香一片，慢火煎，须频频用柳枝搅匀，却入没药乳香，滓布

上滤过，先用瓦钵满盛清水八分，却滤药于钵水中，将去清水中，如绷紧状，绷三二百度，愈绷愈白，故名白药，常以清水浸，倾于冷地上，用物遮盖，勿令尘入，五七日一换水，刀斧二三应伤，量伤孔大小，取一块填于伤孔中，以白纸护之，随手不疼，一日一换，五日生肉，筋断加杜仲、续断各二钱，同煎收疮口。加龙骨五分研碎，煎入药内，打损，只敷油纸上贴之即愈，却不须入接筋龙骨等剂之妙。

治金疮辟一切风冷续筋骨

芎䓖　艾叶各五钱　石灰二升　麒麟竭细研　地松各三分狗头灰细研　密陀僧各五钱　黄丹一两

上为末，和匀密封之，每遇金疮传之。

治金疮箭镞，不问轻重并疮痛疖毒，用此传之

白胶香　乳香　石膏醋炒　白芷　苍术　没药　黄丹各五钱

上为末，用真麻油四两，桐油亦可，以黄蜡一两先煎，柳枝搅①，次入白芷、芎药，煎少顷，却入白胶香、石膏得同煎，试欲成珠，却入蜡同煎，片时用生布滤过，瓦器收藏，用油纸摊之，损伤传疮口，自然肉不痛，速愈。

治金疮

上五月五日平旦，使四人出四方，各于五里内采一方草本茎叶，每种各半把，勿令漏脱一事，日正午时，细切礶捣，井石灰极令烂熟，一石草断，一斗石灰，先鉴大实中桑树，令可受药，取药纳孔中，实筑令坚，仍以桑树皮蔽之，用酥油捣石灰极黏密泥之，令不泄气，又以桑皮缠之，使坚牢，至九月九日午时取出，阴干百日，药成，捣之，日晒令干，更捣，绢筛

---

① 搅：原文缺失，据《证治准绳·疡医》补。

贮放。凡一切金疮出血伤折，即时以药封裹治，使牢，勿令动转，不过十日即瘥，不肿不脓不畏风，若伤后数日始得药，须暖水洗，令血出，然后敷此药大验。平时无事宜多合以备，仓卒之要无出于此。一方云采时不得回顾，任意摘取方回。入杵臼内烂捣如泥，量药多少，以意入石灰，和匀取出，拍成膏，日中曝干，遇用旋取捻碎。若刀斧伤，干敷，取血止为度；汤火冷水调开涂敷；蛇蝎犬鼠咬伤，先以温水洗后，以津液调敷；疥疮先抓损，以药末干敷；湿癣以醋调敷，其效如神。

凡杀伤不透膜者可治

上用乳香没药各一皂子大，研烂以童便半盏，好酒半盏，同药通口服，然后用花蕊石散或乌贼鱼骨或龙骨为末，传疮口上立止。

杀伤，气偶①未绝

上取葱白，热锅炒热遍敷疮伤处，须即再易，其痛自止，但青药亦可。

治刀斧伤磕擦及破伤风浮肿者

上用平胃散，以姜汁调敷，若急卒只以生姜和皮烂捣掩患处，止痛截血，且无疤痕。

治金疮肉烂生蛆者

上以皂矾飞过，干贴，其虫即死。

治刀斧所伤，肉损大肠及两胁肋并腹肚伤破，大便从口中出，并中大箭远射，伤损肠胃，及治产后伤损小肠，并尿囊破小便出，无节止，此方神效耳。至一服其药直至损处，补定伤痕，隔日开疮口看之，只有宿旧物出，即无新恶物出，疮口内用长肉

---

① 偶：原文辨识不清，据《证治准绳·疡医》补。

散子作烬①子，引散药入疮内面，候长肉出外其痕即有合。

地榆八两，洗净捣为细末　绢一尺，小薄者

上用洗净绢糊以炭灰，淋清汁两斗，煮绢灰汁尽为度，绢以烂熟擘成片，假五寸至三寸即取出，压尽灰汁，于清水内洗三五度，令去灰，力尽重入锅内，以水二斗，入地榆末煎煮熟烂，以手捻看，不作绢片，取入砂盆研之，如面糊，得所分为二服，用白粳米饮调，空心服之。服后仰卧，不得惊动转侧言语，忌一切毒食，熟烂黄雌鸡、白米软饭，余物不可食之。其余一服至来日，空心，亦用粥饮调服。其将养一月内，切须慎护。如是产后所伤，服一尺，分作四服，每服粥饮一钟调服，日进一服。

治木竹刺出血及刀伤

上急以自己小便淋洗二三次，立止不妨，入水。

治金疮

上以牛蒡叶贴之，永不畏风，亦不溃脓，捣传之。

治刀箭伤筋断骨止痛定血避风

麒麟竭　白及各五钱　密陀僧　黄柏　白芷　白蔹　当归焙　甘草炙，各一两

上为细末，每用少许干掺疮上立效。

治金刀弓弩所中，筋急不得屈伸

败弩筋烧灰　秦艽去土　熟地焙，各半两　附子炮去皮脐　当归　杜皮炙，各一两　大枣三枚

上为细末，每服二钱匕，温酒调，空心日午夜卧各一服。一方有续断无大枣。

---

① 烬：原为尽，据《太平圣惠方》改。

治伤断筋骨续筋方

上取旋覆根捣汁滴疮中，仍用滓传疮上，封固。

治金疮肠出宜用之

磁石煅研　滑石研　铁精各三两

上为细末，每服钱匕，温酒调，空心日午晚间各一服，仍以针砂涂肠上，其肠自入。一方无铁精。一方白米饮调。

治破伤肠出不断，肠出欲燥而草土着肠者

上作大麦粥取汁，洗肠，推内，常研米粥饮之汁，日稍稍作强糜，百日后乃瘥。

治金疮中肠出不能入者

上以小麦三升，用水九升，煮取五升，绵滤过，候冷含喷疮上，渐入以冷水喷其背，不宜多令人见，亦不要旁人语，可令病人知。或尚未入，取病人卧席四角，令病举身摇，须臾肠自入，十日内食不可饱，频食而少，勿使病人惊，惊则杀人。

治金疮肠出者

上以桑白皮作线缝之，更以热鸡血涂上立愈。

治毒药箭头在身未出

雄黄细研，一分　粉霜细研，五钱　蛴螬四枚　巴豆去壳，研泥，生用，三粒

上同研匀以铜筋头取乳汁涂点疮上，频频用之，七日后疮熟，箭头自出。

治毒箭所中

上捣蓝汁一升饮之，滓传疮上。若无蓝取青布渍绞汁服之，并淋疮中。镞不出，捣鼠肝涂之，鼠脑亦得用之，即出。

治箭头自出疮口上

草乌尖　麒麟竭　茄子花　蓖麻子去壳细研如泥　曼陀罗子

各五钱

上为细末，好酒调如膏，疮口上涂摩之，箭头自出。

治箭头在骨，远年不出

牡丹皮　白蔹各一两　桑白皮二两　藿香叶　丁香　麝香研，各一分

上为细末，每服二钱匕，温酒调下，日进三服，浅者十日，深者二十日，箭头自出。

治箭镞入骨，取不出疼痛用此

巴豆二枚　蜣螂三枚

上研涂伤处，候痛定微痒，忍之，极痒不可忍即撼动拔出，以黄连贯众汤洗毕，以牛胆制风化石灰传之，兼治恶疮。

治箭头在咽喉中，或胸膈中及诸处不出者

上捣牛膝，不拘多少为末，以热水调涂箭头，即出。若火疮灸疮不瘥者，涂之亦效。

治箭头在肉不出

上以白须蚯蚓十四条，纳铜器中，次入盐一两，于日中曝，并化作汁，涂有伤处，须臾痒则出。

治取针误入皮肤

车脂

不拘多少。上成膏子，好摊在纸上，如钱许，二日一换，三五次其针自出，大有神效。

治金疮去血多虚竭，用此药内补

当归　桑白皮　白芍药　吴茱萸酒焙　桂心　干姜炮　川芎　人参　川椒去目，炒出汗　黄芩　黄芪　厚朴去皮，姜汁制，各二两　肉苁蓉酒浸，去皮炒干，四两　甘草炙，半两

上为末，每服二钱，食前温酒调下，日三四服。一方有白

及，无黄芩、桑白皮。

治金疮血出腹胀欲死

蒲黄　生地各两半　当归　芎䓖　白芷　续断各一两　甘草
炙，三分

上为末，每服三钱匕，空心酒调下，日三四服，血化为水
而下，若口噤斡开与之服，仍加大黄一两半。

治金疮血出不止，亦治痔疮

上以五倍子生研为末，干传疮上血立止。

治金疮出血内漏

上用蝙蝠二枚，烧烟尽为末，以水调服方寸匕，令一日服
尽，当下如水，血自消也。

治诸伤瘀血不散

上于五六月收野苧叶，擂烂涂金疮上，如瘀血在腹，用顺
流水擂烂服即通，血皆化水。以死猪血试之可验。秋月恐无药，
可早收之。

治金疮烦闷

干生地　当归　桃仁去皮尖，炒　羚羊角屑　白术　赤芍药
桂心各三分　甘草炙　黄芩　续断　芎䓖各一两

上为末，每服二钱，食前温酒调下，日三四服。

治金疮中风角弓反张

生鸡子一枚　乌麻油三两

上先将鸡子打破，与麻油相和煎之，稍稠待冷涂封疮上。

治金疮中风痉欲死者及诸大脉皆血出多，不可止血，冷则杀人

上用生葛根一斤，剉碎，以水五升，煮取三升，去滓，每
热饮一小盏，日三四服。若干捣为末，每二钱温酒调服。若口
噤不开，但多服竹沥即愈。

治金刀伤见骨，中风口噤

上用大豆炒去腥，半熟，勿使太熟，五升，粗捣筛蒸一食顷，倾出盆中，以酒一斗五升淋之，绞去滓，每温服五合至七合，日二夜一，衣盖覆微汗出，别研生杏仁膏敷于疮上，若脑髓出者，难救。

治金疮因风水肿

上取蜡，不以多少，熔化，入盐少许，滴在疮上。或先以盐掩疮上，后熔蜡令热，得所灌中亦可。

治金疮中风痓痛并手足不仁

用艾叶生熟者，令揉团，得所纳瓦甄中，塞诸孔，独留一目通气，熏患处，良久身体自知愈。

治金刀箭伤生肌长肉定痛止血诸疮敛口

龙骨　滑石　寒水石　枯矾　乳香　黄丹炒　没药各五钱
轻粉二钱

上为细末，每用少许干掺疮上，外用膏药贴之。

治刀斧伤辟风生肌止痛

桑白皮　黄丹炒　陈石灰风化　白及各二两　龙骨　白附子
南星各一两

上为细末，每用贴之。

治竹草刺疮发肿作疼伤时不曾出血尽被恶毒注痛不止，夜不安，初破时，其疮紫赤黑色，较时起三五重皮是也

丹参二钱半　麝香一字　绿矾半两，童便烧热放于内候冷取
出，日干　马兜铃根钱半

上为末，将水洗净疮口，敷贴药上。

治手足卒中刺中水毒方

蓝青　韭等分

上捣置疮上，以火灸热彻即愈。

治刺入肉疼烦闷百药不效

上以松脂传疮上，以帛裹三五日，当有根不痛不痒不觉自落甚良。

治针入肉方

上刮指甲末同酸枣仁捣烂，唾调涂上，次日定出。一方用酸枣核烧为末服之。

治金疮杖疮神效

川牛膝　刘寄奴　黑牵牛　黄柏皮　乳香　破故纸　白缪香　生地黄　熟地黄　没药　赤芍药　白芍药　紫金皮　当归焙　川芎　石膏煅　黄丹炒　羌活各五钱　黄蜡一两　独活　白芷各五钱　清油四两

上除缪香、丹、蜡，余为末，入油内煎，以柳枝不住手搅，将成膏，却入三味，又煎成膏，以生布滤净，以瓦器盛水，倾在水中，用笔摊开贴疮孔，深者捻成条，穿入孔中，不问浅深，放疮上。如作热，加轻粉、片脑、朴硝入膏内贴之。

生肌桃花散

干胭脂　密陀僧　轻粉　血竭各一钱　乳香二钱

上研细末，每用干掺，仍以膏药贴之。

治肿未破用此消肿定痛

无名异炒　木耳去土，炒　大黄炒，各等分

上为极细末，每用蜜水调围四边肿处。

治金刀箭镞伤用此生肌

老松皮一两　石灰二两

上为细末，和匀敷之，止血收疮口立效。

卷之九

下蛊门<small>有二名</small>

此门与诸毒门互相查考治病。

民被阴谋下蛊者，百无一生，人反忽之，余恐士庶经商遭不良之辈起谋财报恨之心，所以开示卷之前也。下蛊毒药无非投于饮食，凡遇饮食，即以犀角搅试毒之有无，则免受其毒矣。

试下蛊毒法

使病人唾涎水中沉者是，不沉者非也。又试法：以犀角搅饮食，有白沫辣起者，即为有毒，无沫起者非也。士庶经商须带犀角，每遇饮食即试之。

下蛊初病

其症心腹切痛，如有物啮或吐血下血如烂肉状，不即治之，食人五脏则死，服槲皮散。

下蛊病

吐血下血如烂肝之状，下数斗含一满口谓之五合，以此堆积算去，四脏悉坏，唯心未毁，或鼻破待死者，服苦瓠汤。

水毒溪毒<small>凡宦商出远须带五茄皮在行李中</small>

头疼发热等病如伤寒相似，用五加皮为末，每服二钱，酒调下，日服二次，夜服一次。

苦瓠汤<small>即苦葫芦</small>

用苦瓠一枚，切碎，以水二碗，煎至一碗，分二服，空心服，吐下虫即愈。

榭皮散

榭皮 北阴白皮 　桃根白皮 各四两

并切碎，蝟皮灰、乱发灰各二两，火麻子油五升，先以水五碗，煎榭皮、桃根皮，取浓汁二碗，和麻子油，每服温一盏，调蝟皮发灰各一钱，令患人少食旦服，须臾用水一盆，以鹅羽在喉中搅而引虫水中，如牛涎，诸虫并出。

诸毒门 有二十二名

凡人入山川远行，不服水土，或谷畜菜果产之有毒，食之多致于危，然而大圣久设救治之法，正为民之枉。如忽而不习其方或一朝逢遇其毒，抑如之何？今述解毒方法于下，少留意焉。

溪江水毒

不服水土者，病患如伤寒状，先服五加皮末二钱，酒调下。不愈，再服葱白七根，豆豉一撮，葛根、升麻各一钱，水一钟半，煎至七分，不拘时服，少时再服一剂。

误饮蛇交水毒

或蛇交遗精在水，误饮之成形在腹，食其心，则用雄黄末二钱水调下。

山岚瘴气毒

凡入山川见瘴气，虽不病，亦可解毒丹一丸，冷水入薄荷一叶，同研下。

百虫毒

南方有虫毒之乡，或于他家饮食，即以犀角搅之，有白沫竦起即为有毒，不可食。或无犀角试验，在深山及南方住久必积虫毒，并服解毒一丸。

误食水蛭毒

水蛭入腹，日久必成小蛭，食人肝血，腹痛不可忍，面目黄疲，全不进食，不早治必死。用田中泥一块，以小死鱼三五个，同猪膏熔油搅匀，用巴豆十粒，去皮膜，油入泥内，研烂和丸，如绿豆大，用田中冷水吞下十丸，小儿三丸至五丸，须臾泻下小蛭，却以四物汤加人参煎服。

百草毒

用白扁豆晒干为末，每服三钱，新汲水调下或服解毒丹一粒。

一切药毒

用石蟹以熟水磨服，或服解毒丹一粒。

砒霜毒

其症烦躁如狂，心腹搅痛，头眩，欲吐不吐，面色青黑，四肢厥冷，命在须臾，不救。用绿豆半升，擂去渣，汲水调，通口服或用靛花二钱，分二服，井花水调下。又方：治闷绝心头温者，汲水调真粉，服之神效。

附子毒

服附子多而觉头重如斗，唇裂血流或身发黄，急用黑豆绿豆各数合嚼之，及浓煎黑绿豆汤饮之，或闷乱不省，醋灌煎甘草汤同生姜自然汁饮之。又方：螺青细研，新汲水调下。

巴豆毒

其症口干，两脸赤，五心热。利不止，诸药不效，用芭蕉根叶研取自然汁服，利止而安。

斑蝥芫青毒

用大小黑豆煎浓汁服之，并瘥，或服解毒丹一粒。

金石毒 即五金五石

用黑铅一斛，以干锅内作汁，投酒一升，如此数遍，候酒煎至斗升，去铅，顿服之，效。或服解毒丹一粒。

一切谷肉果菜毒

用绿豆一升，浓煮汁连豆饮食之，凡大小人家合酱，以绿豆为之尤妙。

面毒

食萝菔①解之。

疫死禽兽毒

凡食自死肉疫死肉，即服解毒丹一粒。

禽兽肝毒

凡物肝脏不可轻食，食之中毒，用豆豉以水浸，绞取汁，旋服之。

犬肉毒

凡犬有毒，食之不消，心下坚，或腹胀、口干、大渴、心急、发热、狂言，或洞下，服杏仁一升，去皮尖研，以百沸汤三升和绞汁作三服，犬肉原片皆出。

河豚毒

用五倍子、白矾各等分为细末，水调下。不愈，再用解毒丹一粒。

钩吻毒

面青口噤，逆冷，身痹欲死者，有云钩吻、茱萸、食芥相似，而所生之旁无他草，其茎有毛，误食之杀人，用薄桂煮汁饮之。不愈再服解毒丹一粒。

蛇伤毒

用青黛、雄黄等分为末，水调服，磨解毒丹涂患处。

---

① 萝菔：即萝卜。

犬咬毒

方见急救门。更服解毒丹一粒，冷水磨涂患处。

汤火毒

方见急救门。更用解毒丹一粒，流水磨涂伤处。

解毒丹

凡人居家出入不可无此药，真济世卫家之宝，除解以上之毒，更治十五门病症。五倍子三两，淡红黄色者，槌碎，洗净，山慈菇二两，续随子一两，去壳，研细，以纸裹压去油，红牙大戟一两半，洗净，麝香三分。上研为细末，糯米粥为剂，每料分作四十粒，端午重阳七夕修合用辰日，杵千下，勿令妇人鸡犬孝子见。

治外科。痈疽发背鱼脐疮，未破之时用一粒水磨涂痛处，并磨服之，觉痒立消。

治伤寒科。阴阳二毒，心闷狂言，胸膈壅滞，邪毒未发及瘟疫，用一粒，薄荷一叶同研，水送下。

治咽喉科。缠喉风，用一粒，服法同前。

治牙齿科。牙疼，用一粒，酒磨涂患处，及含药少许吞下。

治小儿科。急慢惊风、五疳八痢，用一粒，蜜水薄荷一叶，同研下，牙关紧急，水磨一粒，涂于牙关。

治女科。鬼胎鬼气，并用无灰酒磨下一粒。

治眼科。赤眼，水磨一粒服之。

治中风门。诸般痫症，口眼㖞斜，目掣眨，夜多唾涎，言语謇涩，卒中风，口噤，牙关紧急，纵缩骨节，风肿，手足疼痛，行步艰难，一应风气痛，并用酒磨下，孕妇不服。

治急救门。缢死、落水死，心头暖者，惊死未隔宿者，并用冷水磨灌药一粒。

治神鬼病门，急中颠邪，喝叫狂走，用无灰酒磨下一粒。

治头疼门。年深日近，头痛太阳疼，用酒入薄荷叶，磨湿纸花贴太阳穴。

治疟疾门。诸般疟疾不问新久，临发时煎桃柳枝汤，磨下一粒。

治损伤门。从高坠下、跌仆打伤、墙屋倒压，炒松节煎无灰酒磨服一粒，并涂伤处。

治黄疸门。诸疸并用酒磨服一粒。

治痨瘵门。磨一粒，服下二时痨吐下。

四物汤，见虚损门。

咽喉门 _{附骨鲠，有十七名}

此门与舌口门互相查考治病。

喉之肿胀，古名喉痹，痹者，不仁也，君火相火主之。嗌干嗌痛，咽肿颌肿，舌强，皆心火为病，惟喉痹急速，二焦相火所为也，咽喉舌病同于火，故不分耳，热上行，传于喉之两旁，近外肿作，以其形状似乳蛾，故名曰蛾，初发一边肿，为单乳蛾；两边肿为双乳蛾；比蛾差小者，为单闭喉、双闭喉。热结于舌下，生一小舌，名子舌；肿热结于舌中，其舌肿大，名木舌；肿热结于咽喉，肿达于外，且麻且痒肿而大者，名缠喉风、走马喉痹。其症生死在于反掌，用针出血最为上策也。

治法

凡喉症用药吹喉间，凉药灌鼻中，拔毒药敷外肿处，药水洒患处百余遍，服牛蒡子散。

凡喉症不用刀针法，用小口瓶内烧蛇床子烟，张口受烟一熏即破。

凡喉症用止痛法，生薄荷研蜜，调成膏，送入喉立效。如涎多未退，再用之，即以葱头两个槌碎安于床头处，立开。

凡一切喉症，服牛蒡子、玄参、升麻、桔梗、犀角、木通、黄芩、甘草各等分，水煎服。

凡一切喉症，吹喉药。用枯矾三钱，铜绿五分，为细末，以芦管吹入少许，喉中即将筋咬齿上垂头放出痰涎，一日吹数次，在无风处吹之。吹时以筋压舌。又方：用乌梅肉包胆矾，稀薄布裹含之。

凡喉症用阳起石、伏龙肝各等分，新汲水调洒患处百次。

单乳蛾

用如圣金锭子。

双乳蛾

用神仙夺命丹。

缠喉风

用拔毒雄黄散。

走马喉痹

势如奔马，肿痛烦满，吐气。服橘皮汤。

单喉闭

用七保散。

双喉痹

用紫菀方。

重舌

用皂角刺、煅朴硝少许，研匀，先蘸药水擦口内，并舌上下，随将药末掺舌上下。

木舌

半夏醋煎漱口，吐出药，不时嗽之，以瘥为度。

伤寒邪热为喉痹

用半夏汤。

时毒为缠喉风

服普济消毒饮。

气逆为喉痹

服射干汤。

痰饮为喉痹

服射干汤。

冬月咽喉不利，语声不出

用玉粉丸。

壮实人咽喉疼痛

服防风散，虚人少用。

喉症牙关紧闭

术膏

益母草　人参　白术　桃仁　陈皮　黄芪　茯苓　甘草

猪羊胞入药，共煎服之

天门冬饮子

天门冬　知母　芫蔚子　五味　防风　茯苓　羌活　人参
各等分

水二碗，姜三片，煎八分，食后服。

生熟饮子

肉豆蔻　草果　厚朴　半夏　甘草　大枣　生姜各等分

水二钟，煎八分，食前服。

草果饮子

草果　半夏　川芎　赤茯苓　陈皮　白芷水煎服

全生方

白术　姜皮　大腹皮　茯苓皮　陈皮

为末，每服二钱，米饮调下。

探吐法

此法治胞转，服参术饮，以指探喉中，吐出药汁。

七保散治咽喉及缠喉风

僵蚕十个　硼砂一钱　雄黄一钱　全蝎十个　明矾　胆矾各五分　皂角小者，一钱

上为细末，每服一字，吹入喉中即愈。

清心利膈汤

防风　荆芥　薄荷　桔梗　黄芩　黄连各一钱半　山栀　连翘各一钱　玄参　大黄　朴硝　牛蒡子　甘草各七分

上作一服，用水二钟，煎至一钟，食远服。

用巴豆法

以巴豆去壳，以纸包巴豆，内用竹管压出巴豆油，在纸上将油纸作捻，点灯吹灭，以烟熏左右鼻孔中，口鼻流涎，牙关开矣。

甘桔汤治风痰上壅，咽喉肿痛，吞吐如有碍

桔梗一两　甘草两半

上作一服，水一钟，煎至一钟，食远服。

橘皮汤治马喉，势如奔马，肿痛烦满，数吐气

橘红　竹茹　生地　山栀　白术　黄芩各二两　官桂一两赤茯苓二两

上剉碎，每服三钱，水一钟，生姜一片，红枣二枚，煎五分，去渣，下芒硝末一钱，食后温服，一日三次。

神仙夺命丹治缠喉风、木舌胀、乳蛾、喉闭或误吞鸡鱼骨刺、

竹木刺、一切咽喉急症

乌贼骨二钱半　麝香一字　白茯苓　紫河车　甘草节各一两

上为末，研匀用蒸饼包白面蒸熟，四两和药，汲井水丸如豌豆大，蛤粉为衣，放干处十年不坏。每服一丸，以瓦器研碎，水半盏，浸一茶时化开，用匙挑药滴入喉中。

射干汤治喉痹，肿塞不通，疼痛，不下饮食，并诸毒发动

射干　白芷　当归各一两　杏仁　升麻　犀角　甘草各半两

每服三钱，水一盏，煎七分，去滓，不拘时温服，日三次。

如圣金锭子

硫黄　川芎　川乌　薄荷　硝石　芽茶　生地各等分

上为末，以生葱汁搜和为锭，每服先将新汲水灌漱，吐出，次嚼薄荷五七叶，微烂用一锭同嚼，极烂以井水咽下，甚者连进三服，即愈。重舌腮肿，先服一锭，次以一锭安患处，便消冒暑伏热，不省人事，用薄荷水调研一锭，灌下即苏。行路常噙一锭，即无暑热之患。

金锁匙

郁金　大黄　草乌　猪牙皂角去皮，煨　南星各四钱　巴豆去油，五个

上为末，用生姜自然汁调五分，以鸡翎拂入喉中，已死者用竹管吹入，须臾醒，然后用药半钱，以调食之，其吐泻为验。

一字散

雄黄一分　蝎梢七枚　猪牙皂角七个　白矾二钱　藜芦二钱

上为末，每用一字吹入鼻中，即时吐出顽涎，即愈。一方无蝎梢。亦治时气缠喉风，累用救人，万无一失。

一捻金散

地龙八钱　麝香少许　全蝎炒　僵蚕炒　郁金　甘草

上为细末，每用一匙，吹入喉中舌根，不数次愈。

雄黄散

雄黄　干桑　黄菇二片　巴豆七粒　郁金

研匀，用半匙清茶下，如口噤咽塞，用小管纳药吹入喉中，须臾吐利即愈。一方无干桑、黄菇。

夺命散治急喉风等症

白矾　硼砂　皂角各等分

上为末，每用少许吹喉中，痰出即愈。

治咽喉不得针者

用蛇床子入在小口瓶内，烧烟，患者张口受烟，一熏即破。

润关住痛方

以生薄荷研蜜调成膏，送入咽喉下，立效。

紫菀方

用还魂草根一茎即紫菀纳入喉中，待取恶涎出即可。如患乳蛾，刺破后更以紫菀浓煎汤咽下，更以马牙硝末挑一钱，入咽间即愈。一名紫菀，又南中呼为夜牵牛是也。

治一切咽喉肿痛

上以蝉壳为末，猪胆汁和蜜调传肿处。

拔毒药

普济消毒饮　半夏汤　牛蒡子散　拔毒雄黄散　防风汤
不用刀针法　巴豆法

以上汤开末卷

咳逆门有十名

咳逆之声连续不绝，有数声起至四五十声而止者，气自脐下冲上出于口而作声之鸣也。俗名吃忒，咳逆不顺之义。吃忒，差错之义。二者皆气不得下，为火热托之而使上至咽喉中噎而止也，古人悉以胃弱言之，而不言火热。况人之阴气依胃为养，胃土损伤，木气则侮此土，败木，贼也。阴为火所乘，不得内守，木夹相火乘之，故直冲清道而上，为之咳逆。言胃弱者即阴弱，乃虚之甚也。大抵伤寒后、大病后、老人、虚人、产妇多有此症，皆病深之候耳。

不治脉_{肺部脉散}

难治症_{病后咳逆}

治法

凡咳逆有余并痰者，吐之，用人参、芦之类；不足者，人参、白术下大补丸。

凡咳逆，以捻纸条入鼻作嚏而止，或诈冤盗贼因恐而止，或鼻闻香食热而止，此三法谓抑之骇之，使气下而愈。

凡治咳逆，服药无效，用硫黄嗅法，不愈再用雄黄嗅法。

凡咳逆，气虚用人参、白术。

凡咳逆，寒热或因汗吐下误服凉药，宜温补之。

凡咳逆，夹热者宜凉之。

凡咳逆，脾胃虚火逆上，宜平补之。

凡咳逆，如伤寒失下，宜下之。

凡咳逆，痰蓄，暴怒，别无他病，宜吐下之。

凡咳逆，阴火炎上，用黄连、黄柏、滑石。

寒咳逆

或胃中有寒为咳逆，服□□

寒热咳逆

伤寒热症，咳逆呕哕，服小柴胡汤加柿蒂。

伤寒咳逆

伤寒咳逆，日夜不止，服荜澄茄散。

饮咳逆

或咽饮错喉而气抢为咳逆，服五苓散加橘皮、枳壳。

食咳逆

或急食干物而气塞为咳逆，服五苓散加槟榔、桔梗。

笑咳逆

或喜笑多而气噎为咳逆，服橘皮、枳壳。

水咳逆

或水渍于肺，心下痞，连续不已，服五苓散加枳实、桔梗、苍术、白术。

吐利后咳逆

或吐利后胃虚为咳逆，服橘皮竹茹汤。

大病后咳逆

大病后，脾胃虚寒，咳逆七八声相连，收气不回，难治，服丁香柿蒂散。

咳逆大便闭

服大承气汤。

橘皮竹茹汤

橘皮三钱　竹茹二钱　人参二钱　甘草二钱

作一服，水二钟，姜五片，红枣三枚，煎八分，不拘时服。

半夏生姜汤

半夏六钱　生姜五钱

作一服，水二钟，姜五片，煎一钟，不拘时服。

丁香柿蒂散

丁香　柿蒂　人参　茯苓　橘皮　良姜炒　半夏　生姜等分

为末，每服三钱，水一盏，煎服。

治寒气攻胃咳噫

用黑豆二合，炒热，入于瓶中，以热醋沃之，纸封固，上开一小孔，令患人以口吸其气入咽喉中，其咳即定。

荜澄茄散

荜澄茄　良姜各二两

上为末，每服二钱，水一盏，煎六分，沸投醋半盏，取出呷之。

硫黄嗅法

硫黄　乳香各等分

为末，用酒煎，急令患人嗅之。

又方嗅法

雄黄二钱

为末，用酒一盏，煎七分，急令患人嗅其热气即止。

大承气汤见脾胃门

小柴胡汤见伤寒门

大补丸见虚损门

五苓散见湿门

厥逆门有十二名

厥逆两说，而手足冷者谓之厥，四肢不温者谓之逆，由脏气相刑，或与外邪相忤，则气不行，气不行，闭于经络，诸脉伏匿，昏不知人，阳气衰于下为寒厥；阴气衰于下为热厥；阴气盛于上为尸厥；气血相搏，血气入于脏腑为卒厥，又曰气厥。

总脉

沉微为寒厥，沉数为热厥，脉细为气厥，脉虚为血厥，浮滑为痰厥。

死症

唇口青死，身冷者死。

治法

凡治厥逆，降心火益肾水，通血脉，调气。

凡治厥逆，先用瓜蒂散吐之。

凡治厥逆，遇口噤用搐鼻法。

凡形气稍实者先用瓜蒂散。

凡治厥，形气虚者，兼用调理。

凡治不问何厥，先灌苏合香丸，醒后随证用药。

寒厥

手足冷，初得之时，四肢冷，脉沉微不数，多恶寒，引衣自覆，下利清谷，外多惺惺，服四逆汤。

热厥

手足热，初得之时，必发热头疼，脉沉伏数，畏热，喜冷，扬手掉足，烦躁不眠，大小便闭赤，外症多昏冒，服白虎汤。

尸厥

其症暴不知人，或至半日远一日复又识人，服追魂汤。

卒厥

卒厥为形实，七情痰饮内郁而厥，必半日，一二时间愈，形虚而气逆甚者多不救，服追魂汤。

气血为厥

杂病吐衄血，而厥不知人者，一二日或两三日则愈，阴气上实，身不热，热则不厥，厥则为血温身热，气虚用四君子汤，血虚用四物汤。

卒暴厥

不知人，未辨风痰气寒热，用苏合香丸。

醒后辨证服药。

风厥

手足搐搦，治宜解散药加姜汁。

痰厥

涎潮如拽锯声在咽中，用竹沥、白术为主。

气厥

暴气而厥，用八味顺气散。

酒厥

因酒而得，治宜发汗利小便，补胃气。

胃厥

喘而强直，用马兜铃、枳壳、半夏、陈皮、姜汁竹沥、黄柏、橘红、甘草。

骨厥

骨枯爪痛，用黄柏、熟地、玄参、地骨皮、当归、枳壳、花粉、贝母。

四君子汤 见脾胃门

四物汤 见诸血门

瓜蒂散　搐鼻法　苏合香丸　四逆汤　白虎汤　八味顺气散　追魂汤

以上汤名见九卷。

破伤风门 有八名

外科金疮科必与此门并用。

破伤风，病与伤寒症同，治须分虚实阴阳表里半表半里，宜汗宜下宜和解，及分伤轻伤重，因诸疮出脓血过多，外入风邪，或疮口早闭，瘀血凝内，或灸毒疮火热郁内，即生热也，热则生风，传播经络，寒热更作，身体反张，口噤不开。甚者邪气入脏，与中风相似，但中风之人尚可淹延岁月，破伤风病，治之稍缓不救也。亦有疮口袒露不避风寒而成破伤风症或疮口十分安妥而忽患破伤风病，皆由内之气血两虚而存郁热未散，所以迟发之也。内气壮实而无郁热者，虽破伤之无是患也。

总脉

表脉浮而无力，膀胱主之，用发汗药。

里脉长而有力，胃家主之，用利下药。

半表半里脉浮弦小，胆主之，用和解药。

治法

凡破伤风，宜除风散结气，如寒药下后以退风热开结滞药调之，热退结气散，风自愈矣。

凡治破伤风，宜按摩导引，及以物幹开，勿令口噤，使粥药可进也。

凡破伤风，大便不通，小便赤或汗不止，承气汤速下之。

凡破伤风，脉沉在里，用承气汤下之。

凡背后搐者，用羌活、独活、防风、甘草。

凡胸前搐者，升麻、白芷、独活、防风、甘草。

凡两边搐者，柴胡、防风、甘草，右搐加滑石。

凡治破伤风，如治伤寒发热用麻黄、桂枝，加黄芩、石膏、知母之类是也。

发表药

用羌活防风汤。

攻里药

用大芎黄汤。

半表半里药

用地榆防风散。

风入疮口

项背强，牙关紧急欲死，服防风散。又方：用蜈蚣为末，擦牙吐出涎沫，立愈。

破伤风

惊搐脏腑秘涩①，病在里，可用此药下之，服江鳔丸。

治发表药过有自汗

服白术防黄汤。

治破伤风大汗不止筋挛搐

服白术汤。

治病日久气血渐虚，邪气入胃养血

服养血当归地黄散。

白术防黄汤

白术　黄芪各一两　防风二两

分作三服，每服用水二钟，煎至一钟，温服。

大芎黄汤

川芎　羌活　黄芩　大黄各一两

分四服，每服用水二钟，煎至一钟，温服。

白术汤

白术一两　葛根一两　升麻　黄芩各五钱　芍药　甘草各

三钱

---

① 秘涩：原作"闭涩"，据《素问病机气宜保命集·破伤风论第十二》改。

分作四服，每服用水二钟。

羌活防风汤

羌活　防风　川芎　藁本　当归　芍药　甘草各三钱　地榆　细辛各一钱

分作二服，每服水二钟，煎八分，热服。若大便闭加大黄。

防风散

防风　天南星炮

各等分为末，每服童便一大盏，煎七分热服。

地榆防风散

地榆　防风　灯草　马齿苋各等分

为末，每服三钱，温米汤调服。

养血当归地黄散

当归酒洗　地黄　芍药　川芎各一两　藁本　防风　白芷各五钱　细辛钱半

分作六服，水二钟，煎至八分服。

江鳔丸

江鳔烧，半两　野鸽粪炒，半两　雄黄一钱　白僵蚕四钱　蜈蚣　天麻一两

上为细末，饭研为丸，如梧桐子大，朱砂为衣，巴豆霜一钱，入前药内，每服十丸。空心白汤下，以利为度，如不利仍前药服，如利则止。

遗精门有十名

精者，人身之本，生气之源，髓之化也，肾受五脏六腑之精而藏之，故曰肾藏精，心为主宰，其病虽在肾，责本在乎心，心主神，神有所思，动则神驰不返，由是君火失令，相火失守，

下焦不能制藏真精，真精自漏，不待交感而梦中遗泄也，岂非心肾不交之致乎？又有不因梦中遗泄而出者，名曰精滑，精滑当固其真，遗精当治其心，此则谓治其本也。

总脉
脉弦大，男遗精女漏下。

治法
凡遗精用青黛、龙骨、黄柏为主药。

遗精
服百补交精丸。

精滑不禁
服锁精丸或固真散。

睡去即遗精
服固真散。

阴虚火动遗精
服十味地黄丸_{方见疟夏门}。

精满遗精
不须服药。

昼所思见夜即遗精
不须服药，全要正心诚意。

内伤遗精
内伤气血，不能固守精遗者，用八珍汤加牡蛎（火煅存性）。

用心过度，心不能摄肾遗精
用十味地黄丸_{方见疟夏门}

大便闭结梦遗者
用锁阳煮粥食之。

大便溏而梦遗者

用牡蛎醋煅醋丸服之。

固真散

白龙骨一两　韭菜子一合

为细末，每服二钱，空心酒调服。

锁精丸

独活　续断　谷精草　石莲肉　金樱子　白茯苓　川楝子醋炒　小茴香　藕节　生芡实　莲子　龙骨各等分

上为末，鸡子清丸如梧桐子大，每服四十五丸，空心盐汤送下，以干物压之。

百补交精丸

熟地四两　山药二两　五味子一两　杜仲三两　牛膝二两肉苁蓉二两　石膏　柏子仁　赤石脂各二两

上为末，炼蜜丸如梧桐子大，每服四十丸，空心用酒送下。

八珍汤四君子汤合四物汤，见诸血诸气门

白浊门有八名

白浊又名白淫，由肾水不足，不能升运膀胱之火，凝结自败，故小便涩而成浊。又曰胃中痰积，流下渗①入膀胱，而有赤白之分。赤浊为心肾有热，思虑而得之；白浊为肾虚有寒，嗜欲而得之，其状如油或如膏；或有五色光彩，或多或久不愈，令人虚损成瘵也。

---

① 原作"糁"，据文意改。

易治脉迟

难治脉尺部脉虚浮急

治法

凡白浊宜燥湿降火，甚者上用吐法，以提其气，下用二陈汤加苍术、白术，赤浊湿伤血，加白芍药、黄柏、青黛、滑石、蛤粉、神曲糊丸服。

赤浊

服远志丸，水陆二仙丹。

白浊

服鹿茸益精丸。

白浊出如骨髓

服大茴香丸。

肥人白浊

用半夏、神曲（共炒）、猪苓各等分为末，姜汁糊为丸服。

瘦人白浊

用黄柏、滑石、椿皮、川芎、黄连、滑石加龙骨、石脂，血虚加四物汤。

虚劳人白浊

用补阴药大剂，不宜寒凉，胃虚弱者加白术。

小便不清

服便浊方。

精气不固白浊

用茯苓一斛，去皮，切作块，用水二碗，煎干取出，晒干为末，争筛四两，黄蜡四两，将蜡熔化入茯苓末，丸如弹子大，空心细嚼一丸，满口生津慢慢咽下。服之小便清为度，忌食醋。

四物汤

川芎　当归　芍药　熟地

二陈汤

半夏　广陈皮

水二钟，姜三片，煎服。

大茴香丸

大茴香　酸枣仁　破故纸　白术　牡蛎　益智　人参各
等分

为末，用青盐酒糊丸，如梧桐子大，每服二十丸。食前米
汤送下。

远志丸

远志半斤　茯神　益智各二两

为末，酒糊为丸，如梧桐子大，每服五十丸，白滚汤送下。

鹿茸益精丸

鹿茸　桑螵蛸　肉苁蓉　杜仲　巴戟　菟丝子　益智仁
川楝子　禹余粮　当归以上各三两　韭子炒　破故纸　山茱萸
龙骨　赤石脂各五分　乳香二钱半

为末，糯米糊丸如梧桐子大，每服四十丸，食前白滚汤送
下，病愈即止药。

小六二仙丹

龙骨一两　砂仁半两　诃梨勒五枚　丹砂五分

为末，煮糯米糊丸如绿豆大，以朱砂为衣，每服十丸，空
心酒送下，临卧五丸，冷水送下，倘大便不通，用葱煎汤浓茶
各半服之。

便浊方

生矾三钱

研细用猪油熬熟，入童便小盏，煎一沸入矾在内，调匀食前服。

汗门 有七名

汗者，心之液，阳热入阴，血散于外而为汗也。盗汗，睡中而出；自汗，亦非睡去，又不因发汗行坐之间而汗自出也，盗汗自汗其出虽异，其液一也。又曰阳蒸阳分而液出，为自汗。阳蒸阴分而液出，为盗汗。内分阴阳之偏胜，外分腠理之疏密，内缘心肾俱虚，外为肺气不足，明此理而治之，其效甚速也。

死症
伤湿额上汗，因下微喘者死。

禁食
桃子，李子，杏子，雀肉，辛辣，麸面。

止一切汗法
麻黄根、藁本、白芷、牡蛎、煅龙骨、脑子各五钱，米粉二两。上为细末，以细纱包药汗处扑敷之，汗止为度。

治法
凡自汗用人参、黄芪，少佐桂枝。虚者少加附子，以行参芪之功。

凡汗兼用痰热药少许。

凡火气上蒸，胃中之湿作汗者，用凉膈散。

盗汗
用当归六黄汤，外用止汗法。

自汗
用牡蛎散，外用扑法。

伤风伤寒有汗

见伤寒门。

湿盛自汗

用调卫汤。

饮食汗出

用调卫汤。

别处无汗，独心孔一片有汗

用艾煎汤调茯苓末服之。

头额汗

阴阳俱虚，枯燥，亡津液，热入血室，头汗，胃上蒸热，额汗，发黄头汗，服大补黄芪汤。

当归六黄汤

当归　黄连　黄柏　黄芩　生地　熟地各等分

黄芪倍加，水二钟，浮麦一撮，煎服。

牡蛎散

麻黄根　牡蛎各二钱　黄芪三钱　浮麦三钱

水煎服。

大补黄芪汤

黄芪　黄芩　防风　山茱萸　当归　白术　甘草　茯苓
熟地　浮麦各一钱

水二钟半，煎一钟，服过一帖，去防风再煎一二贴，汗止为度。

调卫汤

麻黄根　黄芪各一钱　羌活七分　甘草　当归　黄芩　半夏
各五分　苏木　红花各一钱　五味　麦门冬　生地各三分　猪苓
二分

水煎服。

凉膈散

连翘　栀子　黄芩　薄荷　甘草　大黄　朴硝各等分

水二钟，姜三片，灯心煎服。

斑疹门 有十二名

斑疹皆毒气，并血热蕴蓄于命门，遇相火合起则发。隐隐发于皮肤之间，故言隐疹，发则或痒或不仁。斑属三焦相火，疹属心火，斑亦有属风热而作者，疹亦有属肺热而作者也，但阴阳不同，有伤寒不当下而反下之，热邪乘虚而入发斑者，有寒当下反不与下之，胃热不得泄而成斑者，有阴证伤寒发斑，有时气发斑，有热病发斑，有温毒发斑，有内伤发斑，其斑如锦纹，或发面部，或发胸背，或发四肢。治斯疾者，全要眼到心到，庶无差矣。

验看斑疹法

用红纸捻条，淬油点火照面部至四肢胸背皮里肉外，有色点无头粒者，名曰斑；有头粒浮皮上随起即没，没而又出，有小红压行皮肤之中，名曰疹。斑色赤者胃热，斑色紫者胃烂，阴证斑发在胸背并手足，但稀少，红如蚊蚤虱咬状，而非锦纹。

不治症 二名

发斑兼身热；阳毒发斑如锦，舌卷狂七日不治。

死症

斑色紫黑死；阴证发斑作热治者死。

治法

凡斑疹，用通圣散中消息，当微汗以散之，不可下。

凡斑疹，有胃热，助心火伤肺，故红点如斑，生皮毛间，白虎汤泻心汤从长用之。

凡斑疹，因外感热症，用玄参升麻汤、白虎汤类。

凡发斑疹，若自吐自泻者，谓邪气上下皆出，主多吉，切不可妄治。

凡斑疹，首尾俱不可大下，大抵宜用安表药六分、发散药四分。

凡斑疹病，大便闭者，微微疏利之，不可大下。

阴症发斑

斑出胸背并手足，稀少，微红，如蚊蚤虱咬状，非若锦纹，服大建中汤。

内伤外感阴斑

先有内伤症候又有外感病，故发阴斑，服调中汤。

伤寒发斑

详见伤寒门。或以玄参升麻汤、白虎汤治亦效。

疹

热与痰在肺，治服清肺火降痰解，微汗之。

内伤发斑

因胃气虚极，一身之火游于外，以致发斑，治当补以降之。

斑疹

有胃热助心火，伤肺，见红点，如斑生皮毛间，白虎汤、泻心汤从长用之。

外感热症发斑

用玄参升麻汤、白虎汤等药。

时毒发斑

脉弦洪，在半表半里者，服中和汤。

时毒疮疹

发于头面胸膈之际，脉浮洪，服升麻牛蒡散。

四时隐疹

四季时气传肌肤，发隐疹，憎寒壮热，羌活散。

阳毒发斑

狂妄言，面赤，咽痛，下利，吐脓血，阳毒者，内外结热，舌卷，黑如烟煤，斑如锦，服阳毒升麻汤。

治斑隐疹

服消毒犀角饮。以犀角磨五分，入药中。

阳毒升麻汤

升麻半两　犀角　麝香　黄芩　人参　甘草各二钱半

上水二钟半，煎至八分，先饮半钟，刻许再进半钟，温覆手足出汗得解。

调中汤

苍术钱半　陈皮一钱　砂仁炒　藿香　芍药　甘草炙　桔梗
半夏　白芷　羌活　枳壳　川芎　麻黄　桂枝各五分　姜三片
水煎服。

玄参升麻汤

玄参　升麻　甘草
水煎服。

消毒犀角饮

牛蒡子六钱　荆芥三钱　防风三钱　甘草一钱
水煎服。

羌活散

羌活　前胡各半两　人参　桔梗　甘草　枳壳　川芎　天麻　茯苓各二钱半　蝉蜕　薄荷各一钱半

上为粗末，每服五钱，姜三片，水煎服。

升麻牛蒡汤

升麻　牛蒡子　甘草　桔梗　葛根　玄参　麻黄　连翘各一钱，水煎服。

中和汤

荆草　菖蒲　牛蒡子　羌活　川芎　防风　甘草　麦门冬　前胡

水煎服。

白虎汤

知母钱半　石膏五钱　甘草七分　粳米一撮

水二钟，姜一片，煎八分温服。

大建中汤见九卷

泻心汤见九卷

眩晕门有一十八名

眩晕分之为二，虽曰痰与火，未尝不由肾虚兼风邪所得，痰本流动之物，又因火动，两动相抟，则为旋转。如头旋目眩，卒然恶心欲吐，眼花视物不的，如屋旋转，起则晕倒，皆由劳伤精血，肾气不能归元，而诸气逆上，是为头目眩晕也。医者审察内伤外感，分别标本盛衰，用药治之。

总脉

脉浮为风，脉紧为寒，脉数为热，脉细为湿，脉实为痰，脉大为虚，脉涩为死血。

治法

凡眩晕属痰多，无痰不能作晕，虽风者亦必有痰。

凡眩晕火动其痰，用二陈汤加黄芩、苍术、羌活。

凡眩晕夹气虚，亦治痰为主，兼补气降火药，白术、半夏、黄芩、天麻之类。

凡眩晕因失血多者，用芎归汤。

凡眩晕壮实气实人用大黄三钱为末，茶下。

凡眩晕用滚痰丸，治痰火。

凡眩晕用瓜蒂散，治痰厥。

风寒入脑眩晕

用三五七散。

风痰气散眩晕

用去风饮子。

风痰攻心，神烦乱眩晕

用汉防己散。

伤风眩晕

先服吐药后服愈风饼子。

恶风自汗眩晕

用川芎散。

感寒湿头重眩晕

用芎术除眩汤。

冒雨闭湿眩晕

用芎术汤。

阴阳不升病笃眩晕

用增损黑锡丹。

邪气鼓作，时或旋转眩晕

用天麻羌活丸。

耳鸣耳聋眩晕

用沉香磁石丸。

目昏面浮肿眩晕

用菊花散。

血崩产后眩晕

用芎归汤。

脑皮肿痹眩晕

用红花浸酒方。

金疮吐衄眩晕

用芎归汤。

七情内伤眩晕

用半夏汤。

举头似屋转眩晕

用大芎辛汤。

觉屋俱转，目闭不开

用人参汤。

酒醉行房眩晕

川芎散

山茱萸　甘菊花　人参　川芎　山药　茯神各一两

上为末，每服二钱，酒调下。

三五七散

天雄炮，去皮　细辛各三两　干姜炮　山茱萸各五两

上为末，每服二钱，酒调下。

芎术汤

川芎　半夏　白术各一两　甘草炙，五钱

上作七服，每服水一钟半，姜七片，煎至七分服。

半夏汤

大半夏汤泡七次

上每服四钱，水一钟半，姜十片，煎至七分，磨入沉香，水一呷温服。

芎归汤

芎䓖　当归酒洗，各二钱半

上水一钟半，煎七分服。

芎术除眩汤

方见湿门。

汉防己散

汉防己　麦门冬　前胡各一两　半夏　旋覆花　防风　细辛　甘草各五钱　人参　赤茯苓　芎䓖　枳实　羚羊角　荆芥各三钱

上每服三钱，水一钟，生姜三片，煎至六分，不拘时服。

去风饮子

防风　人参　橘红各二两　白术　茯神各三两　生姜四两

以水十升，煮取二升，去渣，分四服，一日服尽。

增损黑锡丹

胡芦巴　官桂　茴香各一两　青皮　川楝　阳起石　木香沉香各五钱　乌药　磁石各三钱

上为末，酒煮糊丸，如桐子大，每服七十丸，汤送下。

菊花散

菊花　旋覆花　牛蒡子　羌活　独活　甘草各等分

上每服五钱，水二钟，生姜三片，煎八分，食远服。

人参汤

人参　白术　当归　麦门冬　防风　官桂各一两　独活
黄芪　芍药各一两半

上每服五钱，水一盏半，煎至八分，食前温服。

瓜蒂神妙散

瓜蒂　雄黄　苍耳　川芎　薄荷　藜芦　天竺黄

上为细末，鼻中搐一匙，神验。

愈风饼子

川芎　白芷　防风　甘菊　细辛　羌活　天麻　荆芥穗
薄荷　甘草各一两　川乌半两

上为末，汤浸蒸饼和丸，作饼子，每服五饼，食后嚼碎，
茶清送下。

天麻羌活丸

天麻　羌活　白芷　藁本　芎䓖　芍药　细辛　麻黄各二
两　牛黄　麝香各一分

上为末，炼蜜和丸如皂角子大，每服一二丸，不拘时服，
薄荷汤下。

二陈汤　沉香磁石丸　大芎辛汤　红花浸酒方

炮制药品便览

草木花卉部

人参如人形，色黄润，照见通明，结实，去芦蒸用

黄芪皮黄肉白味甘佳，外科生用，内科蜜水炙

甘草泻火热生用，和补宜炒用

干山药生用刮去黑皮，形如小指，怀庆者佳

茯苓去皮红筋，不损目

茯神去皮去心中间木，去红筋，不损目

陈皮广东皮薄者陈久良

白术暖胃炒用，其余皆可生用

白扁豆微炒

芡实去壳生用，有力

苍术米泔浸炒，出茅山佳

沙参去芦，须要真者

玄参用蒲草重重相隔蒸丸，如犯铁器害喉目

苦参酒拌炒

丹参

贝母灰中泡黄，如用独类，不分瓣，损筋脉

知母微炒，勿犯铁器，酒炒行于肺胃

黄柏上用酒炒，中用蜜水炒，下用盐水炒

黄连酒炒上行头目，姜汁炒辛散中热有功

胡黄连形似枯杨枝，外黄里黑，折之尘如烟

片黄芩心中枯者名片芩，上部用宜酒炒

条芩坚实细者，名条芩，凡用宜水煮

天门冬水洗去心衣

麦门冬水洗去心，如不去心令人烦心

生地黄酒洗不犯铁器

熟地黄酒洗不犯铁器

当归酒洗

白芷水洗不宜见火

川芎形块重，上结实微大而黄色不油者，良；实大坚重内外俱白，切之成片者乃西芎，不入药

芎䓖形小者名芎䓖

藁本去芦不见火

白芍药或生用或平炒或酒拌炒

桔梗去芦及两旁腐枝，米泔拌烘干

乌药去土，刮去皮

厚朴色紫形实，姜汁拌炒

山栀去壳姜汁拌炒，形大者名伏尸，不用

青皮凡用去穰，去皮同炒

枳壳凡用去穰，麸皮同炒

枳实同麸皮炒

半夏滚汤洗六七次，令滑净，姜汁制

南星制法与半夏同

前胡去芦去土，用甜竹沥润，晒干，味甘气香是真胡，味粗酸是野蒿根，误食令人反胃，不受食

柴胡形长软皮，赤黄有须，勿见火，似竹叶勿用

葛根去皮切片取末，白者佳

升麻形轻坚实青绿色佳，去腐烂黑皮用

薄桂凡用刮去粗皮，形薄味淡名薄桂

麻黄青色陈久者良，凡用摘去节根，先煮一二沸，掠去沫，则不令人烦闷

肉桂凡用刮去粗皮，形厚味浓，名肉桂

玄胡索形如半夏，色黄如蜡丸，用盐水拌炒

紫苏叶茎红色佳

苏子色红者佳，炒研入药

胡芦巴即是番萝卜子，春生苗，夏结子

补骨脂即破故纸，酒浸洗蒸半日，晒干入药

骨碎补一名侯孙姜，凡用刮去毛

狗脊一名金毛狗脊，去酒拌蒸一二时

菟丝子酒拌蒸丸，杵烂作饼，晒干研末入药

胡麻三角胡麻，四角者佳

大麻子入土者损人，用布包滚汤浸之冷，取出垂井，勿令着水，次日取起放瓦上，炒去壳用之

金樱子有刺，捣汁取粗，熬膏取用

肉苁蓉酒浸，劈破去白膜，酥炙

锁阳即苁蓉根，酒浸洗

牛膝形长大柔润者，去芦，酒洗，晒

杜仲去皮，盐水拌炒见丝

诃子用六棱者，色黄带黑，肉厚佳，煨热去核

白薇形如葱管者佳

白及川广出者佳

白附形似天雄，新罗出者佳，凡用炮过入药

川乌炮

附子顶圆方正，重一两或七八钱是附子，童便煮炮，令裂，内外俱黄，去皮脐用

天雄即附子之长者，面包煨黄，去皮脐用

石斛去根，酒洗蒸用

细辛拣去双叶，须去头，水浸一时滤出晒，不见火，凡用止三分为止，多用塞死

侧子即附子旁出者，如枣核大，治风疹神妙

续断节上断皮皱者为真，酒浸取出焙去梗心

远志用甘草汤煮一时，去心用，不令人烦

砂仁去壳，微炒热，研细

白豆蔻_{去壳研碎}

草豆蔻_{面裹煨丸研碎}

草果_{去壳研碎}

肉果_{面裹煨黄丸，草纸包打出油}

香附_{用醋盐米泔浸炒}

干姜_{生用性热，炒用性温}

川椒_{拣去目及闭口者，炒出汁用}

秦芃_{去目及闭口者}

荜澄茄_{酒拌蒸}

吴茱萸_{用滚汤泡去苦汁二三次，盐水炒}

山茱萸_{去核，如不去核，泄精}

大蒜_{独囊者尤佳}

莱菔子_{微炒研碎}

山楂_{去核用}

木瓜_{忌犯铁器}

瓜蒌仁_{去壳，草纸包，打去油}

地骨皮_{去骨，洗去土}

南五味_{去根，炒，打碎}

北五味_{去梗，打碎}

薏苡仁_{去壳，微炒}

石莲子_{去壳用}

莲叶莲房_{莲叶取蒂如铜钱大，晒末敷疮}

罂粟壳_{去膈膜顶蒂，蜜水拌炒，用此药急能杀人，不宜轻用，}
服此药诸药鲜获效

何首乌_{忌犯铁器，用刀切作片子，晒干木杵捣之，有雌雄二种，}
雄者赤色，雌者白色，须雌雄相合用

蒲黄生用破血，隔纸炒用止血，忌犯铁器

菖蒲一寸九节者佳，去根毛

艾蕲州出者佳，生用性寒，炒用性温

荆芥陈久者佳

香薷江西出，生石上者佳

神曲陈久者佳，炒令香用

麦芽炒丸，捣去壳

酒曲造者入药

醋陈久者佳，米造者入药

淡豆豉出江西，无盐者佳

绿豆去壳入药

威灵仙去芦、泥，铁脚者佳

防风新实脂润者佳，丫头丫尾勿用

羌活紫色节密者为羌活，去土

独活黄色作块而气香者，独活去土

天麻湿草纸包，煨热用

赤箭茎似箭干，赤色花叶如箭羽，其子似苦楝子，五六棱中肉如面，定风草赤箭共一物，根是天麻

萆薢川薢形体壮大，切开白带粉

桑寄生惟桑树上生者佳

枫寄生其子及茎叶不可食，令人笑不止，地浆解之

淫羊藿洗去土，得酒良

牛蒡子结实者佳，炒香微研

山牛即冷饭团，又名土萆薢，湖广出者，其形如胡桃，大者佳，忌犯铁器，鹅羊牛肉茶

佛耳草过食损目

苍耳子_{酒浸去风，烧灰敷疔肿，炒香，忌猪肉}

益母草_{有二种，花白者入炉火，花紫者入药，忌铁器，茺蔚子}即益母草子，多入眼科

蓖麻子_{去壳}

蔓荆子_{微炒}

白蒺藜_{不入汤，止入丸散，炒，微研，去刺}

木贼草_{川地者佳，去节，水润湿烘干}

密蒙花_{背白色者，有细毛，酒拌，阴干，蜜拌蒸}

旋覆花_{又名滴上金，其花如菊色黄}

菊花_{去青蒂}

款冬花_{观见蕊，未开花者佳}

过东藤_{不入丸散，但可煎汤熏洗}

石楠叶_{即丁公藤，如枇杷叶有刺紫点}

芙蓉叶_{具花同功，为末，入敷药，不入汤丸}

尤美叶_{叶尖长背白，为末入敷药，不入汤丸}

白鲜皮_{去骨用根皮}

白杨皮_{叶圆如大杏叶}

紫荆皮_{乃牛头藤，蔓生者非田氏紫荆}

牡丹皮_{去心木，洗净，忌铁器}

桑白皮_{细皮佳，外面皮杀人，忌铁器，蜜拌炒}

杏仁_{汤泡去皮尖，炒黄色，双仁不用}

桃仁_{汤泡去皮尖，研碎，双仁者不用}

桃枭_{即树上小桃子，自干不落，中实者}

郁李仁_{去壳}

柏子仁_{入药微炒}

苏木_{炒黑酒淬}

干漆炒令烟尽，入药，见鸡子、蟹化为水，忌油脂

京三棱味苦色黄体重形如小鲫鱼，火炮用，难得真者，生时略麻人口舌乃是真三棱

阿魏凡用去枯者，钵中研细，入瓦器内煮二三沸，难得真者，捋五六分安在热铜器中一宿，沾阿魏处白如银，无赤色者乃是真也

大黄酒拌晒干，不伤阴血

郁金只十二叶，为百药之英，古人用郁金酿酒以降神，即此花也

蓬术酒醋拌炒

雷丸色白者佳，赤黑者杀人，以汤浸晒干用之

巴豆若欲急治，为水谷道路之剂，去壳皮心，草纸包打去油，若欲缓治，为消坚磨积之剂，去壳炒，烟尽色黄微黑，则其性又甚缓

大腹子尖长小者，名槟榔，大而扁者名腹子

大腹皮先用酒洗后，黑豆汁洗用

槟榔形如鸡心，尖长心不虚，不油者佳

皂荚有数种有长尺余者，有如猪牙，短小者良，其刺即皂角刺也

牵牛有黑白二种，每斤炒取头末四两

商陆又名樟柳，形类人花，有赤白，根白者入药

秦艽锦文者佳，先去土用

防己去皮用，纹如车辙者佳

泽泻去毛土，不油不蛀者佳

车前子炒研入药

昆布形如卷麻，水洗去土，醋姜汁拌，蒸用之

海藻水洗沙土，用黑豆汁拌蒸一时

芫花

黄精须辨真者，如误用钩吻能杀人

甘遂去茎用甘草水浸二日，待水如墨汁洒出，晒干，又用水洗

六七次，令水清为度方用

大戟凡用勿用附生者，误服令泄气不禁，即煎荠苊子汤解之

巴戟水洗去土，去心，酒拌晒根，紫如连珠，肉厚

葳蕤叶似黄精，即黄精也，误用钩吻能杀人

蕤仁去壳炙，有缠细纹，未油者，佳

女葳凡用根不用叶，非白头翁，亦非葳蕤

冬瓜霜降后皮上白如粉，名白冬瓜，久病可

冬瓜仁去壳用

茄子能去远年之疾

橘子仁炒去壳研用

酸枣仁去壳用

大枣入药去核，则令人烦

乌梅安虫，安虫散中必用之，药去核

白梅去核用

椿白皮无花木中实名椿，白皮用蜜炙之然后入药为佳

石榴皮忌铁器，浆水浸一时，未酸者为佳

梨木皮为末，入敷药，不入汤丸

梨实多食成冷痢，产后金疮科禁食

川楝子酒拌蒸丸，剩去皮，取肉去核，只单用其核，槌，用水煮一时，使肉不使核，使核不使肉

楝根白皮根白有子者入药，根赤无子者令人坐泻不止，有至死者

柿干即柿饼，青州出者佳

枇杷叶火炙去毛，如不去毛，成嗽不止

椰子即广东茄瓢，用饴糖润佳

大小茴香小茴香炒用，大茴香不必炒

青蒿 即蒿草根苗，子叶皆可入药，以童便浸，凡用子不用叶，用根勿用枝，若同用反致病

石韦 微炒去毛，否则射肺令嗽，不治

地榆 洗去土

百合 有红白二种，叶细花红者不入药，叶大茎长粗花白者宜入药内百部其根数相连似天门冬而小火炙，酒淬佳

紫菀 去芦，蜜水拌一时，烘干

松香 用黄白色者佳，黑色不用，入敷药膏药中

零陵香 酒拌佳

沉香 入水沉，坚实色黑者佳

丁香 雄丁香形小力少，雌者形大力大，名母丁香

乳香 用箬叶微炒出油

没药 生波斯国，似安息香，色黑炒出油用之

苏合香 天竺出此香，是诸香汁煎成，非一物也，惟坚实芬芳如石烧之，灰白者佳

安息香 似松脂黄黑色

血竭 真者味甘，咸似栀子，气嚼不烂

冰片 粗壮莹白大片如梅花瓣者，名梅花片佳

蛇床子 去皮壳去仁微炒，如煎汤洗病生用

木香 形如枯骨，苦口黏牙，凡入药不见火，形类犀涯，但犀涯大苦不入药，又与番白芷形相似，能杀人，番白芷成片似树皮，有点起，如包钉然

牛李子 实似五味子，色皆黑，味苦，酒拌丸蒸

马兜铃 即青木香，生园中，久腐处虚软状如狗肺，弹之紫尘喷出用，敷诸疮良

木鳖子其形似鳖，故以为名

鹤虱敷恶疮，杀虫，解砒毒，蜜汤下，虫心痛肉汁下

狼毒形似商陆，而沉水者佳

木兰即辛夷也，其气香美

羊踯躅取根刮去黏泥薄皮，取内皮，醋拌炒，伏地出火毒，入药量大人小儿用不可多服，能杀人

羊蹄根即秃菜根，以酒拌炒

芜荑果圆厚

马鞭草呼为铁扫帚，苗似狼牙，又数益母茎圆花紫，果微似蓬蒿

辛夷去心及粗皮，拭去毛，其毛射肺，令嗽，取其蕊未开者佳，凡用微炒入药

芦荟即波斯国木脂

藜芦去芦头，微炒

草龙胆去芦泥，酒拌晒

紫薇花生藤蔓，依大木至头始开，花黄赤色

夜合花似梧枝柔弱，细果而繁，其果两上相向，至暮而合，五月开，红花如系茸，至秋结荚子薄细

剪金花花红白色，子似松子，如黍粟，其果尖如小匙头，亦有如槐果者，花亦有黄紫者

黄蜀葵子凡用炒研入药

鸡冠花炒研入药，宜用白者

青葙子即野鸡冠子，花紫白，实角子黑扁小

槐花去梗炒用

槐实以铜锤打碎，将牛乳拌蒸

槐枝春取嫩枝烧存性为末，揩齿去虫

侧柏叶凡服食用酒，拌一宿炒

卷柏生用破血，炒用止血

茅根即茅笋也

白茅即茅花也

仙茅忌铁器、牛肉，凡用米泔浸去赤汁出毒，其叶青如茅，而软，稍润，面有纹理，又似棕榈，至冬枯，春初生，三月有花如栀子黄，不结子，根独茎而直，旁有细根，附生肉黄白皮，褐色

常山形如鸡骨者佳

葶苈酒拌炒

荆沥取六壮荆茎条截作尺余，平架火上烧之，两头以碗盛沥汁

竹沥用竹或苗截二尺余，架火烧之，碗盛沥

竹青用苦竹刮，取皮炒用

苦竹与淡竹同功

淡竹叶淡竹为上，苦竹欠之，余不用

竺黄间有黄白，出天竺国

棕皮烧存性用

没石子出西番，有窍者佳

夏枯草有紫白两种，白者不入药

莨菪子即浪荡子，多食令人见鬼，发狂，虽用童便煮三日夜，尚出苗，其毒可知，特载其异耳

败酱即苦荠菜，陈久佳，甘草水拌蒸二时

金星草生石上者佳，杀硫黄陀毒

芦柴根土中取出者佳，浮土上者勿用

浮萍揉取晒干，为末用

山慈菇得醋同用佳

射干阴干出土用，其花黄者是

鬼臼有毒，不入汤药

芭蕉根可生用，不入群方，捣汁涂游风上疹

芭蕉油取油法用竹筒，削尖刺入皮中受油

屋游即屋上青苔，入药煮服之

垣衣即古垣上苔，在井为之井苔

胡桐泪黄色得水便化，腹满，水调服

伏龙肝即灶心泥也

白石灰治金疮，得韭良，不入药，贴骨疽积聚

陈壁土东边朝日者佳

无名异生大食国，磨滴鸡血化为水者真

雌黄不入汤药

硇砂凡用飞，澄去上石，入瓷器中，重汤煮极热，入药如上，用杀人，慎之，其形如牙硝，光净者佳

雄黄透明者佳，人佩之辟邪，解山川虫蝎毒，物不敢伤，孕妇佩生男

铁粉即铁锈

硫黄以砂锅熔化倾入水中，出火毒用

轻粉即水银升炼成者，畏磁石，忌一切血

黄丹炒令紫色，研细用，如有砂水，飞过后炒用

水银用唾研如泥，入疮科

铜青不入汤丸，但煎膏用之

辰砂出辰州者佳，若用细研入药，须以磁石引去铁屑，次以水淘去细白砂石方用

赤铜屑出武昌，打之不裂佳，热铜不可用

秤锤凡用烧红淬酒，热服

自然铜出信州铅山县银场铜坑中，色紫重，味涩，凡入药切勿

误用方金牙，若误用杀人，火煅，醋淬七次

石燕凡用须去泥沙石，细研，水飞过入药

珍珠用无孔者佳，肉汁煮过，洗净研细入药

玛瑙色红黄，以之研木，不热者真，热者非真也

琥珀以手摩热琥珀，可拾芥者为真

胆矾出信州，其形色如鸭嘴，能匦铁为铜，是真

白矾入药有宜生用者，有宜煅熟用者

玄明粉即朴硝，炼成入药，无佐使，杀人甚速

空青出信州，其形如荔枝，中空有酱色，青翠可爱，欲取其汁，得成个全壳者，埋地中一二夜，即有汁

曾青形如黄连，外黄土色而松，内紫而坚，两头或尖小中大，或直如黄连，皆有一孔通贯者，真也

钟乳粉出道州，明白光润，轻松色如炼硝石者佳，轻薄如鹅翎管，碎之如爪甲，疑是鹅管石也

朴硝色青白佳，黄色者伤人，赤色者杀人

芒硝取朴硝淋汁，煎炼倾盆中，结芒刺有棱者

滑石白如凝脂，软活佳，须甘草和之，青黑杀人

石膏纹理白润佳，凡用火煅之

白石英大如指，长二三寸，六面削白，有光佳

紫石英明如水精，紫色连顶，如樗蒲者佳

代赭石染甲

玄精石出山西解州县，其色青白如龟背佳

青礞石煅成金色，研细用

鹅管石色白，形如鹅翎管者佳

代赭染指甲，不污皮，上青滑中紫如鸡肝者佳，用火煅醋淬七次，研细，水飞过，然后用之

蛇黄石形如弹丸，外黄内黑，醋淬煅七次

磁石引针石也，以绵裹之，能引针跳起佳

乌古瓦取塔上年深之瓦

信石不宜多用，醋煮杀其毒，此石即砒霜也

寒水石即盐之精，烧过用其末，投水中成冰

水花即水沫也

阳起石形如狼牙，云头两脚鹭鸶毛者佳，凡用，研水飞，用器盛，以纸蜜覆上，晒日下，其石自起，停纸上者为真阳起

石决明七九孔佳，十孔不用，去粗皮，盐水煮

井泉石此石如土色，形方圆不一，但重重相叠，出饶阳郡佳，研细为粉用，否则令人淋

花蕊石出陕州灵卿县，其色正黄，石中有淡白点，火煅用，性坚，加硫黄，方治金疮，不及煅为末，用火煅醋淬七次，研细，水飞过入药，出潞州，形如鹅鸭卵，有壳重叠，中有黄细末，如蒲黄，无砂石者佳，其石中之黄味甘，可服，不甘者勿用

禹余粮

塚井中水有毒，人中之立死，欲入塚井，先以鸡毛投入试之，毛直下者无毒，如回旋似下不下者为水，有毒也，以醋数斗投之，则能解其毒矣

天灵盖即死人顶骨，十字解者，阳人用阴，阴人用阳，陈久者佳，洗去泥土童便，煮炙黄为末

天生柴即孩儿骨，此药残忍伤神，以别药代

人牙齿火煅存性

人脱即手足指甲，烧黄为末用

经余即室女经水来，拭血有血布也

交余即男女交接时拭布也

血余即头发，用男子二十左右者佳，以苦参水浸一宿，取入瓶内，烧烟尽研末

紫河车即胞衣，先水洗，以针挑破青络，批去其血，次用醋煮，后加水煮烂，去筋膜，研细入药末内

裈裆胯裆即男女布裤，凡用取当阴之处，薄取方圆六七寸许，烧存性为末用之

人中白即尿桶内垢结成，火煅用，多年者佳

人中黄即人粪，烧存性为末

童便即童子尿，须用无病肥壮童子小便清净者，多服令人血反虚，无热之人慎勿多服

秋石即小便炼成者，极能破血耗血，不宜多服

淋石即人患石淋，尿中出者，收取洗净，水磨服

桑螵蛸桑树上螳螂子也，惟桑树上者入药用，二三月收，盐水浸蒸之，火炙用，否则令人泻

牡蛎入火煅通红，取出研末

海螵蛸即乌贼鱼骨

蚯蚓一名土龙，用白头者佳

蛤蚧形似守宫，守宫即蜥蜴也，凡取寸其尾，去头足，洗去鳞，酥炙用，男用雌蚧，女用雄蚧

虾蟆或炙或干为末，入药

蟾酥即老虾蟆，眉间脂汁取出，用轻粉收日晒

蝼蛄一名土狗，自出者佳，凡入药炒用，治水肿，用蝼蛄下半身甚利小便

斑蝥其足以米同炒，至米黄色，去米不用，研末入药，若生用之，即令人吐泻不止也

僵蚕蚕篚、蚕山上自死取下佳，去系嘴炒用

蜈蚣入药，炙用

天仙子即推粪黑壳虫，去翅足，火炙用

全蝎形紧小者佳，去腹中土并刺，用梢力尤甚

水蛭即蚂蟥，火炙，经年得水尤活，不可轻用

海马大小如守宫，其形似马，无足，黄褐色者佳

青虻虫取腹中有血者佳，去翅足炒用

白蜡即蜜蜡也

土蜂即大蜂，凡用在蜂房中，取头足未成者佳，以盐炒暴干用之

蜂蜜凡炼蜜必须火化开以纸覆，经宿纸上去蜡尽再焚，色变不可过度

露蜂房火炙用

蝉蜕其脱壳头上有一角，如冠状者名蝉花，佳

蛇蜕但入膏药，如入药炒焦，黄色研末用

乌蛇酒浸去头尾，炙熟去皮，膏入药，连皮亦好

白花蛇酒浸，去头尾皮骨，出蕲州，头有角口有齿尾有甲身有鳞者真

龟板大者佳

鳖甲凡用醋炙黄

穿山甲凡用烧存性，去火毒

刺猬得酒佳

蝙蝠烧存性为末，大者佳，白者可服，未白勿用

夜明砂即蝙蝠粪也

白丁香直立者为母丁香

猪胆汁与人粪同功

五灵脂生用行血，炒用止血，以酒研碎，淘去砂石，方可用

猪肾久食令人肾少子

猪齿作灰治小儿惊疾

野猪黄其黄在胆中，治金疮，止血生肌

犬肉纯黄黑为上

牛肉自死者，有大毒

狗头骨治金疮久痢

黄牛角烧存性为末服，止血，治赤白带

牡牛尿治九窍出血

牛黄今市中多是杀出肝胆中，圆黄成块者，此是嫩黄，功力薄。凡牛有黄者，皮毛光泽，眼如火色，时复鸣吼，又好照水浴水，与群行争先，善触，有力，好狂，人欲取其黄，将牛于夏日系木椿上，晒之令其热渴，以水一盆，放牛口边，与饮，等牛渴甚，欲饮而不得，久即吐黄出。令一人急以湿布蔽牛口鼻，一人急捉取黄，其牛见取其黄，即时自跌死，其黄如鸡子黄大，重叠芬芳，而轻松生时，色黄赤，干久外如乌金色，此其老黄也，多产晋地

牛胆腊月取胆入天南星末，连胆汁置当风处，用治风痰

牛乳生食令人痢，热食令人口干，勿多食，患冷人亦勿多食，患热风人宜多食

阿胶切开有红绿五色者真，凡用蛤粉炒成珠

马肉食马不饮酒能杀人，孕妇忌食

龙骨其白青白黏舌者佳，五色皆用，黑色不用

獭肝治热病，不治冷病，不可一剂用

虎精凡用先浸羊血中一宿，烘干用

虎胫骨骨中丝瓜系起者真，雄者胜，酥炙用

羚羊角或烧存性调酒，或剉入汤丸，或磨服。

犀角纸包放怀中，良久取出则捣易碎，忌盐。若磨服取角尖佳

牯犀角纹理细腻，斑白分明，一名斑，一名文犀，其角甚长，

不入药

鹿茸长四五寸，茸端如玛瑙红者，良；又要不破损，未出却血者佳，其力全在血中也，阴干不可鼻嗅，有细虫入鼻为害，用酥油涂上，以炭火灸之入药为佳

鹿角胶切寸煅煮汁熬成膏

鹿角霜

麝香凡用千日开妙，反蒜

灵猫茎非家猫即狸类，人谓狐狸麝香

兔肝治目暗，和决明子佳

兔肉多食损人阳，女食生子缺唇

乏笔头得藕汁良

诸畜筋

诸畜血

神鬼病门有八名

古云谴责，又名中恶，因名隐晦，今直述其名神鬼病也。凡犯谴责条病者，自宜内省悔过迁善，犯神鬼病者，不须用药，或从俗，或符咒治之。如神气不足，鬼邪着而为病者，宜静养气血为先，随经用药为次。

鬼脉

六部无脉，在寸口之上，大指之下，有脉动者，名曰鬼脉。

神鬼病

其症卒然心腹刺痛，即发谵语，狂乱欲死，沉沉默上谤骂露人事，人起心已知其肇，哭吟不欲见人，须从俗送鬼祟亡灵羹饭，不必祀神或符咒治之，是正理也，用朱砂书字法或葱刺法。

谴责病 见久病门

寡妇尼姑室女，邪祟交感病 见妇人门

鬼箭病

忽然一点痛不可忍，用桃树皮一片，将里面温处贴痛上，取艾一团，如胡桃大，安在桃皮上灸之，须臾痛止。

鬼击病

梦中被刺或杖打，卒然吐血衄血下血，甚者九窍出血，服升独汤。

鬼疰病 疰者住也

男妇气血皆虚，鬼邪相干，留住身中为病，名曰鬼疰病，服八毒赤丸。

卒中恶气

腹大而满，或吐血数升，脉数细死，浮缓生，用书字法葱刺法。

中忤鬼气

暮夜或登厕或野步或入空屋，忽然眼见鬼恶，或口鼻吸着恶气，其症蓦然跌倒，四肢冷，两手拳口鼻出清血，与尸厥相同，但腹不鸣，心胁俱暖，切勿移动，即令人围绕打鼓，烧安息香或苏木，候醒可移。服犀角散，朱砂、麝香（研）各一分，犀角（剉屑）四钱，共为细末，每服二钱。井华水调服，如无前件药用葱刺法。

犀角散 同前

葱刺法

用葱心黄，刺鼻孔中，汗出无血，入内七八寸，使目中出血佳，男刺左女刺右。

吹鼻法

令病人仰卧，以物塞两耳，将芦管纳病人鼻中，使两人吹气入内，塞口无令气出，半日病人醒，勿复吹。

书字法

用朱砂书鬼字在舌上、额上。

菖蒲灌法

菖蒲根绞①汁灌之，立瘥。尸厥并卒死，脉尚动，听其耳中如微语声，股间暖者是也，以此法治之。

八毒赤丸

雄黄研　矾研　朱砂研　牡丹皮　附子炮　藜芦　巴豆各一两　蜈蚣一条

上为细末，炼蜜为丸，如小豆大，每服五七丸至十丸，冷水送下，病不愈再服。

升独汤

升麻　独活　续断　地黄各五钱　官桂一钱

上为细末，每服二钱，食前白滚汤送下，一日服三次。

---

① 原作"搅"，据文意改。

卷之十

女科有二百三十六名

杂症与男子同，不重出矣，惟女流嗜欲多于丈夫，生病倍于男子，况性偏执，更有胎前产后经水行闭不调，赤白带下癥瘕。寡妇尼姑室女成胎不受胎，各各之异，忌用应用之药，与男子之剂不同，及女人在床帏之中，望闻问切四者之要但得切脉之一，故云宁医十男子，莫医一妇人。斯言甚善，治疗是科倍加意焉。

难成胎脉二道

沉，细。

易成胎脉二道

滑，大。

已成胎脉三道①

尺部脉不绝。左疾男，右疾女。

产后生脉四道

缓滑，沉重，沉细，跗骨不绝。

产后死脉六道

实大弦急，寸口涩紧，坚牢。

胎前死症一名

乳哭未生育之前有乳汁出者名曰乳哭

---

① 三道：原文缺失，据后文补。

临产死症三名辨验子死腹中，法开治法内

唇口俱青，口两边沫出，身重，寒热，舌下青黑，舌上冷，主母子皆死。

面青舌赤，口出沫，主母死。

面赤，舌青色，主子死。

产后难治症一名

房劳。

产后死症二名

气急猫声，面生黑靥。

经漏并赤白带生脉四道

虚，滑，迟，小。

经漏并赤白带死脉四道

大，紧，数，急疾。

经漏并赤白带难治脉一道

浮脉。

治法

凡胎前用验胎法，如胎前三个月经水不来，用探胎饮，以川芎一两，蕲艾八分，水二钟，煎八分，夜半服，五更或平明腹内微动者是胎，不动者非也。如小腹内动者，又非是胎，乃血瘕也。

凡暑月临产有二，一，暑入产户，大发热，其脉虚疾，而大恶露不行，败血攻心，狂言叫呼奔走，拿捉不住，用干荷叶、生地、牡丹皮浓煎汤调下，生蒲黄二钱，一服立定，恶露即下，不愈再服。二，夏月宜在房外烧红砖，取进房，以醋泼之，以防血晕，不可在房内烧火。

凡冬月临产有二，一，寒入产门，脐下胀满，手不可近，

此寒疝也，若谓有瘀血，非其治也。用当归二钱，生姜一两，精羊肉四两，陈皮五钱，水三碗，酒少许，煎二碗，分二次服。二，淋洗法，用吴茱萸、紫苏煎汤淋洗脐腹产户，即下。

凡临产或不产俱有血晕之症，坏人甚速，常令抱产妇腰，儿即顺生。

凡难产如平日胎漏，当时胞水放竭，难产（用油蜜），以清油、好蜜各半碗，同煎数沸温服，胎滑即下，助血即效。

凡难产用药六七日不下，垂死及交骨不开。

川芎　当归各一两　自死龟板酥炙，一个　妇人发一把

烧灰共为粗末，每服五钱，水钟半，煎服，约人行五里，不问生死，胎立下。又用云母石细研，澄过取团如鸡子，临时取四钱，酒下。到口即产。

凡难产用法以皂角末少许，吹鼻中，令嚏即产。二，难产灸法，药不能验，急于产母右脚小指尖头上，艾灸如麦粒大，灸三壮，立产。

凡子死腹中验法，须验腹间冷痛，身体寒热，小便沫出，苔上冷，舌上冷，指甲与舌皆青黑色，腹胀闷甚者，口中作屎臭，其用法有一，用药有一。一，以牡牛粪炒大热，入醋半盏，将青布裹包于脐上下熨之，立下。二，虽数日子死腹内，母气欲绝者，杜牛膝三两，紫金藤七钱，肉桂二钱，当归四钱，葵子七钱，麝五分为末，米饮丸如梧桐子大，朱砂为衣，每服七十丸，乳香煎汤，吞一，屡验。

凡催生用法有二：一有贴脐法，雄黄朱砂各钱半，蓖麻四十粒去皮，蛇蜕一尺，为末，浆水饭和丸如弹子大，临产时先以椒汤淋洗脐下，次以药安脐中，用纸数重盖药，以布系之。须臾，急生，速取去脐中药，不可迟。二，临产催生，蓖麻子

去壳研细，涂两足心，产下即洗去。若去迟或不取，则肠出，肠出又将此药贴头顶心，用百粒亦不妨。

凡催生，用药有三，用法有三：

一，催生多用滑利迅速之药，如兔脑、笔头灰、努牙、蛇皮等药；二，催生若水血先下，子道干涩，不能下者，如猪脂、蜜油、酒、葱白、葵子、牛乳、榆白皮、滑石是也；三，催生若稽停，劳动已久，风冷乘虚入于胞胎，使气血凝滞而不下者，如牛膝、葱、桂是也。

凡产时未急，不可强服催生药，其欲产时，先待胞浆水破，腰腹疼痛作阵，眼中火生，此是胎已离经，儿逼产门，始进催生药，葵子（研）半合，当归三钱，煎服，屡效如神。

催生丹治生理不顺，产育艰难，或横生或逆生，大有神效。麝香研一匙，通明乳香一钱。

上以腊月兔脑和丸，如芡实大，阴干用纸密封，每服一丸，温汤下，立产。男左女右，手中握药丸汤布熨胞间自然便下，如用冷水喷灌，激住败血必死。

凡产毕有五，一，不可久上怵卧闭目，勿令侧卧；二，令两人扶住，用手从心下轻轻摩按至小腹，一日间六七次，恶血皆下，三日乃止，醋炭旧漆要烧七日；三，不问腹疼不疼，有无疾病，用童子小便一盏，酒少许，温暖服，一日内服五六次；四，就与温软白粥一味，不可大饱，渐渐增加；五，七日内不可洗手面，一月内不可梳头，一百二十日不可劳力过度。

凡产后病大率有三症，血虚火动，败血妄行，饮食停伤。

凡产后血晕之症有三，宜仔细辨症用药。一，下血少而晕者乃恶露上抢于心，心下满急，神昏口噤，不知人事，宜破血行血，用异神散；二，下血多而晕者，但神昏烦乱而已，宜补血清心，川芎当归各六钱煎服；三，有用心用力过多而晕者，宜补气，加香附。

凡产后血晕又无他症而晕者有六，一，素多风疾，因产损血，乘而晕者，用四物汤加防风、羌活。二，若晕闷热多者加独活、柴胡。三，下血多，气虚极，晕不知人事，不止者，则杀人。如作暗风治误矣，宜服清魂散。

人参一钱　泽兰叶一钱　荆芥四钱　川芎二钱　甘草八分

为末，每用二钱，酒、白滚汤各半急灌之，醒，黑龙丹亦妙。四，气血俱虚不能制痰与火，火与痰皆泛上，头眩之状而晕者，用二陈汤，随加补气血药。五，眩晕须量虚实，若宿有痰饮不除，产后多致眩晕，又兼血气虚弱而使血逆上攻，此又非清魂散可治。六，先取醋涂口鼻，仍置醋于面前，使闻其气兼细口灌饮之，此为上法。

胎前症有二十八名

恶阻有孕恶心，阻其饮食是也，多从痰治，瘦人是热

心闷，吐逆，头眩，四肢怠惰烦疼，恶寒自汗发黄，服茯苓半夏汤。

胎动

或因顿仆不安，或抢心，或腰腹疼，或去血，服胶艾汤。

胎伤

房劳，或自高坠下，或重物所压腹疼下血，或胃虚呕逆，服佛手散、安胎散各半。

胎热

心脾壅热，咽干，口苦渴，烦闷多惊，服知母饮。

胎冷

腹胀痛引两胁，小便频数，大便虚滑，服安胎和气散。

胎漏

或因房事下血，服枳壳汤、二黄散各半，或服桑寄生散。

胎虚

肝经血少，风热上攻，眼目带吊失明，服天门冬饮子。

胎痛

胎寒腹痛，服地黄当归汤。

胎肥

妊娠胎气壅盛，常服枳壳散，滑胎易产，八月常服，养胎、益血、安和子脏、易产。

胎萎

宿有风冷，胎气不长，或失调理，动伤胎气，服安胎白术散。

子烦

心惊胆怯，终日烦闷，服竹叶汤。

子肿

面目虚浮，肢体重，如水气，服全生方。

子气

成胎三月后，两脚面渐肿至腿膝，及喘闷，饮食不美，状似水气，或脚趾有黄水出，服天仙藤散。

子悬

胎气不和，凑上心，腹胀满疼痛，服紫苏饮。

子淋

小便涩少，遂成淋涩，服安荣散。

子痫

中风，头项强直，筋脉挛急，言语謇涩，痰涎不利，或时发搐，不省人事，服羊角散。

子遗

小便不禁，服桑螵蛸散或白薇散。

子哭

儿在腹中哭，用空房鼠穴中土一块，令妊妇噙之即止。又方：用黄连浓煎，母哈之。一云脐带上疙瘩乃儿口中含者，因妊妇登高取物脱出儿口，以此作声，令曲腰在地拾物，使儿复得吞入口中即止。

转胞

小便不通，服四物汤参术饮各半，探吐法出，又不愈，又服独胜散。

吉胎 附病见凶变吉

平日无病，交第三个月，服安胎饮，第八个月服束胎丸，第九个月服束胎散，第十个月服枳壳散，分娩后服佛手散 胎前第九个月不语者，不须服药，交十个月则愈。

鬼胎

癥瘕痞块，有似孕妇，服枳壳槟榔散。又鬼胎孕妇如抱一瓮，服斩鬼丹。

妊娠五七个月，宜服安胎饮，数服可保全产，若日月未至而痛如欲产者，用知母为末，蜜丸如芡实大，酒化下。

妊妇伤风咳嗽不已

用华盖散，如嗽痰中见红者，用款花膏，不可服犯胎气药，加阿胶五六分亦通。

妊娠伤寒

汗下后饮食减少，血虚者，服四物汤、四君子汤。

妊娠伤寒

中风，表虚自汗，头疼项强，身热恶寒，脉浮弱，服四物汤加桂枝、地骨皮各一钱。

妊娠伤寒

头疼，身热，无汗，脉浮紧，服四物汤加麻黄一钱，细辛三分。

妊娠伤寒

中风湿之气，肢节烦疼，面热，头疼，脉浮，服四物汤加防风、苍术各一钱。

妊娠伤寒

下后过经不愈，温毒发斑如锦纹，服四物汤加升麻、连翘。

妊娠伤寒

胸胁满痛，脉弦，少阳头昏项强，服四物汤加柴胡、黄芩各一钱。

妊娠伤寒

大便硬，小便赤，气满，脉沉数，急下之，服四物汤，加大黄三钱，桃仁十粒（炒）。

妊娠伤寒

汗下后咳嗽不止，服四物汤，加人参一钱，五味子七粒（炒）。

妊娠伤寒

汗下后，虚痞胀满，服四物汤，加厚朴、枳实。

妊娠伤寒

汗下后不得眠者，服四物汤加栀子、黄芩。

妊娠伤寒

身热大渴，蒸蒸而烦，脉长大，服四物汤，加石膏、知母。

妊娠伤寒

小便不利，服四物汤，加茯苓、泽泻各三钱。

妊娠伤寒

小便赤如血状，服四物汤，加琥珀、茯苓各三钱。

妊娠伤寒

四肢拘急，身凉，微汗，腹中痛，脉沉迟，服四物汤加桂、附子（炮去皮脐）。

妊娠伤寒

汗下后血漏不止，胎气损者，服四物汤，加阿胶、蛤粉（炒）、艾。

妊娠伤寒

蓄血症不宜用堕胎药，止宜四物汤加生地、大黄。

妊娠伤寒护胎法

用井底泥、青黛、伏龙肝各为末，调匀涂于孕妇脐中，二寸厚，如干再涂上，以保胎孕也。

妊娠伤寒禁忌药三十七味

蚖班，水蛭，虻虫，乌头，附子，天雄，桂，野葛，水银，巴豆，牛膝，薏苡，蜈蚣，三棱，代赭，芫花，大戟，蛇蜕，雌雄黄，礞硝，芒硝，丹皮，槐花，牵牛，皂角，半夏，南星，通草，瞿麦，干姜，桃仁，硼砂，干漆，蟹爪，地胆，茅根，麝香。

堕胎 有四条

三个月堕胎

三月男女分，相火养胎属热，易堕，轮此月宜服安胎饮。

血气虚堕胎

血气虚乏，不能养胎，譬如枝枯叶落，服安胎饮，倍加人参、当归。

劳恐等堕胎

劳伤脾，血无化源，恐伤肾，胎无资固，譬如风撼木，人折枝，服安胎饮坚孕，惟免劳喜，自调摄则吉。

半堕胎又名半产，亦在随列

血气虚弱，不足月堕，服芎劳补中汤。

堕胎方

有孕二三月，欲去胎者，服肉桂、牛膝各一两，瞿麦五钱，花粉一两二钱，善而去之。

毒药堕胎症

妇人有孕而故服毒药攻胎，致药毒冲心，牙关紧急，两手强直，握拳头低自汗，身微热，与中风相似，脉浮数，医者不识，作风治，必损。宜用白扁豆一味，生，研末，以新汲水灌之。

难产九条凡难产用药，另开方在后，随时取用

胎肥壅盛难产

平日有痰积胞门，服枳壳散。

瘦人血少难产

平日火多血不足，服无忧散。

横生难产

儿头向上，脚垂下，服催生丹，针刺法，盐涂法。

胎干难产

或血暴下以致胎干，服半夏汤。

肥人勤劳难产

肥胖人因劳役动伤胎气，服紫苏饮加补气药。

郁闷难产

因七情气郁，服达生散，加川芎、香附。

安逸难产

平日使孕妇举动则吉如安逸太过则难产，服达生散。

恶阻难产

余血结成块，俗名为儿枕，败血裹其子宫，服益母丸，童便、酒各七分化下，又用当归、桂、玄胡索等分为末，每服二钱，酒送下。

附盘肠产

临产肠先出，后见下肠不收，用醋半盏，水七分，调喷妇面，喷一口缩肠一分，再喷两口肠缩尽为度。又方：用半夏为末，吹入鼻中，亦即收也。

坐产

此言儿欲生时，当从高处牢系手巾一条，令产母以手攀之，轻轻屈足，如坐，令见生下，非是产母，临生儿时坐着一物，若如此，反抵儿路不能生矣。

附胞衣不下取法

余血流入胎衣，则难出，其症面垢，颊赤，寒热，有盗汗，连脐坚胀痛，甚易杀人，服牛膝汤，胞即烂下，不下再服半夏汤。

产后有七十二名

产后烦闷虚热

血伤为风邪所乘，气不宣而痞塞，生热烦闷，口干多饮，服生地黄汤。

产后虚烦

去血多则阴虚生热，其症心胸躁满，短气，骨节痛，晡时则作，用蒲黄隔纸炒赤，冷熟汤调下。

产后虚赢喘促寒热如疟名曰蓐劳

用猪肾切去筋膜　淡豉　人参　当归　糯米　葱白
水煎服。

产后虚烦头痛欲死闷乱不解

用麦门冬、石膏、淡竹茹水煎服。

产后败血腹中时时刺痛

用四物汤去熟地加人参、干姜（炒黑）、甘草。

产后下血不尽

腹痛不可忍，服桃仁散。

产后血上冲心

血上冲心，血刺血晕血气腹痛，服卷荷散。

产后血晕

血晕不知人事，服清魂散，用前熏法。

产后泻血

下血或紫或红或黑，益母丸枣汤下。

产后血伤肺嗽

败血上攻，流于肺经咳嗽，二母散。

产后面黑发喘欲死

血入于肺，以致面黑，发喘欲死者，服参苏饮。

产后暗风

产后三日，起卧不得，眼前花黑，因血气未定，走运五脏，入肝目昏，或口干烦渴闷乱，如见鬼狂言，不省人事，服益母丸，童便酒薄荷汤各半化下，或服清魂散，用前熏法。

产后中风

牙关紧急，半身不遂，失音不语，服益母丸，童便、酒各半化下。

产后中寒

遍体手足俱冷，强直，口噤不识人事，用白术四两，酒二升，煎一升，顿服之。

产后感冒咳嗽

感风寒，咳嗽喘满，痰涎壅塞，服旋覆汤。

产后暮发热

日间平妥，暮则发热憎寒，用四物汤去芍药加软柴胡三分。

产后诸风

痿挛无力，服血风汤。

产后遍体疼痛

产后百脉开张，血脉流走气弱，则经络肌腠之间血滞，致骨节不利，筋急，腰难转侧，手足难动，身热头痛，不可误作伤寒治，服趁痛散。

产后太阳痛

两太阳痛，呵欠，心忡，气短，肌瘦，不思饮食，身热，手足顽麻，百节疼，服益母丸，米饮汤下。

产后面垢

面垢颜赤，五心烦热，或结成血块，脐腹奔痛，时发寒热，或冷汗，服益母丸，童便、酒各半。

产后二便不通

大小便不通，烦热口苦，服益母丸、薄荷汤。

产后小便数及遗尿

用桑螵蛸五钱，龙骨一两，为末，米饮调下二钱。

产后带下

不论赤白带，服益母丸、胶艾汤下。

产后经水

月水不调，服益母丸，温酒下。

产后口干心闷

血气未定，食面太早，积滞在内，口干心闷，烦渴热燥，或两太阳穴痛，呵欠，怔忡，气短肌瘦，不思饮食，血风，手足顽麻，百节痛，服益母丸，米饮童便各半下。

产后浮肿

四肢浮肿疼，咳嗽，败血渗入四肢，化为脓状，或喘，或小便涩，或咳嗽，胸膈不利，恶心，口吐酸水，两目浮，两胁痛，举动乏力，服益母丸，温酒下。

产后寒热往来

寒热往来，败血入心则热，入脾则寒，状如疟状，脐腹作疼或作聋，服益母丸，温米饮下。

产后虚烦不得眠

用熟地、当归、栀子、香豉，水煎服。

产后吃噫

用白豆蔻、丁香、伏龙肝为末，以桃仁、吴茱萸煎汤调下一钱，如人行五里，又再服。

产后咳逆三日不止，欲死者

以桂心半两，姜汁三合，煎取二合，先以火灸背，摩令热，涂药尽为妙。

产后霍乱

气血俱伤，脏腑虚损，或饮食不消，触冒风冷，致阴阳不顺，清浊相干，气乱于肠胃之间，真邪相传，冷热不调，上吐下利，渴饮水者，五苓散。寒多不饮水者，用理中丸。

产后霍乱

吐利腹疼烦渴，手足逆冷，用白术散。

产后呕吐

脾胃受血气所伤，胁满闷，呕吐恶心，服如圣汤。

产后阴阳不和

乍寒乍热，恶露停滞胞络亦能令人寒热，但小腹极痛为异，服□

产后痢疾

未经月满，或误食物与血相攻击前所积，因而成痢，服化积丸，枣汤下。

产后便涩痢

下痢腹痛，小便涩，服良方。

产后脓痢

下脓多血与尿少，服宣明白术汤。

产后血痢

下血不止，服宣明三圣散。

产后大便闭

大便闭，口苦，烦渴不语，因败血冲心，服益母丸，加红花、枳实末各七分，童便、酒各半送下。

产后崩中

恶血崩漏，状如泉水，服瑞莲散。

产后吐逆不止

吐逆，胸膈虚胀，因败血停于脾胃，服益母丸，加三七末一钱，温酒化下。

产后鼻衄口干

鼻衄，口干舌黑，因心脏热，服益母丸加三七末一钱，童便、酒各半化下。

产后不语

不语因虚弱停积败血闭于心窍，服八珍散。

产后虚劳

去血过多，血虚生内热，其症心虚烦满，呼吸短气，头疼闷乱，晡时转甚，与大病虚烦相类，服参归散。

产后虚烦不止

虚渴不止，少气脚弱，眼眩，饮食无味，服熟地黄汤。

产后疟痢多寒

寒热相半或寒偏多者，服生熟饮子。

产后疟痢多热

寒热相半，热偏多者，服草果饮子。

产后头疼

头疼不止，服川芎散。

产后怔忡

怔忡不定，言语错乱，服茯苓散。

产后发热盗汗

因阴虚所致，气血不足，服人参汤。

产后肉冷汗不止

下血多，虚极生风，唇青肉冷，汗不止，服济生丹。

产后汗不止

服黄芪汤，外用扑法。

产后蓐劳发热，汗出不止

用参、芪、术各五钱，茯苓、牡蛎、麻黄根各四钱，用童子鸡一只，以水同药煎服。

产后汗出太甚

血虚为风邪所抟，若两手拭不及者，不可治。

产后气急猫声

气急猫声因败血冲心，入喉中，万无一生矣。

产后面黑生黑魘①

面黑即遍身生黑魘，因败血入皮肤，万无一生。

产后房劳

百日内劳动或伤房事，如中风初病之状，眼涩，腰强，筋急角张，牙关紧急，皆自伤犯耳。

产后心腹痛

心腹绞痛欲绝，服失笑散。

产后喉痛

四物汤加人参（蜜炙）、黄柏、竹沥、荆芥。

产后因气腹大如抱瓮

四物汤加丹皮、枳壳、乌药、香附、木通、滑石、红花、蓬术、玄胡索、桂。

产后乍见鬼神

心主血脉，污血妄行，触心上，无所主，故恍惚如见鬼神，用调经散。

产后三月后恶露不止，腹疼

用芎、归、香附、青皮、芍药、阿胶、艾、地榆、蒲黄。

产后四五十日怒气恶露不止，如米粒块淡红色

用四物汤加丹皮、红花、青皮、蒲黄、黄芩。

---

① 黑魘：被许多密集的黑色物体覆盖。

小产后血下久不止

用芎、归、参、芪、白术、香附、砂仁、青皮、阿胶、艾。

小产后心腹疼痛

四物汤加红花、香附、丹皮、玄胡索、青皮。

产后胞损

胞损成淋沥，服参术膏，煎猪羊胞汤极饥时服之。

产后子宫不闭

用补中益气汤加醋、附、半夏、酒芩，身热加酒柏，或用荆芥、臭椿皮、藿香煎汤熏洗。

产后生肠不收

用蓖麻子去皮捣烂，敷头顶立上，肠上速即取下蓖麻。

产后子宫痛不可忍

用五倍白矾为末，温汤泡洗，干掺亦可。

产后阴户脱出

四物汤加龙骨末少许煎服，如不愈加白术、黄芪、升麻，再煎服。

产后阴户垂出肉线

先服失笑散数帖，仍用生姜三斤去皮捣烂，以油同煎，干炒焦为度，绢裹，姜熏肉线两日夜，肉线屈曲作团，纳入阴户熏，此缘服催生药太早惊动，未离经而用力太过，致肤膜有伤，见此疾。

儿枕痛

此由胎中宿有血块，产时血破与儿俱下，则无患，若腹有风冷则血滞而不能流通，是以结聚疼痛，病名见儿枕，用五灵脂末慢火熬温酒，调下二钱。又方：蒲黄隔纸炒研，服二钱，米饮调下。又方：陈蟹壳烧灰，酒调服。

胎前产后乳症六名

无子食乳成病，一名失，开附后。

胎前乳哭

开前死症条下

产后乳脉不行

乳脉不行，身壮热，头疼，目昏，大便涩，服玉露散。下乳汁用木通半斤，猪蹄一只同煮食之。

产后吹乳

吹乳肿痛，头疼发热，皂蛤散。

产后妬乳①

妬乳并痛，服连翘汤。

产后乳悬

两乳伸长细小直至小腹，痛不可忍，存亡须臾间，用芎、归二味瓦器内水浓煎，不拘时频服之，再以芎、归烧烟，令病人鼻吸烟气，蓖麻子一粒，用冷水磨涂头顶心，片时即洗去。

乳头破裂

以苎麻根捣传之，愈。又方：鹿角烧灰，酒涂或石上磨浓汁涂之。

乳母但觉小便短少，即是病，须服调理药。

经水不行十六名

月水不来，胞脉闭也，因脾胃气血俱虚以致经水不行。

脂满经闭

因躯肥满闭胞门，服导痰汤加黄连、川芎，不可服地黄。

---

① 妬乳：乳汁郁积之病证。

血竭经闭宜泻胃中燥热，补气血，经自行

肌肉消瘦，时见渴燥，服四物汤加红花。

血枯经闭调血脉，除胞中火邪，经自行矣

渴燥时见大便闭涩，小便虽清不利，服加味四物汤，瘦人加桃仁、红花。

癥瘕经闭

小肠移热于大肠，则经水沉滞不行，服良方通经丸。

经月经闭

或三四月不行或一月再至，服当归散。

劳心经闭

心火炎上，月水不来，治宜安心补血泻火，经自行。

经年经闭因血气寒积结胞门，经络凝坚

唾涎久则成肺痈，形瘦或盘结远脐或两胁下小腹寒疝，痛引腰脊。服□

数年经闭

发寒热或喘，治宜凉血和血，经自行矣。

胎产经闭失血太过，血难成易亏，故经不行

或经堕胎或多生育，服滋阴丸。

潮热经闭

久患潮热，因热烁血，故经不行，服清热滋荣调经丸。

盗汗经闭汗乃心之液□□则血少经不行矣

久发盗汗，服滋阴丸。

食少经闭血乃饮食所化，食少则血少，故经不行矣

胃气不和，饮食减少，服和胃健脾进食丸。

七情经闭

因七情伤心，心气停结，故血闭不行，治宜调心气，通心

经，使血生经自行矣。

寒邪经闭由寒气客于血故血凝不行

绕脐绵绵痛，其脉沉紧，服桂枝桃仁汤。

结积经闭

经不行，结积在脐下如覆，服地黄通经丸。

撮痛经闭

血气撮痛，月水不行，预先呕吐疼痛，服瑞金散。

经水不行用法立通

用皂角末、红枣肉等分为丸，如芡实大，葱白一根破作四节，裹药入阴户中，立通。三四个月胎孕，亦用此药立应。

经漏不止又名崩中有十一名

热则流通，虚则下漏，故血忽然而来，急治其标，用白芷汤调服百草霜，甚者棕灰，或猪头骨灰，或五灵脂半生半炒俱用，酒调服后以四物汤加炒黑干姜少许调补之，缓则四物汤、芩、连、人参、香附，四物汤加荆芥止血神效。

动湿经漏

或饮食劳倦，或素有心气不足，是火乘肝，动湿，脉弦急大，服东垣升阳除湿汤。

阴虚经漏

肾水阴虚不能镇守胞络相火，故血漏下，服凉血地黄汤。

劳伤经漏

气血劳伤，非时崩下，食少，脐腹疼痛，脉迟弱，服伏龙肝散。

经漏过多

下气太过，或气逆心闷，服茯苓补心汤、四物汤合参苏饮。

经漏鲜红

下血鲜红不止，或因劳役脾胃虚损，气短气逆，自汗不止，身热食懒，大便或涩，体倦无力，服当归芍药汤。

经漏紫黑

下血紫黑或夏月如腐肉臭，脉虚洪数，腰痛，脐下痛，临行先是寒热往来，两胁急缩，兼四肢困倦，心烦不得眠，服小蓟汤，不愈再服一笑散。

经漏沸溢

阴虚阳乘，天暑地热，故血溢沸，服黄芩汤。

经漏暴下不止

暴下片血不止，不限年月远近，服牡蛎散。

经漏经年

服香附二两（炒），赤莲壳五个（烧存性为末），每服二钱，空心陈米饮调下，不愈再服奇效四物汤。

经漏五色

崩漏不止，或五色，或如豆汁，或如猪肝，或瘀血脐腹胀痛，头晕眼花，久不止令人黄瘦，口干，胸烦不食，服地榆三两，醋一升，煮十余沸，食前稍热服一合，不愈再服镇宫丸。

经漏逆行

或血腥气，或吐血，或唾，服韭菜自然汁。

经水不调 有十二名

先期过期或闭不行，皆可以成病也。凡论月水俱言风冷乘之，经云亢则害承乃制，热甚则兼水化。凡妇人性偏欲，倍厥阴之火，无日不起，非热而何。

经水先期来

是血热也，四物汤加黄连。

经水过期来

是血不足也，服滋荣调经丸。

经水将行作痛

是血滞也，四物汤去地黄加青皮、桃仁、黄连、香附。

经水行后作痛

是气血俱虚也，服四物汤合四君子汤。

经水成块

是气之凝，亦有热也，四物汤加丹皮、青皮、香附、黄连、柴胡。

经水色淡

是虚也，有水混者，亦有痰者，四物汤去地黄加二陈汤。

经水紫色

是气之热也，四物汤加黄连、柴胡。

经水黑色

是热之甚也，四物汤加香附、黄连。

经水错经妄行

是气之乱也，服绀珠正气天香汤去干姜加犀角、地黄。

经水适断适来

或有往来寒热，先服小柴胡汤，以四物汤和之，若腹中坚痛，不能行动，体倦不食，服桃仁散。

经水过多

肥人痰多，阻滞血海，因而下多，目必渐昏，服南星、苍术、川芎、香附、黄连、白术等分即愈。

经水淋漓不断

劳伤，血气冲，任脉虚，月水过多，胶艾汤。

赤白带下十七名

脐之下三寸，有任督二脉，任脉是血，督脉是气，任脉走胞上，过腰间带脉，故名曰带，淋沥如精之状，男子从玉茎而下，女子从玉户绵绵而出，且不痛。间或有痛者，壅塞也。患病之本有十七名，标病之状，止于五色，伤肺白如涕，伤心赤如津，伤脾黄如烂瓜，伤肝青如泥，伤肾黑如衃血。此症赤白皆属血出大小肠之分，须用四物为主，春加防风，倍川芎，夏加黄芩，倍芍药，秋加天门冬，倍地黄，冬加桂，倍当归，随得病之因而用药耳。

实脉三道

两手脉滑大数有力为有余之症。

虚脉五道

两手脉微细沉紧涩或洪大无力为不足之症。

胞脉带下

实热结于任脉，津液涌溢，其症头目昏眩，口苦舌干，咽嗌不利，小便赤涩，大便闭滞，服十枣汤，下之后服玄胡散调下。

产后带下

产后起早不避风邪，或寒或热，入于胞门，服四物汤去芍药地黄（姜炒），加防风、升麻、柴胡、羌活、天花粉。

阴虚阳竭带下

阴虚阳竭，荣气不升，经脉凝泣，卫气下陷，精气累滞于下焦，奇经之分蕴积而成，服卫生汤加升麻、柴胡、橘红。

酒色带下

醉饱房劳或服燥药食物，服四物汤加天花粉、门冬、白术、黄柏、知母。

思想带下

思想无穷，所愿不得，意淫于外，入房太甚，发为筋痿，及为白淫，谓白淫积如精之状。此症服药不效，须先告之其死，使其心灰，不去思想，方用劫药，服就肝散。

惊恐带下

或因惊恐而水乘脾土，浊液下流，服扁连汤。

湿热带下

各经湿热流寄于小腹之下，而为带，服宣明导水丸。

血虚带下

崩中血少，复亡其阳，故白滑之物下流不止，服固真汤。

痰积带下

胃中痰积流下，渗入膀胱，服二陈汤加苓、白术、升麻、柴胡，不愈用升提吐法。

肾肝带下

阴淫之湿盛，服固肠汤。

阴痛带下

白带下阴户痛，心急疼，身黄皮缓，身重，阴中如水，服升阳燥湿汤。

五色带

或三四色或四五色，服胶艾汤。

㿗疝带下

㿗疝白带下注脚气，腰以下水冷，厚衣火烘尤寒，面白如枯鱼，肌瘦，小①便与白带常常流不禁，服酒煮当归丸。

---

① 小：原作"心"，据《兰室秘藏·卷中》改。

悲寒带下

白带腥臭，多悲不乐，大寒，服桂附汤。

年高带下

年高妇人带下，以四物汤为末，蜜丸桐子大，空心米饮下四十九丸。

寒湿带下

白带久下不止，脐腹冷痛，阴户亦然，目中溜火，视物恍然，无见牙齿，恶热饮痛，须用黄连末擦之乃止，服固真丸。

癥瘕 六名

癥者，坚也，瘕者，假也，假物以成形，故有七癥八瘕之名，经论并无十五名，但有蛟蛇血肉鳖虱米等七症，初非定名，偶因食物相感而致患耳，妇人由三因动伤五脏气血，气血不流而停滞，故为癥瘕。男子为七疝，女子为癥瘕，非大辛之剂不能已。名虽异而病则同。前人施治亦未见有分其异同者，故选三日俱备经治丸，用之相同多矣。

癥

腹中坚硬，按之应手，谓之癥也，服见晛丸，总治诸癥。

瘕

腹虽硬而忽聚忽散，腹内坚痛，未及癥，服见晛丸，总治诸瘕。

肉瘕

或禽兽血肉发虱等有形之物，过食停滞，假血而成，不必泥此，属血病，服积气丹。

血瘕

食饮食间□中留聚，假血而成，不必泥此，属血病，服积气丹。

痣瘕

血涩不利，月事沉滞不行，服良方通经丸。

繁瘕

寒气客于大肠，故卫气不荣，有所击正而结瘕在内，恶气乃起，息肉乃生，渐大腹怀子，按之则坚，推之则移，久不已，是名肠蕈，先气病血不病，故月事不断，以时而下，服晞露丸。

石瘕

生于胞中，寒气客子门，恶气不散，衃血①渐大，状如怀子，月事不以时下，此气先病而血后病，服见睍丸。

食瘕

呕吐辛酸，服感应丸。

肝瘕

积心腹间，小如拳大，如杯碗不消，渐上抢心及心胁胀满，绕脐痛，不可忍，服保安丸。

热瘕

或有阳气郁结，怫热壅滞而坚硬不消者，非是寒癥瘕也。

寡妇尼姑室女四名

思慕

思男子不得聚合，独阴无阳，以致阴阳交争，乍寒乍热，状似疟类，久则成痨，黄肿，无药可治，要自散郁，服白圣丹。

夜梦鬼交

时常怕见人，不时若与人争忤状，或时独笑或时悲泣者是也，久作癥瘕或成鬼胎。用松脂三两（炒干另研），雄黄一两

---

① 衃血：凝固呈赤黑色的败血。《素问·五藏生成论》："赤如衃血者死。"王冰注："衃血，谓败恶凝聚之血，色赤黑也。"

（另研），熔化入安息香末、虎爪末五钱，水和丸弹子大，患人裸身坐焙笼上，四围以衣遮盖，下用火炉烧药一丸，熏之，甚者不过五丸，其脉伏迟或鸟啄，皆鬼邪为病，颜色不变，亦此候也。

慈恋爱憎妒悲郁

郁不能释，兼肝脉弦，多因血盛得白浊，痰逆头风膈气痞闷面黔脊瘦等症，服白圣丹。

室女带下更有三名

有因经水初下阴中，有热当风扇者；

二有太冲脉气盛则内热，以寒水洗①之者；

三有乍见经行，一时惊悸者，以上三带各随得病因治之。

成胎一条

经事五日后，阴户微痒，子门已开，一日二日三日间阳精施去，胞中阴血随后裹精，乾道成男；四日五日六日七日间，阴血先在胞中，阳精后施去裹血，坤道成女，过此日期，血虽足，精虽厚，并不成胎矣。

胎渐成脏腑轮次养胎

一月精血凝于子宫，肝经养之。

二月胎形成胚，胆经养之。

三月成形男女分，阳神为魂，木生火，包络经养之。

四月形遂俱，阴灵为魄，三焦经养之。

五月筋骨成，五行分五脏，火生土，脾经养之。

六月毛发生，六律定，六腑足，胃经养之。

七月七情开，七窍通，光明儿能左手，土生金，肺经养之。

---

① 洗：原文缺，据《奇效良方·卷之六十三》补。

八月八景神具，济真灵儿能右手，大肠经养之。

九月在胎中，三转身，宫室罗布以定精，肾经养之。

十月受气足，万象成，膀胱经养之。

自肝为始，脏腑相滋，各养三十日，心与小肠二经不在十月养胎之列，为平居之日，在下为月水，有胎之时，在上为乳汁，故不养于胎也。

不受胎

一白带。

二赤带。

三经水不利。

四阴蚀。

五子脏坚。

六子门癖即石瘕。

七阴阳患痛。

八小腹寒痛。

九子门闭。

十子宫冷。

十一子脏酸疼。

十二梦与魂交。

以上并服龙骨散。

十三女血不足，服四制香附丸加四物汤。

十四男子精寒，服补肾丸加肉苁蓉。

十五男子精薄，服补肾丸。

十六瘦人子宫干涩，服四物汤加香附、黄芩为丸。

十七肥人躯脂满溢子宫，导痰汤加川芎、滑石。

十八经事后十三日，子宫闭，虽不犯前条亦不受胎也。

断孕法一条

妇人生育不顺怕产者，服九龙丹。

枸杞子　金樱子　山楂肉　佛座须　熟地黄　芡实　白茯苓　当归各等分

为末，酒糊丸如梧子大，每服五十丸，淡盐汤空心送下。

附无子食乳

乳不消散，令人恶寒发热，用麦芽（炒）二两，为末，作四服，汤送下，如乳硬加滑石、瓜蒌、甘草。

种子法

士庶无子，欲求嗣者，男服五子衍宗丸，女服百子建中丸。

种子第一方

五子衍宗丸男服

枸杞子九两　菟丝子十两　覆盆子酒拌晒干　车前子三两微炒　五味子三两炮捣晒干

上为末，蜜丸如梧桐子大，每服九十丸，空心盐汤下，冬月酒下，修合日春丙丁巳午夏戊巳辰戊秋壬癸亥子冬甲乙寅卯，须上旬晴霁之日，忌鸡犬。见有人世上服此，子孙繁衍遂成村落之说。嘉靖子亥广信郑中丞宅得之，张神仙四世孙，予及数人用之殊验。

百子建中丸女服

真阿胶二两，蛤粉炒成珠　蕲艾叶二两，去筋梗醋煮　当归二两　川芎一两　熟地二两　芍药二两　香附十二两，水醋各半浸

每服八十丸，空心，少醋，点沸汤服，如内寒酒下。大仆吏鲍妻久无子，服此五月，受胎生男。

归艾汤

当归一钱半　熟地一钱半　芍药一钱半　阿胶一两　条芩一

钱　川芎一钱　黄芪一钱，蜜炙　艾叶一钱，炒

水二钟，生姜五片，煎一钟，空心食前服。

安胎饮

白术蒸　黄芩炒

水二钟，煎八分，不拘时服。

气饮

苏叶　大腹皮　陈皮　芍药　当归　川芎　人参　甘草
益母草

水二碗，姜五片，葱白七寸，煎八分，不拘时服。

安胎白术散

白术　川芎　吴茱萸　甘草

上为末，每服二钱，温酒调下。

束胎散

益母草　大腹皮　人参　陈皮　白术　甘草　紫苏　当归
枳壳　黄芩　川芎

水二钟，煎八分，不拘时服。交八九个月，服数贴，甚
得力。

束胎丸

黄芩　白术　茯苓　陈皮

上为末，和粥为丸，如桐子大，每服四五十丸，空心白滚
汤下。

安胎和气散

诃子　白术　陈皮　良姜　芍药　陈米　甘草

水二钟，生姜五片，煎八分，不拘时服，忌食生冷。

黄芪汤

黄芪三钱　白术　防风　熟地　牡蛎　白茯苓　麦门冬

甘草炙

　　水煎服。

　　血风汤

　　秦艽　羌活　防风　白芷　川芎　芍药　白术　当归　地黄　茯苓　半夏　黄芪

　　水煎服。

　　茯苓半夏汤

　　橘红　细辛　人参　芍药　紫苏　川芎　桔梗　甘葛

　　用水二钟，煎至八分，空心服。

　　胶艾汤

　　阿胶　艾叶　益母草

　　水煎服。

　　枳壳汤

　　枳壳　黄芩　白术

　　用益母草煎汤二碗，入药再煎至八分，食前服。

　　地黄当归汤

　　当归　地黄

　　用益母草煎汤二碗，入药再煎至八分，食远服。

　　竹叶汤

　　白茯苓　防风　麦门冬　黄芩

　　用益母草煎汤二碗，入药再煎至八分，临服加竹沥半酒盏，食远服。

　　四物汤

　　当归　川芎　白芍　地黄

　　用益母草水二碗，煎八分，不拘时服。

芎劳补中汤

芎劳　五味子　阿胶　黄芪蜜炙　当归　赤芍　白术　木香磨入　人参　杜仲　甘草

水二钟，煎八分，不拘时服。

半夏汤

半夏　肉桂　桃仁　大黄

上为末，先服四物汤，次服此。

牛膝汤

牛膝　瞿麦　当归　通草葵子各等分

水煎服。

旋覆汤

益母草　旋覆花　麻黄　前胡　杏仁　五味子　荆芥　半夏　赤芍　茯苓

水二钟，煎八分，不拘时服。

白术汤

益母草　白术　白茯苓　橘红　半夏　五味子

水二钟，姜五片，煎八分，不拘时服。

如圣汤

益母草　半夏　赤芍药　陈皮　人参　泽兰叶　生姜各等分

水二钟，煎八分服。

生地黄汤

生地汁一升　清酒一升　姜汁三合　当归一两为末

童便共和，煎三四沸，分四服。

熟地黄汤

熟地　益母草　人参　花粉　麦门冬

水二钟，糯米一撮，姜三片，枣三枚，煎八分服。

连翘汤

升麻　芒硝　玄参　芍药　白蔹　防风　射干　大黄　杏仁各等分

水二钟，煎八分，食后服。

人参汤

益母草　人参　当归

上为末，以猪腰子一只去膜，切作片，水二钟，糯米半合，葱白二根，煎取汁一钟入药，又水一钟，再煎至八分，不拘时服。

八珍散

人参　菖蒲　生地黄　川芎各一两　防风　辰砂各五钱　细辛一钱　甘草五分

为末，薄荷汤下。

白术散

白术一两　橘红一两　麦门冬一两　人参一两　干姜一两　甘草五钱

为末，每服四钱，温白汤下。

调经散

当归　赤芍药　琥珀　没药　桂心　细辛　麝香

加生龙脑一捻，姜汁半小盏，温酒调匀服，得睡即安。

桃仁散

桃仁六十个　厚桂一两　当归一两　芍药一两

上分作二服，白水煎，未愈加大黄服之。

斩鬼丹

吴茱萸　川乌　秦艽　柴胡　僵蚕　巴戟　巴豆　芫花醋

煮，各一两

上为末，炼蜜丸如梧桐子大，每服七丸，蜜酒吞下。

趄痛散

牛膝　甘草　薤白　当归　桂心　白术　黄芪　独活

水煎空心服。

加减四物汤

生地　芍药　柴胡　秦艽　黄芩

为末如梧子大，每服三十丸，乌豆汤吞下。

桂枝桃仁汤

桂枝　赤芍　生地　桃仁

水二钟，入姜枣，食后服。

升阳除湿汤

柴胡　羌活　苍术　黄芪　防风　甘草　升麻　藁本　蔓
荆子　独活　当归

水二钟，煎八分，食前服。

凉血地黄汤

生地黄　当归　黄连　羌活　柴胡　防风　黄柏　知母
升麻　藁本　细辛　川芎　甘草　蔓荆子　荆芥　黄芩　红花

水二钟，煎八分，食前服。

当归芍药汤

黄芪　白术　苍术　白芍　归身　熟地　甘草　生地　陈
皮　柴胡

水二钟，煎八分，食前服。

小蓟汤

小蓟叶取汁，一盏　生地　白术一两

水二钟，煎八分，温服。

黄芩汤黄芩不拘多少

为末，每服二钱，烧秤锤淬酒调下。

二陈汤

陈皮炒　半夏姜汁炒，各等分

四君子汤

人参　白术　茯苓　甘草

水煎服。

十枣汤

芫花　甘遂　大戟

水煎服，性有毒，不可轻用。

胶艾汤

艾叶　阿胶各等分

水煎服。

冲生堂

芍药　当归　黄芪　甘草

水二钟，煎八分，空心服。

补经固真汤

人参　橘红　干姜　葵花　柴胡　甘草　郁李仁　黄芩

水二钟，煎一钟半，再入黄芩，煎至八分，空心热服，少顷，以早粥咽之。

升阳燥湿汤

防风　良姜　干姜　郁李仁　甘草　柴胡　陈皮　黄芩
白葵花

水二钟，煎八分，空心服。

桂附汤

肉桂　附子　黄柏　知母　甘草　升麻　黄芪　人参

水煎，食前服。

佛手散

当归 川芎

用益母草煎汤二碗，煎至八分，食前服。

二黄散

生地 熟地

为煎，白术枳壳汤调二钱。

桑寄生散

桑寄生 当归 川芎 续断 阿胶 香附 茯神 白术
人参 甘草

水二碗，生姜五片，煎一碗，不拘时服。

天仙藤散

天仙藤 香附 陈皮 乌药各等分 甘草 生姜三片 木瓜
三片 紫苏

用益母草煎汤二碗，入药，再煎至八分，食前服。

安荣散

益母草 麦门冬 通草 滑石 人参 细辛 当归 灯心
甘草

上为末，每服二钱，不拘时白汤下。

犀角散

益母草 犀角 山栀 羌活 黄连 青黛 川芎 茯苓
白术 甘草各等分

水二碗，竹叶七片，煎八分，食远服。

桑螵蛸散

益母草 桑螵蛸

为末，每二钱，米饮下。

白薇散

益母草　白薇　白芍各等分

上为末，每服二钱，温酒调下。

羚羊角散

益母草　羚羊角　独活　枣仁　薏苡　五加皮　防风　当归　茯神　川芎　杏仁　甘草

水煎，磨入木香三钱，食远温服。

独圣散

蔓荆子为末，每服二钱，空心煎葱白汤送下。

枳壳散

枳壳炒　粉草

为末，每服二钱，空心百沸汤调下，日二服。

无忧散

当归　川芎　木香　白芍　枳壳　甘草　乳香另研

水二钟，煎八分，临服入乳香、血余灰服之。

黑神散

黑豆炒，半升　当归　肉桂　干姜　熟地　蒲黄　白芍　甘草各等分

为末，每用二钱，酒、童便各半调下。

平胃散

苍术　厚朴　陈皮　甘草

水酒各一钟，煎至九分，投朴硝五钱，再煎数沸，温服，胎化血水而下。

黑效散

百草霜　白芷各等分

每服二钱，童便调稀，百沸汤送下。

香桂散死胎万不得已，用此方

麝香　桂心

为末，和匀调服，温酒下。

三圣散

益母草　当归　玄胡索各等分

上为末，每服二钱，酒或童便调下。

瑞莲散

益母草　瑞莲　棕榈灰　肉桂　当归　槟榔　鲤鱼鳞烧
川芎

为末，每服二钱，食前生姜汤并酒送下。

七珍散

人参　菖蒲　生地　川芎　细辛　防风　辰砂

为末，每服二钱，不拘时薄荷汤调下。

玉露散

川芎　桔梗　白芷　白芍　当归　人参　茯苓　甘草各
等分

水二钟，煎一钟，食后服，如头热甚，大便闭，加大黄
三钱。

参归散

益母草　人参　当归　肉桂　熟地　麦门冬　白芍　生地

水二钟，糯米一合，竹叶十片，煎一钟，食远服。

失笑散

益母草　蒲黄　五灵脂各等分

为末，每服二钱，米醋调白汤送下。

定痛散

益母草　当归　官桂　独活　牛膝　白术　黄芪　生姜

薤白　甘草　桑寄生

　　水煎服。

卷荷散

　　益母草　红花　当归　蒲黄炒　丹皮

　　各等分为末，每服二钱，食前酒调下。

孤凤散

　　白矾研细

　　百沸汤调服二钱。

催生如圣散

　　黄葵子不拘多少

　　为细末，每服二钱，热酒调下。

二母散

　　益母草　知母　贝母　人参　桃仁　杏仁

　　水煎，食后服。

蛤粉散

　　蛤粉　皂角烧，存性

　　为末，每服二钱，酒调下，取汗为度。

川芎散

　　益母草　川芎　乌药各等分

　　为末，每服三钱，不拘时服，烧红秤锤淬酒饮之。

清魂散

　　泽兰叶　人参　川芎　荆芥　甘草

　　为末，每服二钱，不拘时，白滚汤和酒调匀服下。

茯苓散

　　益母草　白茯苓　木香　熟地　柏仁　诃梨皮　杜仲　青
橘皮　乌贼骨　秦艽　赤石脂　菟丝子　当归各等分

为末，每服二钱，酒调下。

瑞金散

玄胡索　丹皮　红花　姜黄　赤芍　蓬术　川芎　当归各
等分　官桂少加

水酒各半煎，食前服。

伏龙肝散

棕灰　伏龙肝　麝香少许

每用二钱，淡醋调下。

一笑散

牡蛎　川芎　白茯苓　龙骨　熟地　续断　当归　五味
艾叶　人参　地榆　甘草

为末，水二钟，姜三斤，枣三枚，煎八分，食前服。

牡丹散

丹皮　大黄　赤茯苓　生地　赤芍药　当归　白术　桃仁
官桂　石韦　木香

水二钟，姜三片，煎八分，食前服。

龙骨散

龙骨三两半　黄柏　干姜　伏龙肝各二钱　桂心　石韦　滑
石各三两　乌贼骨　代赭石各五钱　僵蚕五枚

上为末，每服二钱，酒下。

知母饮

赤茯苓　黄芩　黄芪　知母　甘草　麦门冬

用益母草汤二碗入药，再煎至八分，临服加竹沥半盏，食
后服。

参苏饮

人参一两，为末　苏木二两，槌碎

水二钟，煎苏木汁一钟，调参二钱服之。

参术饮

益母草　人参　白术　半夏　陈皮　甘草

加入四物汤，生姜三片，水煎服。

枳实槟榔丸

枳实　槟榔　黄连　黄柏　黄芩　当归　木香　阿胶　蛤
粉各五钱

为末，水为丸如小豆大，每服三四十丸，不拘时温米饮
送下。

益母丸

益母草为末，蜜丸弹子大，或桐子大，或化童便酒各半送
下；临产气不顺，木香汤送下。

通经丸

川椒炒　蓬术　干漆炒　当归各两半　青皮　干姜　大黄
桃仁炒　川乌　桂心各一两

为末，以一半醋熬成膏，和余药杵千下。丸如桐子大，阴
干，每服五十丸汤下。

地黄通经丸

熟地三两　虻虫　水蛭火炙　糯米　桃仁

为末，蜜丸如桐子大，空心服五丸，加至七丸，酒送下。

固真丸

当归　柴胡　白石脂　白芍　黄柏　干姜炒　龙骨煅

为末，水煮稀面为丸，芡实大，每服五丸，百沸汤下，少
时以粥咽之。

固肠丸

椿根白皮炒用，加佐使药为末糊丸。

酒煮当归丸

当归一两　茴香五钱　良姜　附子各七钱

以酒二钟，煎至干，再焙黄盐炒全蝎一钱，酒煮粥为丸，桐子大。

消块丸

硝石六两　大黄八两　人参　甘草三两

上为末，酒三升，入器中，取竹片作准，每入一升作一刻，先入大黄，不住手搅使微沸，尽一刻乃下余药，又尽一刻微火熬使丸如桐子大服之。

济危丹

益母草　五灵脂　卷柏　玄精石　陈皮　桑寄生另研

阿胶

将前四味研匀，石器内微火炒，勿令焦，再研细，却入后四味药末，以生地黄汁和丸如桐子大，每服五十丸，食远当归煎。

参术膏

益母草　人参　白术　桃仁　陈皮　黄芪　茯苓　甘草

猪羊胞

入药共煎服之。

天门冬饮子

天门冬　知母　茺蔚子　五味　防风　茯苓　羌活　人参

各等分

水二碗，姜三片，煎八分，食后服。

生熟饮子

益母草　肉豆蔻　草果　厚朴　半夏　陈皮　甘草　大枣

生姜各等分

水二钟，煎八分，食前服。

草果饮子

草果　半夏　川芎　赤茯苓　陈皮　白芷

水煎服。

全生方

白术　姜皮　大腹皮　茯苓皮　陈皮

为末，每服二钱，米饮调下。

探吐法

此法治胞转，服参术饮，以指探喉中，吐出药汁是验。

凡胞衣不下用法有四，用药有二，妇人百病莫甚于生产，临产莫甚于催生，既产莫甚于胞不下，所以不下者，母生讫血流入胞衣中，为血所胀，治之稍缓胀满腹中渐冲上心胸，疼痛喘急，多死，必将衣中血散胀消，胞衣自下，停待稍久，急断脐带，以少物击坠，击时切宜用心，先击然后截断，不尔则胞上掩心而死。击坠则使其子血脉不朝入胞中，则胞衣当自萎缩而下，纵淹延数日，亦不害人，只要叮咛产妇心安，终自下矣。下法有四：一取夫单衣盖并上立出；二产妇自御发尾在口，呕哕即下；三取夫鞋底灸熨小腹上下五六次，立效；四可掇千年运叶以左足先进房门，放在门内，即下。用药有二：一皂角煨去皮筋①，用净肉焙干为末，每服一钱，沸汤泡水半碗温服；二以土牛膝（酒浸）、瞿麦各四钱，滑石五钱，冬月少用，当归（同酒洗）、木通各六钱，葵子五钱，为粗末，每服五钱，水一钟，煎七分服。

凡产后胎衣不下，败血冲心胸血闷者，须用热，少顷气定

---

① 筋：原文缺，据《普济方·卷三百五十七产难门·胞衣不出》补。

又与之，次早亦然。

盐涂法

治横生倒产手足出者，用盐涂儿足底，又以针刺儿足，并以盐磨产妇腹上即产。

针刺法

治同前，用粗针刺儿手足二分许，儿得痛惊转即缩，自当回顺而生。

草鞋法

街路上寻侧一边草鞋烧灰，酒调下。

怀前熏法

治产后血昏不知人事，干漆烧烟，鼻中熏之，预备醋炭，次服还魂散。

见睨丸

巴豆霜五分　三棱煨，一两　神曲炒，一两　木香二钱　香附炒，五钱　升麻三钱　柴胡二钱　草豆蔻面裹煨，五钱

为末，蒸饼丸如绿豆大，每服二十丸，白滚汤送下，量所伤多少服之。

校注后记

《识病捷法》由明代医家缪存济所撰，成书于明隆庆元年（1567），分十卷。

一、作者生平

《识病捷法》作者缪存济，明代医家，字慕松，长洲（今江苏苏州）人，生卒年代失于详考，约生于明正德年间。在医理、临床方面均多有建树。他生平"雅好医学"，其著作除《识病捷法》外，另有《伤寒撮要》刻本刊行于世。

徐仲于本书序言即云"先生甫弱冠，先君五松以疾谢世，既而吴泰伯孙女为太夫人者，每岁多病，先生苦弗愈，遂弃举子业，力于医"，此系促使缪翁著此书的直接原因。而深究其因，正如其自序中提到：当时医家"不以所任为重，惟究所患则投其剂，竟不言病名"，遂"辛勤四三十年，搜抉数十百卷""闭门读古方书，参稽互考，罗集先代医师之传，会通其要，分部分门，以类相从，删繁补遗，撮拾殆尽"。而缪翁本人具有"穷本知要，阐微剔幽""志在医，欲成一书，以济世"的勇于探索的执着精神，则是撰得此书的内在因素。

二、版本调查情况

通过《中国中医古籍总目》《中国古籍善本书目》《中国医籍大辞典》《中国丛书综录》《全国中医图书联合目录》《中国医籍通考》《中医大辞典》《续修四库全书总目录》等现有目录学著作、网络资源检索得知，《识病捷法》版本甚少，现存版本仅为明万历十一年癸未刻本和明抄本，其中癸未刻本分别藏于中国医学科学院图书馆、中国中医科学院图书馆和广东省中山图书馆。经实地考察，明抄本已佚。

三、本次整理采用的版本

本次校注采用的底本为藏于中国医学科学院图书馆的明万历十一年癸未刻本，该书有序无跋，半页十行，行十九字，小字双行字同，白口，左右双边，单黑色鱼尾间单白鱼尾，半框18.8cm×12.2cm。由于无其他版本，故而采用他校法。该书为综合性医书，集众家之长于一炉，故而他校本多达24本，均为常见版本，分别为：《黄帝素问宣明论方》之明万历二十九年辛丑（1601）吴勉学校刻本、《千金翼方》之明万历三十二年乙巳（1604）王肯堂校本、《备急千金要方》之《四库全书》本、《医学纲目》明嘉靖刻本、《三因极一病证方论》之《四库全书》本、《丹溪心法》明成化十八年壬寅（1482）程充校本、《黄帝内经素问》人民卫生出版社影印顾从德本、《普济方》之文渊阁本及《四库全书》本、《古今医统大全》明隆庆四年庚午刻本、《诸病源候论》之1955年人民卫生出版影印本、《活人事证方后集》之影宋抄本、《儒门事亲》之《中国医学大成》本、《素问玄机原病式》之明嘉靖十四年乙未本、《明目至宝》之明万历癸巳刻本、《证治准绳》之明万历刊本、《景岳全书》之清康熙三十九年刊本、《素问玄机原病式》之1956年人卫影印本、《圣济总录》之清光绪丁丑刻本、《太医院经验奇效良方大全》之明正统刻本、《万病回春》之明万历十六年戊子（1588）苏州叶龙溪序刻本、《世医得效方》之《四库全书》本、《素问病机气宜保命集》之《四库全书》本、《兰室秘藏》之《古今医统正脉全书》本。

总 书 目

I

本　草

药性提要

药征

药征续编

药鉴

药性纂要

药镜

药品化义

本草汇

药理近考

本草便

食物本草

法古录

食鉴本草

食品集

炮炙全书

上医本草

分类草药性

山居本草

本经序疏要

长沙药解

本经续疏证

本经经释

本草经解要

本经疏证

青囊药性赋

本草分经

分部本草妙用

本草正义

本草二十四品

本草汇笺

本草经疏辑要

本草汇纂

本草乘雅半偈

本草发明

生草药性备要

本草发挥

芷园臆草题药

本草约言

类经证治本草

本草求原

神农本草经赞

本草明览

神农本经会通

本草详节

神农本经校注

本草洞诠

药性分类主治

本草真诠

艺林汇考饮食篇

本草通玄

本草纲目易知录

本草集要

汤液本草经雅正

本草辑要

新刊药性要略大全

本草纂要

淑景堂改订注释寒热温平药性赋

方　书